천연식초의 힘

천연식초의 힘

초판 1쇄 인쇄일 2021년 2월 20일
초판 1쇄 발행일 2021년 2월 25일

지은이 박국문
펴낸이 양옥매

펴낸곳 도서출판 책과나무
출판등록 제2012-000376
주소 서울특별시 마포구 방울내로 79 이노빌딩 302호
대표전화 02.372.1537 **팩스** 02.372.1538
이메일 booknamu2007@naver.com
홈페이지 www.booknamu.com
ISBN 979-11-5776-996-4(03510)

천연식초의 힘

박국문 지음

책과나무

| 들어가는 말 |

30대 중반의 나이, 질병은 왜 생기며 질병에서 벗어나 건강한 삶을 살 수 있는 진짜 치유는 어떤 것인지 문득 궁금해졌습니다. 그렇게 늦깎이로 동양의학을 거쳐 온갖 치유법을 공부하고 체험하면서 건강의 원리를 조금씩 터득하게 되었습니다. 험난한 자연의학의 길을 걸으며 가족과 함께 강원도 산골 해발 700m의 자연에 들어와 건강에 도움이 되는 발효식품(천연식초, 발효효소)을 만들며 7박 8일 건강캠프도 열고 수많은 사람들에게 '자연치유의 원리와 건강에 좋은 발효식품 만들기'에 대한 강의도 하였습니다.

30년 가까이 아픈 사람들의 고충을 들으며 '발효식품과 건강' 전문가로 활동하면서 깨달은 것은 암, 당뇨, 고혈압, 비만 등의 생활습관병을 약으로 고친 분은 단 한 사람도 없다는 것이었습니다. 이는 질병을 일으키는 원인이 반드시 있으며 이 원인을 제거하지 않는 한 절대로 고칠 수 없기 때문입니다. '질병을 일으키게 하는 원인을 제거하는 것'이야말로 진짜 질병에서 벗어날 수 있는 유일한 길이므로 이 길을 여러분에게 안내하고자 합니다.

질병(암, 당뇨, 고혈압, 비만 등의 생활습관병)의 원인은 인체의 생존 환경에 있습니다. 인체의 생존 환경은 피에 들어온 '산소, 물, 칼로리 영양소(탄수화물, 단백질, 지방), 비칼로리 영양소(효소, 보효소, 생리활성 영양소, 섬유질) 등의 물질에 '스트레스, 운동, 휴식' 등의 요소들이 더해져 결정됩니다. 이 하나하나의 요소들이 넘치지도 부족하지도 않을 때 인체는 가장 건강하게 생존할 수 있습니다.

반대로 질병은 인체를 구성하는 모든 세포들의 생존 환경이 열악할 때, 즉 '인체에 필요 없는 물질이 많고(독소), 칼로리 영양소는 넘치고, 비칼로리 영양소는 부족하며, 스트레스는 지나치고, 운동과 휴식 등이 부족할 때' 나타나게 됩니다.

이를테면 위에서 말한 '열악한 생존 환경'이 원인이 되어 혈관이 좁아지거나 혈액의 농도가 짙어지면 혈액순환이 원활하지 않아 인체를 구성하는 하나하나의 세포에게 산소 공급과 이산화탄소 배출에 장애가 발생합니다. 이때 인체는 생존을 위해 산소 공급과 이산화탄소 배출을 원활하게 하고자 혈압을 올리게 됩니다(고혈압에 대해서는 '제4장 고혈압의 원인과 자연치유'에서 상세하게 설명함).

그런데 고혈압의 원인은 제거하지 않은 채 약(혈압강하제)으로 혈압을 계속 떨어뜨리면 인체를 구성하는 하나하나의 세포는 어떻게 될까요? 약으로 고혈압을 고친 사람을 단 한 사람이라도 본 적이 있나요?

또한 앞에서 말한 '열악한 생존 환경'이 원인이 되어 혈중에 당이 많으면 넘쳐나는 당에 의해 인체를 구성하는 모든 세포가 당 절임이라는 생존 환경으로 고충(세포를 파괴하는 활성산소가 대량으로 생성)을 겪게 됩니다. 그래서 세포가 살기 위해 세포 속으로 당이 들어가게 하는 인슐린 수용체(인슐린이 수용체에 결합하면 당이 세포 속으로 들어감)를 줄여버립니다. 이것을 인슐린 저항성 당뇨라 하며 한국인 당뇨의 90% 이상을 차지합니다(당뇨에 대해서는 '제5장 당뇨의 원인과 자연치유'에서 상세하게 설명함).

그런데 당뇨병 환자에게 계속 인슐린을 투여하면 혈중 당은 줄일 수 있지만 세포 속에는 계속 당이 들어가게 되어 세포는 살기 위해 인슐린 수용체를 더 줄입니다. 고혈압과 마찬가지로 약으로 당뇨를 고쳤다는 얘기를 들어 본 적이 있나요?

이와 같이 인체는 인체를 구성하는 모든 세포의 생존 환경이 열악해지면 생존을 위해 앞에서 본 바와 같이 혈압을 올리기도 하고, 인슐린 수용체를 줄이고 혈중에 넘쳐나는 당을 소변으로 내보내기도 합니다. 이 모든 반응은 열악한 생존 환경 속에서도 살기 위한 인체의 몸부림입니다(이를 '생존 메커니즘'이라 합니다).

그런데도 질병의 원인이 되는 열악해진 인체의 생존 환경을 개선하기는커녕 약이나 예전의 생활습관으로 계속 인체의 생존 환경을 어렵게 하면 인체는 그런 환경 속에서도 살기 위해 더 노력합니다. 그 최후에 나타나는 것이 산소가 부족한 열악한 환경에서도 생존하기 위한 변이세포(암세포)입니다(암에 대해서는 '제7장 암의 원인과 자연치유'에서 상세하게 설명함).

고혈압과 당뇨를 현대의학에서 고치지 못하는데 그보다 정도가 훨씬 더 심각한 암을 현대의학에서 고친다고 하면 믿어야 할까요? 인체를 구성하는 세포의 생존 환경을 무차별 파괴하는 항암 치료와 방사선 치료가 정말 암을 치료하는 것일까요?

많은 사람들이 자신의 일을 하며 살아가는 가운데 암, 고혈압, 당뇨, 비만 등의 질병이 자신도 모르는 사이 어느새 삶의 흔적으로 몸에 들러붙어 있습니다. 그런데 이들 질병에는 반드시 원인이 있습니다. 이 원인을 제거하면 반드시 원래의 건강한 모습을 되찾을 수 있고, 그러지 않으면 아무리 좋은 영약과 명의가 있다고 하더라도 절대 고칠 수 없습니다.

저는 이 책을 통해 '질병의 근본적인 원인과 진짜 치유의 원리'에 대해 말하고자 합니다. 그리고 '좋은 원료로 잘 발효시킨 천연식초와 발효효소가 건강을 유지하고 질병을 개선하는 데 많은 도움이 된다'는 것에 대해서도 과학적인 자료와 함께 말씀드리고자 합니다.

여기서 말하는 치유의 원리는 너무나 단순하지만 그 힘은 아주 강력합니다. 또한 인체를 회복시키는 데도 그리 오랜 시간이 걸리지 않으며 실천하는 방법도 기존의 자연치유법(장기간의 단식)보다 훨씬 쉽다는 것을 미리 말씀드립니다.

여러 가지 현대적 치료와 열악한 생존 환경의 누적으로 질병을 더 키우기 전에 필자가 제시하는 이 방법(생존 환경 개선)을 실천하는 것이야말로 질병에서 벗어나는 최상의 지름길임을 여러분이 하루라도 빨리 깨닫길 바랍니다.

2021년 강원도 힐링캠프에서
박 국 문

PART 3 치유 에너지를 높이는 방법과 천연식품

PART 1

치유의 원리와
천연식초

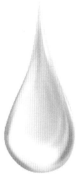

제1장
건강의 기본 원리와 질병

1. 건강의 기본 원리

1세기에 걸친 우리의 삶에서 가장 중요한 건강, 그래서 건강에는 무언가 특별한 비법이 있을 것 같지만 사실 건강의 원리는 너무나 단순한 데 있습니다.

인체의 생명 유지, 건강 유지 조건은 누가 뭐라 해도 자신이 만든 피에 의존해야 하고, 피의 구성 성분은 자신이 먹는 음식에 의해 대부분 결정됩니다. 즉, '인체는 먹는 음식물에 의존할 수밖에 없고, 건강은 인체와 먹는 음식물 간의 상호작용에 의해서만 가능하다'는 것입니다. 인체가 생존하고 건강을 유지하는 데 이보다 더 중요한 것은 없습니다.

인체가 생명을 유지하고 건강을 유지하기 위해서는 반드시 필요한 기본 물질이 있으므로 여기서부터 건강에 대해 생각해 보면 건강의 기본 원리를 쉽게 알 수 있습니다. 물론 인체는 '생각하는 동물'이므로 인체가 건강하기 위해서는 물질 외에 스트레스와 운동, 휴식(스트레스와 운동, 휴식이 혈액에 영향을 미치기 때문) 등도 관여하지만 먹는 음식물(피의 주 구성 성분)이 우선임은 주지의 사실입니다.

그런데 인체는 세포로 구성되어 있으므로 세포 단위에서 말씀드리면 인체를 구성하는 하나하나의 세포는 먹는 음식물에 의존할 수밖에 없고, 건강은 세포와 먹는 음식물 간의 상호작용에 의해서만 가능합니다.

인체를 구성하는 모든 세포가 생명 활동을 하는 데 필요한 가장 기본이 되는 물질을 압축하면 산소, 물, 그리고 칼로리 영양소(탄수화물, 단백질, 지방)와 비칼로리 영양소(효소, 비타민, 미네랄, 생리활성 영양소, 섬유질)라고 할 수 있습니다.

그래서 인체가 건강하기 위해서는 무엇보다도 맑은 공기와 깨끗한 물이 반드시 필요하고, 거기에 칼로리 영양소와 비칼로리 영양소의 밸런스가 갖춰지면 우리는 보다 건강하게 살 수 있습니다. 그리고 물질에 더하여 스트레스 해소 문제와 적절한 육체적인 운동(활동)과 휴식도 뒤따라야 합니다. 스트레스와 운동, 휴식이 인체 내의 물질(피의 구성 성분)에 영향을 미치기 때문입니다.

'건강의 기본 원리'는 이와 같이 아주 단순한 데 있습니다. 인체의 생존에 필요한 기본 물질이 오염되지 않고, 넘치거나 부족하지 않으면서, 여기에 더하여 스트레스도 지나치지 않고, 적절히 운동도 하고, 적당한 휴식만 주어진다면 누구나 반드시 건강해질 수 있다는 것입니다. 즉, 인체의 생존 환경이 적합하면 누구나 건강한 삶을 살 수 있습니다.

그러나 이와는 반대로 인체에 필요한 기본 물질이 오염되고, 넘치거나 부족하면서, 스트레스도 지나치고, 운동도 하지 않고, 적당한 휴식도 주어지지 않으면 누구나 반드시 건강에 문제가 발생하게 됩니다. 즉, 인체에게 주어진 이런 열악한 생존 환경 속에서 생존을 위해 최선의 방법을 강구하는 가운데 2차적인 문제로 질병이 발생됩니다. 이를 '생존 메커니즘(생존을 위한 몸의 필사적인 노력)에 의해 어쩔 수 없이 나타나는 질병'이라고 합니다.

앞의 내용 중 산소와 물을 제외하고 요약하면 다음과 같습니다.

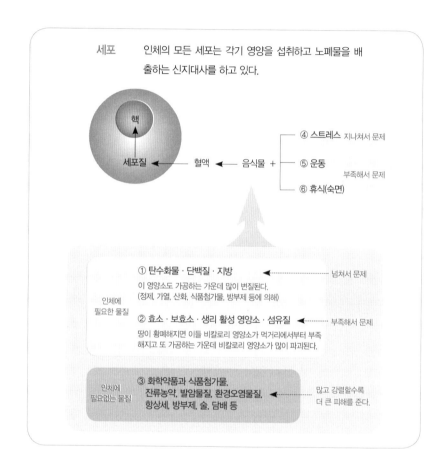

세포　인체의 모든 세포는 각기 영양을 섭취하고 노폐물을 배출하는 신지대사를 하고 있다.

핵

세포질 ◀— 혈액 ◀— 음식물 + 　④ 스트레스 지나쳐서 문제

　⑤ 운동 부족해서 문제

　⑥ 휴식(숙면)

인체에
필요한 물질
① 탄수화물 · 단백질 · 지방 ◀············· 넘쳐서 문제
이 영양소도 가공하는 가운데 많이 변질된다.
(정제, 가열, 산화, 식품첨가물, 방부제 등에 의해)

② 효소 · 보효소 · 생리 활성 영양소 · 섬유질 ◀············· 부족해서 문제
땅이 황폐해지면 이들 비칼로리 영양소가 먹거리에서부터 부족
해지고 또 가공하는 가운데 비칼로리 영양소가 많이 파괴된다.

인체에
필요없는 물질
③ 화학약품과 식품첨가물,
잔류농약, 발암물질, 환경오염물질,
항상제, 방부제, 술, 담배 등
많고 강렬할수록
더 큰 피해를 준다.

위의 도표를 통해 알 수 있는 바와 같이 인체를 구성하는 하나하나
의 세포는 이런 열악한 생존 환경 속에서도 생존을 위해 필사적으로
노력합니다. 인체에 필요한 물질이 넘쳐도 잉여 물질을 처리하기 위해
노력하고, 인체에 필요한 물질이 모자라도 부족한 대로 생존을 위해

필사적으로 노력하며, 유독 물질이 인체에 쌓여 정상적인 세포의 생리 기능을 방해하고 자극과 염증을 일으켜도 생존을 위해 필사적으로 노력합니다.

여기에 더하여 극도의 스트레스가 주어져도, 적절한 운동을 하지 않아도, 휴식이 부족해도 생존을 위해 최선의 방법을 강구합니다. 이와 같이 인체에 맞닥뜨려진 '열악한 생존 환경'을 극복하며 살아가는 가운데 2차적으로 고혈압, 당뇨, 암 등의 질병이 발생할 뿐입니다.

인체는 영양의 불균형, 각종 독성 물질, 스트레스 과잉, 운동과 휴식 부족 등으로 우리 몸을 혹사시키더라도 기능장애가 일어나기 전까지 몸의 항상성(최상의 생존 환경)을 유지하기 위해 최선을 다합니다. 이렇게 최선을 다하는 가운데 생존 메커니즘(생존을 위한 몸의 필사적인 노력)에 의해 위에서 말한 고혈압, 당뇨, 암 등의 질병이 발생하게 되는 것입니다.

여러분들이 알고 있는 기억을 되살리면서 좀 더 구체적으로 얘기해 보겠습니다. 인체를 구성하는 세포들 중 폐 세포들은 호흡을 통해 생명 유지에 가장 기본이 되는 산소를 흡입하고 이산화탄소를 내뱉는 생리 기능을 하고, 심장세포들은 산소와 영양소를 혈액순환을 통해 인체를 구성하는 전신세포에 공급하고 이산화탄소는 배출하는 생리 기능을 하며, 소화기세포들은 소화·흡수의 생리 기능으로 전신 세포의 영양소를 준비합니다. 또 췌장의 β세포들은 혈중에 당이 많아지면 인슐린을 만들어 혈중의 당의 농도를 조절하는 생리 기능을 하고, 간세포들은 소화기에서 들어온 영양소의 분해·합성과 혈액의 해독 작용 생리 기능을 하며, 신장 세포들은 전신세포들이 생리 기능을 하면서 발생한 노폐물을 정화하는 생리 기능을 합니다.

그리고 대장세포들은 영양소를 흡수하고 난 찌꺼기들을 모았다가 체외로 배설할 뿐 아니라 인체에 필요한 물의 20% 정도를 흡수하며 또 대장 내 미생물이 생산하는 영양소(대장 내 유익균이 만듭니다)와 독소(대장 내 유해균이 만듭니다)도 흡수하는 생리 기능을 하고, 면역세포들은 면역이라는 중요한 생리 기능으로 인체를 세균이나 암세포로부터 지켜 주는 생리 기능을 하며, 뇌세포는 모든 기능을 조절하는 생리 기능을 합니다.

그런데 인체를 구성하는 이들 세포에게 필요한 기본 물질인 영양소가 넘치거나 부족하면서 또 오염되고, 스트레스가 지나치며, 운동도 하지 않고, 적당한 휴식이 주어지지 않으면 이들 세포의 생리 기능에 조금씩 문제가 발생하기 시작합니다. 즉, 이러한 생존 환경 속에서도 생존하기 위해 인체가 필사적으로 노력하는 가운데 어쩔 수 없이 질병이 발생하게 되는 것이지요.

이를 보다 쉽게 표현하면 '영양은 과잉·편중되고, 인체에 들어와 독이 되는 화학물질은 넘쳐나고, 마음은 늘 바쁘고, 육체를 움직이는 일은 점점 줄어드는데 제대로 쉬지도 못하는' 변화들이 오늘날의 질병을 만드는 가장 큰 원인이라는 것입니다. 그래서 생활습관병(lifestyle disease: 암을 비롯하여 고혈압, 심혈관계질환, 당뇨, 비만, 통풍, 자가면역질환, 피부트러블, 알레르기 질환, 반건

**생활습관병
(lifestyle disease)**
그 사람의 생활습관에 질병의 원인이 있다는 말입니다. 나이가 들면서 자연히 나타난다고 생각되어 온 증상이나 질병. 즉 성인병이라고 불리던 것이 연령적인 요인보다는 그 사람의 생활습관 속에 원인이 있다는 것을 말합니다.

강인 등)이라고 합니다.

종합하면, 건강은 인체가 생명을 유지하는 데 필요한 생존 환경이 얼마나 적합한가 적합하지 않은가에 달려 있으며, 질병은 적합하지 않은 생존 환경을 극복하며 인체가 생존하는 가운데 생존 메커니즘(생존을 위한 몸의 필사적인 노력)에 의해 어쩔 수 없이 고혈압, 당뇨, 암 등의 여러 가지 질병이 발생하게 되는 것입니다.

생활습관
식습관을 비롯하여 일(운동, 공부)이나 휴식(수면), 스트레스, 기호습관(흡연, 음주) 등을 말합니다.

건강의 기본 원리에 이어, 이제부터 적합하지 않은 열악한 생존 환경을 인체가 어떻게 극복하면서 생존하는 가운데 질병도 발생하게 되는지에 대해 구체적으로 말씀드리겠습니다. '건강의 기본 원리'와 바로 다음에 말씀드릴 '생존 메커니즘과 질병'은 건강과 질병을 이해하는 가장 기본이 되는 원리이며, 또한 자연의학의 핵심 내용이기도 하므로 잘 숙지하시기 바랍니다. 다음으로 넘어가기 전에 [도움말]을 통해 쉬운 예를 하나 들어 보겠습니다.

[도움말] 생존 환경과 질병

한강에 사는 물고기가 건강이 좋지 않아 유명한 종합병원에서 건강 검진을 받은 결과 간(肝)이 좋지 않다고 합니다. 그래서 그 물고기는 병원에 입원하여 간장약(肝臟藥)을 먹고 치료를 받은 후 다시 한강으로 돌아갔습니다. 그런데도 그 물고기는 여전히 건강이 좋지 않다고 합니다. 왜일까요?

한강에 사는 물고기가 병에 걸리는 가장 큰 이유는 그들이 생존하는 물의 오염입니다. 물이 오염되면 물고기의 간(肝)만 오염되어 간장병(肝臟病)만을 유발하게 되고 다른 장기나 기관은 오염되지 않으므로 질병을 유발하지 않는다고 말할 수 있을까요? 물이 오염되면 물고기의 간장뿐만 아니라 내장도 오염되고 결국 몸뚱이 전부가 오염되지 않습니까.

그렇지만 물고기의 간장이 다른 장기나 기관보다 상대적으로 약하거나 더 많은 일을 해야 한다면 물고기의 간장이 먼저 질병을 일으키게 되고, 또 신장(腎臟)이 다른 장기나 기관보다 약하거나 더 많은 일을 해야 한다면 신장이 먼저 질병을 일으키게 될 뿐입니다.

한강에 사는 물고기의 간이나 신장에 이상이 있다는 것은 물고기 몸 전체의 상태가 좋지 않은데 그중에서 간이나 신장이 더 좋지 않다는 것을 뜻하는 것에 불과합니다. 그래서 간장약이나 신장약만으로는 물고기의 건강이 회복될 수 없는 것입니다(오염된 한강물에 사는 물고기의 간이나 신장만 나쁘다면 한강물에 사는 물고기를 잡아 간이나 신장만 빼고 먹으면 되지만, 그 누구도 한강물의 물고기를 거저 주어도 먹지 않으려는 것은 온몸이 물에 의해 오염되었기 때문입니다. 이 물고기를 먹으면 병에 걸릴 것 같은 느낌이 드는 것은 왜일까요).

물고기가 건강할 수 있는 유일한 길은 오염된 강물에서 간장약을 먹는 것이 아니라 깨끗한 물에서 사는 것입니다. 건강을 위해 뭔가 더 좋은 약을 찾을 게 아니라 그냥 깨끗한 물에서 유유자적하며 올바른 먹거리만 먹으면 물고기의 건강은 보장받을 수 있습니다.

한강에 사는 물고기의 생존 환경이 열악해지면 반드시 질병이 발생하게 되는 것과 마찬가지로 인간도 영양의 불균형, 각종 독성 물질, 스트레스 과잉, 운동과 휴식 부족 등으로 생존 환경이 열악해지면 반드시 건강에 문제가 발생하게 됩니다.

건강이 좋지 않은 물고기에게 가장 필요한 약이 '오염되지 않은 물'이듯, 건강이 좋지 않은 인간에게도 '열악한 생존 환경을 개선하는 것'이 그 어떤 약보다도 절실하게 필요합니다. 따라서 촌각을 다투는 위급환자가 아니라면 지금당장 병상을 박차고 나와 질병의 원인이 되는 생존 환경을 개선하는 것이 더절실합니다. 약은 절대 열악한 생존 환경을 개선하지 못합니다.

2. 생존 메커니즘과 질병

'생존 메커니즘과 질병'이란 인체에게 맞닥뜨려진 열악한 생존 환경속에서 생존을 위해 필사적으로 노력하는 가운데 어쩔 수 없이 생기는질병을 뜻합니다. 이해를 돕기 위해 먼저 쉬운 예를 들어 보겠습니다.

인체는 매일 적당량의 칼슘을 필요로 하는데 입으로 들어오는 칼슘이 부족하면(열악한 생존 환경) 혈중에 부족한 칼슘을 보충하기 위해 인체는 뼛속에 들어 있는 칼슘을우선 꺼내어 사용합니다(생존을 위해 필사적으로 노력). 그런데 이것이 누적되면 2차적

칼슘조절 호르몬
혈액 중에 칼슘 농도가 옅어지면 부갑상선에서 분비되는 파라트로몬(칼슘조절 호르몬)이 뼈를녹여 칼슘을 혈액 속에 포함되게 합니다.

으로 뼈가 약해지고 골다공증에 걸리게 되는데(질병), 이를 두고 생존메커니즘과 질병이라 하는 것입니다.

칼슘은 뼈와 이의 건강뿐 아니라 심장이나 간, 췌장, 뇌, 피부, 근육, 조직 등 체내 여러 세포 내에서 광범위하게 이용되는 반드시 필요한 영양소입니다. 그러므로 칼슘이 부족하면 인체의 정상적인 생리 기

능을 할 수 없으므로 생존 메커니즘에 의해 뼈에서라도 빌려서 우선 사용하게 되는 것입니다.

생존 메커니즘과 질병에 대한 이해를 돕기 위해 인체에 잠시라도 부족하면 생존에 큰 문제가 되는 '산소 부족과 생존 메커니즘 반응'에 대해서 이야기해 보도록 하겠습니다.

해발 2,000~3,000m 이상의 고산지대로 올라가면 점차 산소가 희박해집니다(평지의 공기에는 21%의 산소가 있습니다. 그런데 고산지대에는 공기의 밀도인 기압이 낮습니다. 공기의 밀도가 낮아진다는 것은 산소가 줄어든다는 것을 뜻합니다. 대략 해발 3,600m 정도의 고지대에서는 기압이 ⅓가량 감소하며 공기 중 산소는 14% 정도입니다). 높은 곳으로 올라갈수록 공기 중 산소가 희박해지면 동맥 혈액에 산소가 줄어들면서 인체를 구성하는 모든 세포에는 산소가 부족한 저산소증이 발생하게 됩니다. 그러면 인체는 부족한 산소를 보충하기 위해 운동을 할 때와 마찬가지로 가쁜 호흡, 빠른 혈액순환, 뇌혈관 확장 등의 여러 가지 방법으로 산소 부족량을 보충하기 위해 노력합니다.

하지만 고지대로 더 올라갈수록 산소가 더 희박해지면 인체는 생존을 위해 더 노력해야만 생존할 수 있습니다. 산소가 더 필요하기 때문에 위에서 말한 가쁜 호흡이나 빠른 혈액순환과 뇌혈관 확장뿐만 아니라 혈류량을 늘리기 위해 혈관도 굵어지고, 산소를 운반하는 적혈구 수도 늘리고, 한 번의 심박동에 더 많은 산소를 보내는 등 생존을 위해 할 수 있는 모든 방법을 다 동원합니다. 이를 두고 우리는 환경에 적응한다고 표현하지만 인체가 이와 같은 열악한 환경에 적응하는 데도 한계가 있기 마련입니다.

인체에 반드시 필요한 산소가 부족한 것을 통해 우리가 생각해 볼 수 있는 것은 인체에 어떤 열악한 환경이 주어지면 인체는 어느 정도까지는 이를 극복(극복의 한계점까지)하면서 생존한다는 것입니다. 이처럼 모든 생물은 주어진 환경 속에서 항상 가능한 최고의 건강 상태를 유지하는 쪽으로 작용하게 되어 있습니다. 이것은 자연의 법칙으로서 '생존 메커니즘(생존을 위한 몸의 필사적인 노력)'이라 하는 것입니다. 그런데 열악한 생존 환경을 극복하면서 생존하는 가운데 2차적인 문제가 항상 발생하게 됩니다.

　산소 부족이 계속되면 이를 극복하는 가운데 극심한 적혈구 과다증, 헤모글로빈 과다증, 심장비대, 폐동맥 고혈압(앞의 이 증상들은 인체의 생존에 반드시 필요한 산소를 더 보충하기 위해서 필연적으로 동반되는 것이며, 뒤의 증상들은 앞의 증상에 의해 수반되는 것들입니다), 두통, 식욕부진, 구역, 구토 증상이 나타나고 심해지면 청색증(산소 부족으로 온몸이 파랗게 됨), 고산뇌수종(뇌가 가장 중요한 장기이므로 급히 피를 뇌로 보내다 보니 뇌가 붓는 증상이 발생하게 됩니다. 높은 고도가 주는 스트레스로 인해 뇌혈관에서 체액 누출이 증가하면서 뇌가 부풀어 오르는 것으로서 부어오르는 압박의 정도에 따라 두통, 구토, 착란, 혼수상태의 과정을 거치게 됩니다)이 나타나고 극복의 한계를 넘으면 물에 빠져 익사할 때와 같이 산소 부족으로 생명이 위험에 빠집니다.

　이상에서 알 수 있는 바와 같이 인체에 어떤 열악한 환경이 주어지면, 인체는 생존 메커니즘(생존을 위한 몸의 필사적인 노력)에 의해 열악한 생존 환경 속에서도 생존하기 위해 1차적으로 최선의 노력을 한다는 것입니다(산소 부족이나 칼슘 부족일 때처럼). 하지만 이것이 누적되거나 한계에 달하면 앞에서 보는 바와 같이 2차적인 문제(질병)도 늘 남게 됩니다. 이를 두고 앞에서도 말씀드렸듯이 '생존 메커니즘과 질병(생존을 위해 인체가 필사적으로 노력하는 가운데 어쩔 수 없이 2차적으로 생기는 질병)'이라고 하는 것입니다.

인체에 조금만 부족해도 심각한 장애를 주는 '산소 부족과 인체의 반응(생존 메커니즘)'에 대해서는 고혈압과 당뇨에서 더 말씀드리도록 하겠습니다. 이제 다음으로 넘어가, 인체가 생명 활동을 하는 데 필요한 물질 중에 '물이 부족'하면 인체는 또 어떤 반응을 보이면서 생명을 유지할까요? 앞에서 설명한 산소가 희박한 고산지대에서의 인체의 반응(생존 메커니즘)이나 칼슘이 부족할 때 인체의 반응을 연상하여 보시면 금방 이해될 것입니다.

인체가 하루에 필요로 하는 물의 양은 대략 1.5ℓ(인체가 필요한 물의 양은 그 사람의 체격이나 활동, 기온, 체질 등에 따라 많은 차이가 남) 정도인데, 우리가 습관상 하루에 0.5ℓ밖에 물을 마시지 않으면 인체는 어떻게 될까요?

인체는 0.5ℓ의 물만으로도 인체를 최상의 컨디션으로 유지하기 위해 노력합니다. 1차적으로 먼저 인체에 부족한 물을 보충하기 위해 대장 내에 있는 찌꺼기에서 물을 더 흡수하여 인체에 필요한 물을 보충하여 인체의 생리 기능이 원활하게 돌아가도록 합니다. 그래야 대장(대장을 구성하는 모든 세포)에게도 필요한 물이 오기 때문입니다.

그러나 대장 내 찌꺼기에서 물을 더 흡수하다 보니 2차적으로 대장 내 찌꺼기가 굳어서 변비를 일으키기도 하고, 또 굳은 변이 대장에 상처를 내기도 합니다. 변비로 인해 대장 내 독소(유해균들이 만들어 낸 독소. 활성산소, 유화수소, 암모니아, 트리메틸아민, 메틸 메르캅탄, 히스타민, 인돌, 스카톨, 페놀, 니트로소아민 등의 여러 가지 독소와 발암 물질)가 빨리 배출되지 않으면 대장에 상처를 낼 수 있고, 또 그 상처가 나았다 생겼다를 반복하면서 폴립(용종) 같은 것이 생기기도 합니다. 그리고 독소들이 계속 자극하면 암세포도 발생할 수 있습니다. 또한 독소들이 장에서 흡수되어 혈액으로 들어오면 혈액순환에 의해 인체 전체에 문제를 일으키게 됩니다.

[도움말] 토끼 귀에 석탄타르를 계속 문지르면

야마기바와 이치카와가 발암 물질인 타르를 토끼의 귀에다 약 9개월 동안 문질러 암을 일으키는 원인을 실험했는데, 이 실험에서 암이 나타나기 전에 간이 상하면서 병리학적인 변화를 보이고, 신장 · 비장 · 림프기관도 함께 손상되는 것을 발견했습니다. 즉, 암은 전신질환이라는 것을 확인했습니다.

발암 물질이 암을 일으키는 것은 인체의 모든 생리 기능이 무너지기 때문입니다. 그래서 생리 기능이 무너진 인체가 독인 발암 물질을 해독 · 배설하지 못해 국부적으로 가장 약한 부위에서 먼저 암이 발생하게 되고 이는 다른 곳으로 전이됩니다.

우리가 육류, 생선, 계란, 우유, 인스턴트식품 등을 많이 먹으면 장내에 있는 유해균들이 석탄타르와 같은 발암 물질(인돌, 스카톨, 니트로소아민, 메틸 메르캅탄, 트리메틸아민, 활성산소)을 만들고 이 발암 물질이 대장뿐 아니라 장에서 흡수되어 인체의 전신 생리 기능을 무너뜨리는데요. 결국 석탄타르를 문지른 토끼 귀처럼 약한 부위에서 가장 먼저 암이 발생하게 됩니다.

그런데도 입으로 들어오는 물이 계속 부족하면 신장은 혈액을 걸러 소변으로 내보내는 양을 줄여서라도 인체에 부족한 물을 보충합니다(물을 적게 마시면 그래서 소변 색이 더 노랗습니다). 그러다 보니 대장이 타격을 받는 것과 마찬가지로 혈액을 청소하는 신장도 농도가 짙어진 혈액에 의해 여러 가지 신장병을 일으키게 됩니다. 즉 신장에 염증을 일으킬 수 있고, 이것이 반복되어 신장의 기능이 떨어져 신부전으로 혈액을 투석할 수도 있고, 암이 발생할 수도 있다는 것입니다. 이를 두고 생존 메커니즘에 의한 질병이라고 합니다.

대장이나 신장이 욕심이 많아서 일부러 물을 더 흡수하는 것이 아니라, 인체에 필요한 물이 부족한 가운데서도 인체를 살리기 위한 방편으로 최선을 다하다 보니 2차적으로 대장이나 신장이 희생당하게 된 것입니다.

앞에서도 말씀드린 바와 같이 이는 마치 매일 적당량의 칼슘이 필요한데 입으로 들어오는 칼슘이 부족하면 생존 메커니즘(생존을 위한 몸의 필사적인 노력)에 의해 1차적으로 뼛속에 들어 있는 칼슘을 우선 꺼내어 사용하다 보니 2차적으로 뼈가 약해지고 골다공증에 걸리게 되는 것과 같은 원리입니다.

만일 대장이나 신장에서 인체에 부족한 물을 충당해 주지 않으면 인체를 구성하는 모든 세포들은 물 부족으로 세포의 생리 기능에 문제가 발생하여 세포 내에 노폐물이 잔뜩 쌓이고(세포 울혈), 혈액량도 부족하여 혈액순환에도 장애가 발생해 결국 전신 세포의 기능에 심각한 문제가 발생되어 생존에 영향을 미치게 됩니다.

이렇게 대장과 신장이 전체를 위해서 물을 더 흡수하듯이 인체의 모든 장기는 항상 전체를 위해서 일을 하게 되어 있습니다. 이를테면 심장이 힘들다고 자신에게만 피를 보내면 폐에서 오는 산소가 없기 때문에 자신도 죽게 되고, 소장에서 흡수한 영양소도 혈액을 통해 공급되지 않아 자신도 죽기 때문에 항상 전체를 위해 일하게 되는 것이지요.

[도움말] 생명의 물(과일과 야채 속의 물)

인체에 반드시 필요한 물, 그중에 가장 좋은 물이 있는가 하면 그렇지 않은 물이 있습니다. 여러분은 인체를 위해 어떤 물을 선택하고 싶나요?

우리는 물 없이는 잠시도 생명 활동을 할 수 없습니다. 인체의 60~70% 정도를 차지하는 물의 양은 대략 40ℓ 정도로 한 말짜리 물통 두 개 분량입니다. 따라서 사람이 건강을 유지하려면 매일 수분 공급이 반드시 필요합니다.

우리는 하루 동안에 대략 2,750㎖(2.75ℓ)의 물을 소변(1,700㎖), 땀(500㎖), 호흡(400㎖), 대변(150㎖)으로 배설하고 있으므로 이에 상당하는 물을 인체에 공급하지 않으면 인체의 모든 생리 기능에 장애를 초래할 수밖에 없습니다. 그러므로 우리는 식사를 통해 음식물로부터 하루 동안에 대략 1,100㎖의 물을 섭취하므로 나머지 1,650㎖를 가능한 한 살아 있는 물을 마셔야만 인체가 건강한 생명 활동을 계속할 수 있습니다.

그런데 인체가 원하는 가장 좋은 물은 신선한 과일이나 야채 속에 들어 있는 약간의 천연 당과 함께 비타민, 미네랄, 효소, 그리고 여러 가지 생리활성 영양소를 풍부하게 함유한 살아 있는 물이어야 합니다.

과일과 야채 속에 들어 있는 이 살아 있는 물은 이미 식물의 뿌리라는 정수기를 통해 여과 과정을 거친 생명수입니다. 이 물은 장(腸)에서 흡수되어 혈액 성분이 되고, 혈액순환을 통해 인체를 구성하는 100조 개의 세포 하나하나에게 공급되어 세포의 생리 기능이 제대로 작동되도록 합니다.

세포는 이와 같이 영양이 풍부한 물속에 잠겨서 생명 활동을 하는데, 세포 바깥에 있는 물을 세포 외액(外液)이라 하고, 세포 내에 있는 물을 세포 내액(內液)이라 합니다. 따라서 체내에 살아 있는 생명수가 부족하면 산소와 영양소를 세포에 원활하게 공급할 수 없을 뿐 아니라 세포의 생리 작용에 반드시 필요한 효소의 작용에도 영향을 미치게 됩니다. 물론 세포가 생리 작용을 하고 생긴 이산화탄소와 노폐물들을 신속하게 배출할 수도 없습니다.

결국 체내에 물이 부족하면 세포의 생리 작용에 가장 중요한 산소 공급과 이산화탄소 배출이 원활하지 않아 세포는 질식 상태에 빠지게 됩니다.

우리가 일상생활에서 먹고 있는 대부분의 음식물은 가열 조리했거나 가공한 것이라 살아 있는 물이 아닙니다. 살아 있는 물이란 생명 활동에 반드시 필요한 유효 성분인 효소, 비타민, 미네랄, 그리고 생리활성 영양소들이 함유되어 있는 물을 뜻합니다.

우리가 갈증이 나는데 아무리 물을 마셔도 갈증이 가시지 않을 때, 과일을 먹으면 신기하게도 갈증이 더 이상 나지 않습니다. 이는 인체가 살아 있는 생명수를 원하기 때문입니다.

이제부터 여러분들이 잘 알고 있는 고혈압, 당뇨, 암 등의 질병과 연관하여 생존 메커니즘에 대한 얘기를 더 해 보겠습니다. 이들 질병(이들 질병에 대해서는 뒤에 상세하게 설명함)의 본질을 알기 위해서는 반드시 생존 메커니즘(생존을 위한 몸의 필사적인 노력)에 대한 이해가 전제되어야만 합니다.

어떤 원인에 의해서든 혈관이 좁아지고 혈액의 농도가 짙어지면(대부분의 경우 탄수화물, 단백질, 지방 등의 칼로리 영양소가 넘쳐서 혈관과 혈액에 영향을 미칩니다) 혈액순환이 원활하지 않게 됩니다. 그러면 인체를 구성하는 하나하나의 세포는 산소 공급과 이산화탄소 배출에 장애가 발생하여 질식 상태에 빠지게 되므로 인체를 구성하는 모든 세포를 살리기 위한 생존 메커니즘에 의해 심장이 압을 높이게 됩니다(그런데 혈압강하제로 혈압을 억지로 떨어뜨리면 어떻게 될까요? 고혈압에 대해서는 '제4장 고혈압의 원인과 자연치유(p.124)'에서 상세하게 설명하겠습니다). 당연한 얘기지만 혈압을 올리지 않으면 심장세포도 산소와 이산화탄소의 원활한 공급과 배출이 이루어지지 않아 질식 상태에 빠지게 됩니다.

여기서 우리가 반드시 알아야 할 것은 현재 인체에게 주어진 생존환경(혈액순환 장애로 산소 공급과 이산화탄소 배출이 원활하지 않는 생존환경)에 있어서는 '인체가 혈압을 올리는 것이 인체를 살리는 것'이라는 점입니다.

심장이 압을 높이는 것은 마치 대장과 신장이 인체에 필요한 물이 부족할 때 물을 보충하기 위해서 하는 것과 같은 원리입니다. 이를 두고 생존을 위해 최선의 방법을 강구하는 것, 즉 '생존 메커니즘'이라 하며 이 생존 메커니즘에 의해 2차적으로 고혈압과 같은 질병도 어쩔 수 없이 함께 따라오게 되는 것입니다.

[도움말] 심장비대

이해를 돕기 위해 예를 더 들어 보면, 마라톤 선수들은 매일 장거리(30㎞) 달리기 연습을 합니다. 더 빨리 달리기 위해서는 다리에 더 많은 산소와 영양소가 공급되어야 하므로 심장은 더 빨리 뛰어야 하고 한 번의 박동에 더 많은 피를 보내야 합니다.

이것도 생존 메커니즘과 같은 원리입니다. 매일 달리기 연습을 하면 더 많은 산소와 영양소를 공급하기 위해 심장도 커지고 혈관도 더 튼튼해집니다 (운동선수들의 심장비대는 단련에 의해 건강한 것이지만 고혈압이 오래 지속되어도 병적으로 심장이 비대해집니다).

참고로 우리나라 국가대표 마라톤 선수들은 평균 1분에 35~40회 정도 심박동이 뛰고, 스피드스케이트 이승훈 선수는 40회 정도, 88올림픽 때 금메달을 딴 황영조 선수는 평균 38회 정도였다고 합니다. 이에 비해 일반인들은 대략 1분에 65~75회 정도 뜁니다.

또한 여러 가지 원인(대부분의 경우 탄수화물과 지방 식품을 많이 섭취하면 혈당이 올라갑니다)에 의해 혈중에 당이 넘쳐나면, 전신 혈액순환 장애와 세포 내에 들어온 지나친 당에 의에 세포의 생리 기능에 큰 장애가 발생합니다.

인슐린 수용체
인슐린과 결합하여 세포에 당이 들어오게 하는 역할을 합니다. 하나의 세포에 여러 개의 수용체가 있습니다.

그래서 세포가 생존하기 위해 세포에 붙어 있는 인슐린 수용체를 줄여 당이 세포에 많이 들어오지 못하게 합니다. 또한 혈중에 넘쳐나는 당은 혈액순환에 장애가 되므로 인체가 살기 위해 생존 메커니즘에 의해 당을 소변으로 내보내기도 합니다(당뇨에 대해서는 '제5장 당뇨의 원인과 자연치유(p.140)'에서 상세하게 설명하겠습니다).

이상에서 보는 바와 같이 인체가 생존을 위해 반드시 필요한 물질이 부족하거나(산소, 물, 칼슘 등) 넘치면(탄수화물, 단백질, 지방 등) 인체는 부족하거나 넘치는 가운데서도 생존을 위해 1차적으로 최선의 방법을 강구하게 되고, 최선의 방법을 강구하는 가운데 어쩔 수 없이 2차적으로 질병이 나타나게 되는 것입니다.

인체가 살아남기 위한 발버둥 속에서 어쩔 수 없이 인체에 나타나는 2차적인 문제(질병)는 오직 그 원인을 제거하는 것 외에는 어떤 치료법도 있을 수 없음을 여러분은 반드시 알아야 합니다(그래서 고혈압과 당뇨의 증상을 조절하는 약은 있어도 치료하는 약은 절대 있을 수 없는 것입니다).

만일 현대적인 약이나 수술로 생활습관병인 암, 당뇨, 고혈압, 비만 등을 치료하고자 한다면 나중에 더 큰 부작용을 반드시 수반하게 됩니다. 현대의학으로 당뇨와 고혈압을 고칠 수 없는데, 그보다 질병의 정도가 훨씬 더 심각한 암을 현대의학으로 고친다고 하면 믿어야 할까요?

인체가 생명을 유지하는 데 너무나 소중한 산소나 물이 부족할 때 인체의 생존 메커니즘 반응이 있듯이, 우리들이 일상에서 매일 반복하는 것 중에 인체의 건강과 질병에 지대한 영향을 미치는 것이 있습니다.

제1장 첫 단원 '건강의 기본 원리(p.14)'에서 말씀드렸던 '칼로리 영양소(탄수화물, 단백질, 지방)는 늘 넘치고, 비칼로리 영양소(효소, 보효소, 생리활성 영양소, 섬유질)는 늘 부족하고, 또 독소는 늘 넘쳐나고, 여기에 더하여 스트레스는 늘 지나치며, 운동과 휴식 등이 늘 부

족한 열악한 환경'이 주어져도 인체가 그런 환경 속에서도 생존하기 위한 반응이 나타나게 된다는 것입니다. 즉, 산소나 물이 부족할 때와 마찬가지로 생존 메커니즘 시스템이 가동됩니다.

그런데 이런 열악한 환경 속에서도 생존을 위해 여러 가지 방법을 동원하며 살아가는 가운데 이것이 누적되면 2차적으로 앞에서 본 바와 같이 고혈압, 당뇨 같은 질병도 발생하고, 생존의 한계에 부딪히면 살기 위해 암과 같은 세포로도 변화(변이)하면서 생존하게 됩니다.

인체가 생존하는 데 필요한 생존 환경이 완벽하면 우리는 누구나 건강하게 오래 살 수 있습니다. 다시 말해, '산소, 물, 칼로리 영양소(탄수화물, 단백질, 지방), 비칼로리 영양소(효소, 비타민, 미네랄, 생리활성 영양소, 섬유질) 등의 물질과 여기에 더하여 스트레스, 운동, 휴식 등이 인체에게 부족하지도 넘치지도 않을 때, 그리고 인체에 독이 되는 물질들이 하나도 들어오지 않을 때 인체가 생존하는 데 가장 완벽한 환경이 됩니다.

그런데 우리네 삶이라는 게 그렇게 쉽게 '완벽한 생존 환경'이라는 조건을 충족시키지 못합니다. 공기와 물이 덜 깨끗하고, 칼로리 영양소는 늘 넘쳐나고, 비칼로리 영양소는 언제나 부족하며, 인체에 들어와 독이 되는 여러 가지 화학물질은 늘 넘쳐나며, 스트레스는 지나치고, 운동은 늘 부족하며, 제대로 된 휴식을 하지 못하는 가운데서 언제나 삶을 영위하는 것이 우리의 현실이기 때문입니다.

이와 같은 '열악한 생존 환경'속에서 인체가 살아가는 가운데 당이 넘치면 당뇨가, 단백질이 넘치면 통풍이, 지방이 넘치면 고혈압과 심혈관계 질환이, 그리고 이들 영양소가 복합적으로 넘치면 최후에 암과 같은 질병도 생존 메커니즘에 의해 발생하게 됩니다.

물론 필요한 물질 중에서 효소·보효소·생리활성 영양소와 섬유질이 부족하면 그 가운데서도 생리 기능을 완수하는 가운데 앞과 같은 질병과 함께 여러 가지 다른 질병도 나타나게 됩니다.

여기에 더하여 인체에 필요 없는 물질인 유독 물질이 들어오면 전신 생리 기능이 이들에 의해 또 장애를 받고 항원-항체 반응에 의해 알레르기 질환과 자가 면역 질환도 발생하게 됩니다.

이런 상황에 더하여 스트레스가 주어지고 운동도 하지 않으면서 휴식도 주어지지 않으면 인체는 더 이상 견딜 수 없는 몸(열악한 생존 환경)이 됩니다. 그래도 인체는 이런 생존 환경 속에서도 산소나 물이 부족할 때와 마찬가지로 생존을 위해 최상의 컨디션을 유지하는 방법을 강구합니다. 그런 가운데 어쩔 수 없이 생존 메커니즘에 의해 고혈압, 당뇨뿐만 아니라 살기 위한 최후의 수단으로 암(암에 대해서는 '제7장 암의 원인과 자연치유(p.166)'에서 상세하게 설명하겠습니다) 같은 질병도 발생하는 것입니다.

이렇듯 암을 비롯한 고혈압, 심혈관계 질환, 당뇨, 비만, 통풍, 자가 면역 질환, 알레르기 질환, 반건강인 등의 생활습관병(lifestyle disease)은 인체에게 주어진 열악한 생존 환경을 극복하는 생존 메커니즘(생존을 위한 몸의 필사적인 노력)에 의해 발생합니다.

그러므로 '깨끗한 물과 공기에 더하여 영양소의 밸런스를 회복하고, 지나친 스트레스를 해소하고, 적절히 운동하고, 그리고 휴식을 주면서 인체에 이미 쌓여 있는 독소(잉여 칼로리의 대사산물과 불필요한 물질)를 배출하여 인체의 생존 환경을 개선하면' 얼마든지 다시 건강해질 수 있는 것입니다.

생존 메커니즘과 질병에 대해서는 고혈압, 당뇨, 암 등의 질병을 설명할 때 더 말씀드리도록 하고 이제부터는 인체가 생명을 유지하고 건강을 유지하는 데 있어서 무엇보다 중요한 '음식물이 생존 환경에 미치는 영향'에 대해서 구체적으로 설명해 드리겠습니다.

우리가 먹는 음식물은 자연에서 나오고 우리는 그것을 몸에 받아들였다가 다시 자연으로 돌려보내면서 삶을 영위합니다. 그러니 잘 먹으면 잘 살 수 있고, 이와는 반대로 잘 못 먹으면 탈이 날 수밖에 없습니다.

인체에게 주어진 열악한 환경 중 음식물이 미치는 영향은 아무리 강조해도 부족할 것입니다. 즉, 칼로리 영양소는 늘 넘쳐나고, 비칼로리 영양소는 늘 부족하며, 인체에 필요 없는 물질도 늘 넘쳐나는 환경이 바로 그것입니다. 이들이 인체에게 주는 열악한 생존 환경은 마치 산소가 아주 희박한 고산지대에서 인체가 생존을 위해 발버둥 치는 것에 비유할 수 있습니다.

보다 나은 건강뿐 아니라 질병을 치유·개선하기 위해서는 인체의 생존 환경을 최상의 상태로 제공해야만 합니다. 그러기 위해서는 인체의 생존 환경에 가장 많은 영향을 미치는 음식물에 대한 이해가 무엇보다도 필요합니다.

음식물은 소화기관에서 소화의 과정을 거쳐야만 혈액에 들어와 인체가 이용할 수 있습니다. 그래서 이 소화 과정에는 많은 에너지가 소모됩니다. 그런데 인체의 생존에 필요한 전체 에너지 중 소화기관이 사용하는 에너지가 많으면 많을수록 인체의 생존 환경에도 많은 문제가 발생됩니다. 이 내용에 대해서는 '인체의 에너지 예산과 질병'에서 함께 풀어 보도록 하겠습니다. '인체의 에너지 예산과 질병'이라 하면 다소 생소할 수 있습니다만, 바로 다음 단원을 보시면 금방 이해할 수 있습니다.

3. 인체의 에너지 예산과 질병

인체의 생명 유지는 오로지 심장이 보내는 혈액을 통해서만 이뤄집니다. 매분 심장이 뿜어내는 혈액량은 5~6ℓ 정도로서 이 5~6ℓ의 혈액이 인체의 여러 장기에 알맞게 나누어져 흐르게 됩니다. 그런데 각 장기로의 혈류량이 언제나 일정한 것은 아닙니다.

인체의 혈액량
우리 몸의 총 혈액량은 5~6ℓ 정도로. 매분 심장이 뿜어내는 혈액량과 같습니다. 체격이 큰 사람은 혈액량이 많고, 체격이 작은 사람은 혈액량도 상대적으로 적습니다.

이를테면 배 속에 있는 장기에는 매분 1.4ℓ 정도의 혈액이, 골격근에는 1.2ℓ 정도의 혈액이, 신장에는 1.1ℓ 정도의 혈액이, 뇌에는 0.75ℓ 정도의 혈액이 흐릅니다. 그런데 운동을 하게 되면 근혈관이 확장되고, 또 음식을 먹게 되면 소화기관들의 혈관이 확장되어 이곳으로 많은 피가 흐르게 돼 근운동이나 소화 작용에 필요한 에너지원을 더 많이 공급하는 한편, 다른 장기로의 혈액은 그만큼 덜 흐르게 조절됩니다.

위에서 보는 바와 같이 인체의 총 혈액량(5~6ℓ)은 일정한데 특정 부분에 에너지를 많이 사용하면 혈액은 그곳으로 몰려가게 되어 있습니다. 어느 한곳으로 혈액이 많이 몰려가면 나머지 부분에는 혈액이 상대적으로 부족해집니다.

인체의 에너지 사용은 얼마나 많은 피를 그곳으로 보내는가로 결정됩니다. 신경을 쓰거나 열심히 공부하면 머리로 피가 몰리고, 음식을 먹어 소화를 시킬 때는 피가 소화기관으로 몰리게 되며, 심한 운동을 하면 근육으로 안정 시에 비해 20배나 많은 피가 몰리게 됩니다. 평소에 머리와 소화기관으로 가는 피는 그리 많지 않으며 인체를 움직이는 근육에도 그리 많은 피가 필요치 않습니다.

술을 마시거나 약을 먹어 인체에 독이 많이 들어오면 간은 해독하기 위해 많은 에너지를 필요로 하여 그쪽으로 많은 피가 몰리게 됩니다. 즉, 간이 알코올과 약을 분해하는 데 많은 에너지를 소모하기 때문입니다(이를 두고 한의학에서는 간에 열이 있다고 표현합니다).

우리가 어떤 운동을 하든 운동을 하면 운동에너지가 있어야 합니다. 이 운동에너지는 근육으로 흘러 들어온 혈액에 의해 만들어집니다. 우리가 운동을 심하게 하면 더 많은 운동에너지를 만들어야 하므로 근육 쪽으로 더 많은 혈액이 자주 흘러갑니다. 그래서 심박동은 더 빨라집니다. 물론 운동의 강도를 높여 더 심하게 하면 더 많은 운동에너지가 필요하기 때문에 혈액은 더 많이 필요하게 됩니다.

그런데 다음 페이지에 있는 '운동 시의 장기 혈류량'을 통해 알 수 있는 바와 같이 운동하는 데 많은 에너지를 사용하면 할수록 상대적으로 다른 장기로의 혈류량은 그만큼 줄어들게 됩니다.

운동과 마찬가지로 우리가 음식물을 먹으면 소화기가 많은 에너지를 사용해야 하므로 그쪽으로 많은 피가 몰리게 되고 상대적으로 다른 장기로의 혈액은 그만큼 줄어들게 됩니다. 우리가 필요 이상으로 음식물을 더 먹거나 소화하기 어려운 음식물을 먹을수록 소화기로의 혈류량은 더 많아지고, 그럴수록 다른 장기가 사용할 혈류량은 그만큼 줄어드는 것이지요. 즉 인체에 쌓여 있는 노폐물과 독소를 해독·배설하는 기능과 인체를 회복·재생·치유하는 기능에 사용할 에너지가 그만큼 더 줄어들게 되는 것입니다.

운동의 강도에 따른 장기 혈류량의 변화는 아래와 같으며, **빨간 글씨**로 된 '장기'를 위주로 보시면 금방 이해할 수 있습니다.

운동 시의 장기 혈류량(ℓ/분)

장기	안정상태	가벼운 운동	심한 운동	매우 심한 운동
대　뇌	0.75	0.75	0.75	0.75
심　장	0.25	0.35	0.75	1
골 격 근	1.2	4.5	12.5	22
피　부	0.5	1.5	1.9	0.6
신　장	1.1	0.9	0.6	0.25
배 속 장기	1.4	1.1	0.6	0.3
기타 장기	0.6	0.4	0.4	0.1
심박출량	5	9.5	17.5	25
산소섭취량	0.3	0.9	2.5	4.3

※ 골격근이 더 심한 운동을 할수록(더 많은 에너지를 사용할수록) 그쪽으로 더 많은 혈액이 몰려가게 되고 상대적으로 다른 장기에는 그만큼 혈액이 덜 흐르게 됩니다. 보시는 바와 같이 골격근이 '안전상태(1.2ℓ)' 일 때에 비해 '매우 심한 운동(22ℓ)'을 할 때 20배나 많은 혈액이 골격근으로 몰려가고 다른 장기에는 그만큼 혈액이 덜 흐르게 됩니다.

우리가 음식물을 먹으면 당연히 소화기의 에너지를 많이 사용해야 소화가 가능하듯이, 인체의 어느 부분에 고장이 나면 치유에 필요한 에너지를 많이 사용해야 치유가 가능합니다. 인체에 고장 난 부위가 크고 고장의 강도가 깊고 중대하면 치유에 사용할 에너지가 더 많이 필요해집니다. 그래서 질병이 중하면 회복에 시간이 더 걸리는 것입니다.

인체의 에너지 예산(장기마다 필요한 혈류량)은 앞의 표에서 보는 바와 같이 거의 정해져 있습니다. 그런데 한정된 이 에너지를 어느 쪽으로 많이 쓸 것인지는 자신에게 달려 있습니다. '질병의 원인 제거와 치유'쪽으로 인체의 에너지를 많이 사용하면 질병으로부터 벗어날 수 있고, 그러지 않고 소화기에 많은 에너지를 사용하면 회복은 영원히 어려울 수밖에 없습니다.

누구나 감기몸살로 식욕이 떨어져 제대로 먹지도 못하면서 아파서 푹 쉬어 본 경험이 한 번쯤 있을 것입니다. 그렇게 쉬고 나면 다음 날 한결 몸이 가벼워집니다. 그 이유는 소화기의 에너지를 최대한 줄이고 치유에 오롯이 모든 에너지를 쏟아부었기 때문입니다.

이렇듯 아플 때 식욕이 떨어지는 것은 인체의 자연치유 시스템을 가동하기 위해서(소화기의 에너지를 줄이고 치유 에너지를 높이기 위해서)입니다. 이때 억지로 먹으면 소화기관에 많은 에너지를 빼앗기기 때문에 회복은 늦어질 수밖에 없습니다(음식을 먹을 경우 소화가 잘되는 음식을 먹어야 소화기의 에너지를 덜 사용합니다. 그래서 우리는 전통적으로 감기몸살에 따뜻한 꿀물을 먹었습니다).

운동을 잘하기 위해서는 운동 에너지가 넘쳐야 하듯이 질병을 치유하기 위해서는 질병의 원인 제거와 치유 에너지가 넘쳐야만 치유가 가능합니다. 그러기 위해서는 인체의 전체 에너지 중 소화기의 에너지를 잘 활용하는 것이 무엇보다 중요합니다. 인체가 생존하기 위해서는,

첫째, 음식물을 먹어야 하고

둘째, 먹을 음식물을 구하기 위해서는 일을 해야 하고

셋째, 일을 하면 지치고 힘드니 휴식을 하며 회복해야 하고

넷째, 먹고 일하고 회복하는 가운데 생긴 노폐물과 독소를 분해·배출해야만 합니다.

인체가 위의 네 가지를 수행하기 위해서는 반드시 에너지가 필요합니다. 그런데 첫째와 둘째에 너무 많은 에너지를 사용하는 한편 셋째와 넷째에 사용할 에너지가 부족해지면 인체의 생존 환경에 문제가 생기게 됩니다.

인체가 사용할 수 있는 에너지는 한정되어 있습니다. 한정된 이 에너지를 얼마나 효율적으로 사용하느냐에 따라 우리의 건강과 질병도 판가름 나게 됩니다. 다음 단원에서는 인체의 기능을 크게 3가지로 나누어 에너지 효율과 질병에 대해 또 치유에 대해서 보다 쉽게 설명해 드리도록 하겠습니다.

4. 하루 24시간을 3주기로 나눈 자연 섭생법(natural hygiene)

인체가 사용하는 전체 에너지 중 어느 한쪽의 기능에 많은 에너지를 사용하면 다른 쪽에 사용할 에너지가 부족해지기 때문에 그것이 원인이 되어 질병이 발생하게 됩니다. 물론 당연한 얘기지만 부족한 쪽 에너지를 회복

시켜 주면 질병은 저절로 해결됩니다.

　모든 생물은 하루 24시간 해가 뜨고 지는 자연의 리듬에 따라 일정한 주기의 생체리듬을 갖고 있습니다. 사람은 해가 있는 낮 동안에는 먹은 음식물의 영양소로 왕성한 활동을 하고(여기에 필요한 조직과 세포들이 주 활동을 하며 에너지를 사용), 밤에는 휴식하면서 낮 동안에 지치고 상처 난 몸을 회복 · 재생 · 치유하고(여기에 필요한 조직과 세포들이 주 활동을 하며 에너지를 사용), 아침이면 낮과 밤 동안에 생긴 모든 노폐물과 독들을 분해 · 배설하면서(여기에 필요한 조직과 세포들이 주 활동을 하면서 에너지를 사용) 다음 날의 활동을 위해 준비하며 생명을 유지합니다.

　위의 내용을 간략하게 요약하면, ① 낮에는 먹은 음식물의 영양소로 활동하고 → ② 밤에는 휴식을 취하면서 회복 · 재생 · 치유하고 → ③ 아침이면 해독 · 배설한다는 것입니다.

　우리는 누구나 매일 이 세 과정을 끊임없이 반복하면서 생명 활동을 합니다. 이 3가지 낮과 밤, 그리고 아침의 시간대에는 인체의 생리 기능 중 그 시간대에 주로 해야 할 일들이 거의 정해져 있습니다.

　그런데 하루 중 ①의 시간대에 먹은 음식물이 많거나 또 활동(일, 공부, 운동)하는 시간이 많아져 → ②의 시간대의 회복 · 재생 · 치유와 ③의 시간대의 해독 · 배설의 시간이 줄어들거나 ②와 ③이 해야 할 일이 많아지면 → 그 시간대에 완수해야 할 일들이 밀리게 되고 그것이 반복되면 → 인체를 구성하는 모든 세포의 생존 환경이 열악(회복 · 재생 · 치유와 해독 · 배설이 제대로 되지 않아서)해집니다. → 그러면 생존 메커니즘에 의해 열악한 생존 환경 속에서도 생존하기 위해 자구책을 강구하게 되고 → 이 자구책을 강구하는 가운데 고혈압, 당뇨, 암 등의 질병이 발생하게 됩니다(앞서 말씀드린 제1장의 '1. 건강의 기본 원리(p.14)'와 '2. 생존 메커니즘과 질병(p.21)'에서 충분히 말씀드렸습니다).

쉬운 예를 들어 보면 하루 중 ①의 시간대에 해야 할 일보다 더 많은 일을 늦게까지 하고 난 후 칼로리 식품과 술을 밤늦게까지 먹으면(인체가 사용할 전체 시간과 에너지 중 ①에 많은 시간과 에너지를 사용) ②의 휴식 시간대에 해야 할 회복·재생·치유는 다음 시간대까지 밀리게 되고 또 ③의 시간대에 해야 할 해독과 배설의 기능도 밀리게 됩니다. 그래서 ②와 ③의 시간대에 해야 할 일들이 다 처리될 때까지, 즉 다음 날 늦게까지 몸이 찌뿌둥하고 머리도 맑지 않게 됩니다(인체 전체의 에너지 중 ①에 많은 에너지를 사용하여 ②와 ③에 사용할 에너지가 부족하기 때문에 숙취가 생김).

당연한 일이지만, 밀린 숙제가 많아 인체의 생존 환경이 더 열악해지면 그런 환경에서도 생존하기 위해 발버둥치는 가운데 생존 메커니즘(생존을 위한 몸의 필사적인 노력)에 의해 질병이 발생됩니다. 하루 중 ①의 시간대에 일어난 것들 중에 일의 강도와 시간, 먹거리의 종류와 양, 그리고 또 얼마나 오랫동안 누적되었느냐에 따라 질병의 무게도 종류도 달라집니다. 그래서 고혈압, 당뇨, 암을 비롯한 여러 가지 생활습관병이 어쩔 수 없이 나타나게 되는 것입니다.

앞에서 말씀드린 낮과 밤, 그리고 아침을 시간대별로 구체화한 것이 '자연 섭생법(natural hygiene)에 따른 하루 3주기의 이론'입니다. 3주기의 시간대와 각 시간대의 주 생리 기능은 아래와 같습니다.

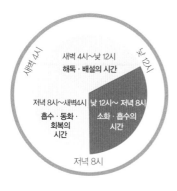

- 새벽 4시~낮 12시까지는 '해독 · 배설의 시간'
 – 해독과 배설에 많은 에너지를 사용 –

- 낮 12시~저녁 8시까지는 '소화 · 흡수의 시간'
 – 소화와 흡수에 많은 에너지를 사용 –

- 저녁 8시~새벽 4시까지는 '흡수와 동화 · 회복의 시간'
 – 흡수와 동화 · 회복에 많은 에너지를 사용 –

위의 하루 3주기의 시간대에는 보시는 바와 같이 각 시간대에 주로 이뤄지는 기능들이 있습니다. 각 시간대에 이뤄져야 할 이 기능들이 제때에 이뤄지면 건강하고, 그렇지 않으면 건강에 문제가 생깁니다.

물론 건강에 문제가 있는 분이 다시 이 시간대의 리듬을 잘 지키면 짧게는 일주일, 길어야 3~4개월 정도면 대부분의 몸을 원래대로 되돌릴 수 있습니다. 회복 기간은 질병의 무게에 비례할 뿐입니다.

질병은 ①의 시간대에 먹고 마시고 일(공부나 운동도 포함)을 하는 데 많은 에너지를 소모하여 ②와 ③에 사용할 에너지가 부족하기 때문에 발생하는 것이므로 ①의 시간대에 쓰는 에너지를 최대한 줄이고 ②와 ③에 많은 에너지를 사용하게 하면 인체를 원래대로 되돌릴 수 있게 되는 원리입니다. 이 원리는 단순하지만 아주 강력한 힘을 가지고 있습니다.

인체가 하루에 사용할 수 있는 에너지는 정해져 있습니다. 그런데 먹고 마시고 일하는 ①에 너무 많은 에너지를 사용하면 상대적으로 인체를 회복 · 재생 · 치유하고 해독 · 배설하는 ②와 ③에 사용할 에너지가 줄어들게 됩니다(인체가 에너지를 쓴다는 것은 앞에서도 말씀드린 바와 같이 얼마나 많은 피를 그곳으로 보내는가로 결정됩니다).

어느 한곳에 지나치게 많은 에너지를 사용하면 당연히 그곳에 문제가 발생하게 되지만, 다른 곳에 사용할 에너지도 그만큼 부족해지므로 결국 전체 건강에 문제가 발생하는 것입니다.

이 '인체 에너지 예산과 질병'이론의 핵심은 질병의 원인이 되는 ①의 에너지 소모를 가능한 한 최소화하고 질병의 원인 제거와 회복 · 재생 · 치유하는 ②와 ③의 에너지를 최대화하면 인체가 얼마든지 건강하고 장수할 수 있다는 내용입니다. 이렇게 하면 인체를 구성하는 모든 세포들의 생존 환경을 최상의 환경으로 만들 수 있으므로 반드시 원래의 건강한 모습으로 되돌릴 수 있게 됩니다.

반복되지만 너무나 중요하므로 이해의 폭을 넓히기 위해 다시 예를 더 들어 보겠습니다. 밥을 먹으면 소화에너지가 필요하고, 축구를 하면 운동에너지가 필요합니다. 그런데 소화에너지가 부족하거나 운동에너지가 부족하면 제대로 소화도 못 시키고 운동도 하지 못하게 됩니다. 여기에 더하여 과식하거나 소화하기 힘든 음식물을 먹으면 소화에너지가 더 많이 필요하고, 심한 운동을 하거나 운동을 더 오랫동안 하면 운동에너지가 더 많이 필요하게 됩니다. 이 정도는 누구나 아는 내용일 것입니다.

그런데 문제는 그다음에 있습니다. 소화해야 할 게 많으면 그것의 찌꺼기(분해 산물)도 많아지고 소화기관의 피로도는 더 높아집니다. 운동도 운동(또는 일)의 강도와 시간에 비례하여 찌꺼기도 많아지고 근육의 피로도도 높아집니다(운동을 수행하는 가운데 생긴 피로물질인 젖산, 암모니아, 무기인산, 활성산소 등이 많아지기 때문).

고로 앞에서 본 바와 같이 ①에서 많은 에너지를 사용하면 상대적으로 ②와 ③에 사용할 에너지는 줄어들 뿐 아니라 ②와 ③이 해야 할 일은 더 많아지게 되고 ②의 휴식기간 동안 이뤄져야 할 회복·재생·치유와 ③의 해독·배설이 다 이뤄지지 못한 열악한 체내 환경에서 인체는 생존을 해야 합니다.

집 안에 밀린 빨래가 많이 남아 있는데 또 오늘의 빨랫거리가 쌓이고 거기에 또 다음 날의 빨랫거리가 쌓이면 악취가 나고 썩듯이 인체도 매일매일 해야 할 ②와 ③의 일을 다 처리하지 못하면 생존에 필요한 체내 환경에 영향을 미치게 됩니다. 그래서 열악한 체내 환경 속에서 생존하기 위해 어쩔 수 없이 고혈압, 당뇨, 암 등이 생존 메커니즘(p.21)에 의해 발생되는 것입니다.

따라서 치유를 위해서는 열악한 생존 환경을 개선하는 것이 최우선이며 그 첫걸음이 인체에 쌓여 있는 여러 가지 노폐물과 독, 잉여 칼로리(여분의 칼로리도 인체에 독으로 작용하는데, 쉽게 알 수 있는 것이 고혈압이나 당뇨 등입니다) 등을 분해·배설하는 것입니다. 원활한 해독과 배설을 위해서는 ③의 에너지를 최대화하면 됩니다.

③의 에너지를 최대화하는 방법은 소화기관을 비우는 일정 기간의 단식이지만, 단식은 너무나 힘이 들고 단식 후의 보상 심리로 이것저것 마구 먹기 때문에 실패하는 경우가 너무나 많습니다. 그래서 차선책으로 가장 좋은 방법이 ①의 에너지를 가능한 최소화하면서 ②와 ③의 에너지를 최대화하는 '자연 섭생법(인체 에너지 예산과 질병Ⅱ)'을 실천하는 것입니다.

이 이론을 잘 실천하면 고혈압, 당뇨, 비만 등의 개선은 그리 어려운 문제가 아니며 암에서도 벗어날 수 있는 최선의 방법이 될 것입니다. 물론 아토피성 피부염이나 류마티스성 관절염과 같은 만성질환을 개선하는 데도 더할 나위 없이 좋은 방법이 될 것입니다.

사람들이 가장 궁금해하는 것은 이렇게 실천하면 왜 좋아지며 또 어느 정도 실천하면 질병이 회복되느냐 하는 것일 것입니다. 그 답은 너무나도 간단명료합니다. 앞의 '건강의 기본 원리와 질병(p.14)'에서 말씀드린 바와 같이 인체를 구성하는 모든 세포의 생존 환경이 개선되기 때문에 건강이 좋아지며, 질병의 회복 기간은 그 질병의 경중과 또 얼마나 잘 실천했느냐에 달려 있다고 하겠습니다.

[도움말] natural hygiene(인체 에너지 예산과 질병 Ⅱ)

hygiene(위생학)이란 건강의 유지 · 증진을 위한 학문으로서 직역하면 위생학이지만 넓은 뜻으로는 '섭생법, 치유'라는 의미를 내포하고 있습니다. hygiene의 어원은 '건강의 여신'이라 불리는 히지에이아(Hygieia)의 이름에서 딴 것입니다(의술의 신(神)이라고 불리는 그리스 신화의 아폴로(Apollo)의 아들 애스쿨라피우스(Aesculapius)의 딸입니다).

의학에 있어 위생학(hygiene)의 목적은 널리 인간 생활의 의식주, 질병, 직업의 여러 분야에 걸쳐서 인체를 해롭게 하는 모든 것과 이롭게 하는 모든 것을 과학적으로 연구하고 실생활에 응용해서 인간 생활의 행복을 유지해 나가기 위함입니다.

natural hygiene의 우리말 번역은 '자연 위생학' 보다 '자연 건강법' 또는 '자연 섭생법'이 더 적절할 것 같습니다. 왜냐하면 우리나라에서 위생이란 단어는 건강의 전체적인 뜻보다 '위생적이다' 혹은 '비위생적이다'라는 단어로 많이 사용되고 있기 때문입니다.

자연 섭생법(natural hygiene)의 하루 3주기에 대한 구체적인 내용은 다음과 같습니다.

이 이론의 시간대는 사실 명확하게 나눠져 있는 것은 아닙니다. 그런데 앞에서도 말씀드렸듯이 우리는 자연의 리듬에 따라 ① 낮에는 먹은 음식물의 에너지원으로 에너지를 만들어 왕성한 생명 활동을 하고, ② 밤이면 낮 동안에 활동하면서 지치고 힘든 몸을 회복·재생·치유하고, ③ 아침이면 거기에서 생긴 노폐물과 독들을 분해하여 몸 밖으로 내보내는 일을 주로 하며 하루를 살아갑니다. 그런데 ②와 ③은 완전히 구분되는 것이 아니라 거의 동시간대에 이뤄지는 경우가 많지만 ②는 ②의 시간대에 더 많이 이뤄지고, ③은 ③의 시간대에 더 많이 이뤄지기 때문에 시간을 나눠 놓은 것입니다.

이 이론의 핵심은 '①에 사용하는 에너지를 가능한 줄이고, ②와 ③에 얼마나 많은 에너지를 사용하느냐에 따라 우리의 건강과 질병도 정해지게 되어 있다'는 것입니다. 그래서 필자는 '인체 에너지 예산과 질병'이라고 하였습니다.

인체의 생존 환경에 가장 중요한 역할을 하는 '해독과 배설'에 대해서 먼저 설명하도록 하겠습니다. 위의 ①과 혼돈하지 않도록 주의하시기 바랍니다.

1) 해독과 배설의 시간대

새벽 4시~낮 12시까지는 '해독·배설의 시간'

- 해독과 배설에 많은 에너지를 사용 -

　질병을 일으키는 열악한 생존 환경을 개선하기 위해서는 무엇보다도 '해독과 배설'이 가장 우선되어야 합니다. 인체에 쌓여 있는 독소들이 분해·배설되지 않고서는 절대 건강해질 수 없기 때문입니다.

　해독과 배설의 시간대에는 낮과 밤 동안 소화와 흡수, 에너지 생산, 성장이나 재생, 회복·치유 등의 일을 하면서 인체에 생성된 찌꺼기나 독소 등을 본격적으로 분해·배출하는 시간입니다. 그래서 아침에는 날숨에서 냄새가 심하게 나고, 눈곱과 가래도 끼고, 소변 색도 짙고, 변의가 일어나는 것입니다.

　이와 같이 아침은 몸이 노폐물을 배설해서 혈액을 정화하려고 노력하는 시간대입니다. 그런데 이 시간대에 아침식사를 많이 하면 소화기관에 많은 에너지를 사용해야 하므로 해독과 배설 작용은 방해를 받게 됩니다(인체 전체의 혈액 중 소화기 쪽으로 피가 많이 몰리면 해독과 배설 기능 쪽에는 상대적으로 혈액이 덜 가기 때문).

　우리가 먹은 음식의 처리 과정은 마지막으로 음식물을 먹은 지 약 8시간이 지난 후에야 끝납니다. 이때가 되어야 비로소 해독과 배설에 많은 에너지를 사용할 수 있습니다.

　앞 단원에서 말씀드린 바와 같이 인체는 마치 예산을 배분해야 하는 도시행정처럼 에너지 예산을 갖고 있습니다. 음식물의 소화·흡수에 소모되는 에너지가 적을 때, 인체의 에너지는 해독과 배설에 충분히 쓰일 수 있습니다.

　'해독과 배설의 시간대(새벽 4시~낮 12시)에 이뤄지는 일은 인체의 모든 조직이나 세포의 생리 기능에서 생긴 노폐물과 독소를 분해 · 배설하는 것입니다(해독과 배설이야말로 진정한 치유의 시작입니다).'

정기적으로 체내에서 생성되는 노폐물과 독들(인체에 들어온 잉여 칼로리를 비롯하여 인체의 정상적인 생리 기능 중에 생성되는 찌꺼기들, 대사의 중간물질들, 외부에서 들어온 독성물질들, 장에서 흡수된 독성물질 등)이 이 시간대에 효율적으로 매일 분해 · 배설되면 인체는 질병의 원인이 되는 독소의 축적을 막게 되어 건강을 유지 · 개선할 수 있게 됩니다(세포의 생존 환경이 개선되므로).

인체에 쌓여 전신 생리 기능을 방해하고 질병을 만드는 노폐물과 독을 충분히 분해 · 배출하지 않으면 절대 건강할 수도, 건강을 회복할 수도 없습니다. 그래서 치유는 '해독과 배설의 시간대'를 얼마나 잘 활용하느냐에 달려 있습니다. 효과적인 해독과 배설을 위해서는 음식물의 소화 · 흡수에 소모되는 에너지를 최대한 줄여야만 합니다. 그러기 위해 일반적인 아침 식사는 생략하고 다음과 같은 아침 식사를 해야 합니다.

[도움말] 노폐물과 독소

우리가 섭취한 음식물이 신체의 에너지나 구성 요소로 쓰이고 그 결과 생기는 물질 가운데 생물체에 필요 없는 것은 일반적으로 노폐물이라 하고, 해가 되는 물질을 독소라고 할 수 있습니다. 대사물질에도 여러 독소가 있으며, 암세포가 생존을 위해 만든 여러 독소, 장의 유해균들이 만든 독소, 외부에서 들어온 독소 등이 있습니다.

일반적인 아침 식사 대신에 소화가 잘되는 생과일이나 생과일만의 스무디(200~300㎖) 또는 녹즙(200~300㎖)이나 녹즙+야채나 과일만 먹는 것이 좋습니다(과일과 야채 먹는 방법에 대해서는 '제8장 암, 고혈압, 당뇨, 비만을 치유·개선하는 식사와 운동'에서 〈방법Ⅰ〉(p.270)을 참고하세요).

물이나 과일스무디(또는 녹즙)도 한 번에 후루룩 마시는 것보다 조금씩 나누어 먹도록 하고, 몸이 차가운 사람들은 특히 더 천천히 조금씩 나누어 먹어야 변이 무르거나 설사를 하지 않습니다(밥숟가락으로 드시면서 입에서 체온과 비슷한 온도로 데워서 삼키든지 새끼손가락 첫째마디 크기의 생강을 넣어서 스무디나 녹즙을 만들면 냉기를 줄일 수 있습니다. 차가운 물을 벌컥벌컥 마시면 배탈이 나듯 냉장고에서 갓 꺼낸 과일로 스무디나 녹즙을 만들어 먹으면 냉기의 영향을 받게 됩니다). 변비가 있는 분들은 한 번에 마셔도 됩니다.

질병의 원인 물질을 제거하는 인체의 주 해독 시스템은 다음과 같은 경로를 통해 주로 이뤄집니다. 인체의 독소와 노폐물을 배출하는 경로는 피부, 폐, 간, 대장, 신장, 림프시스템(림프액, 림프관, 림프구, 림프주머니), 그리고 전신세포의 자기정화 등입니다.

이들이 자신의 기능을 최대한 발휘할 수 있도록 환경을 만들어 주는 것이 해독과 배설의 시간대입니다. 그러기 위해 이 시간대에는 소화기의 에너지를 절약하기 위해 칼로리 위주의 식사는 가능한 제한하고 소화하기 쉬운 음식을 주로 섭취하면서 비칼로리 영양소(효소, 보효소, 생리활성 영양소, 섬유질)는 풍부하게 공급해야 합니다. 그러면 인체는 쌓인 독소와 노폐물을 해독·배설하는 작업을 활발하게 진행합니다.

① 피부(皮膚)

피부는 땀을 통해 독소와 노폐물을 제거합니다. 대략 11분에 한 번 꼴로 5~6ℓ나 되는 인체 전체의 혈액은 피부를 순환합니다. 적당한 운동이나 목욕 등으로 땀을 흘리면 피부를 통해 더 많은 양의 노폐물을 배출할 수 있고, 또 이들에 의해 체온이 올라가면 체내효소가 활성화되어 인체를 구성하는 모든 세포 속에 쌓여 있는 독들도 더 잘 분해됩니다. 그래서 적절한 운동을 하거나 목욕을 하면 몸이 개운해지는 것입니다. 우리가 단식이나 자연 섭생법을 실천하면 피부를 통해서도 많은 독소가 배출됩니다.

② 폐(肺)

폐는 호흡을 통해 독소와 노폐물을 제거하는 역할을 합니다. 깊이 들이마시고 천천히 내쉬면 산소가 충분히 공급되고 이산화탄소가 잘 배출됩니다. 들숨은 3~5초간, 날숨은 5~7초간 실시합니다. 들숨은 교감신경이, 날숨은 부교감신경이 지배하므로 인체를 이완시키기 위해 필요한 호흡입니다. 이 호흡으로 스트레스 호르몬을 줄일 수 있습니다.

그리고 적당한 운동을 하면 호흡이 깊어지고 심폐의 기능이 강화되어 호흡의 기능도 덩달아 상승하여 가스를 더 잘 배출합니다. 우리가 단식이나 자연 섭생법을 실천하면 호흡을 통해 많은 독소와 노폐물이 배출됩니다. 그래서 냄새가 많이 나므로 공기를 자주 환기시켜야 합니다.

③ 간(肝)

몸속의 독소와 노폐물을 제거하는 데 가장 큰 역할을 하는 장기가 바로 간입니다. 몸속의 독소와 노폐물을 간(인체에서 가장 큰 장기로, 무게가 대략 1.5㎏)이 만든 효소로 분해하여 담즙을 통해 배출합니다. 전신의 혈액(5~6ℓ)은 대략 4분에 한 번꼴로 간을 순환하며 혈액 속의 독소와 노폐물들이 분해됩니다.

우리가 일시적인 단식을 하면 인체에 쌓여 있던 많은 독소들이 한꺼번에 혈액으로 밀려들어 오므로 간이 해야 할이 많아집니다. 미처 간이 다 분해하지 못하기 때문에 호전 반응이 나타나기도 합니다.

해독효소

돌미나리와 민들레가 들어간 해독효소를 먹으면 해독에 도움이 됩니다. 돌미나리와 민들레에 풍부하게 함유된 콜린산과 시리마린 성분이 이 역할을 하기 때문입니다.

[도움말] 호전 반응이란?

우리가 술을 많이 마시면 다음 날 온몸이 다 쑤시고 아픕니다. 이유는 전날 많이 마신 술의 알코올을 간이 다 분해하지 못했기 때문입니다. 전날 마신 알코올을 다 분해하지 못하고, 또 간이 알코올을 분해하는 가운데 생긴 중간 대사물질인 아세트알데히드를 다 분해하지 못하여 이들이 혈액을 타고 전신을 돌면서 장애를 일으키기 때문에 나타나는 증상들입니다(그래서 음주운전 단속에도 걸립니다).

이와 마찬가지로 녹즙단식(녹즙 200㎖+발효효소 30~40㎖)을 하면, 즉 소화기관의 에너지를 최소화하면 인체의 해독·배설 기능이 활발해져 세포 내외에 쌓여 있던 독소들이 일제히 혈액으로 들어오게 됩니다(단식 후 혈액검사나 소변검사를 받으면 혈액 내 독소가 많다는 것을 금방 알 수 있습니다).

그러면 순환에 의해 간과 림프시스템이 주로 이들을 분해하지만, 지난밤에 많이 마신 술을 간이 미처 다 분해하지 못해 숙취가 오듯이 이 독들의 양이 많으면 간과 림프시스템이 제때 다 분해하지 못하여 혈액을 타고 전신을 돌면서 일시적으로 장애를 일으키게 됩니다. 이것이 호전 반응입니다.

또한 간에서 분해하여 담즙과 함께 버린 독들이 변을 통해 체외로 제때에 배설(독소 → 간 → 담낭 → 십이지장 → 소장 → 대장)되지 않으면 장에서 다시 재흡수(독소 → 대장 → 간)되어 독의 양이 몇 배로 늘어나 순환에 대량의 추가 찌꺼기와 독이 들어가게 됩니다. 그러면 간이 해야 할 일은 더 많아져 호전 반응이 더 심해지고 심하면 간성혼수에 빠질 수도 있습니다.

그래서 거슨 박사를 비롯하여 뛰어난 자연의학자들(루돌프 브루스, 니시 카츠죠 등)은 호전 반응을 줄이고 간성혼수를 막기 위해 단식 기간 동안 매일 관장(커피관장, 마그밀관장, 입슨소금관장 등)을 자주 시켜 이 독들의 배설을 돕는 일을 중요시했던 것입니다(녹즙만의 단식은 녹즙만 먹었기 때문에 정상적인 배변을 할 수 없으므로 반드시 관장을 해야 합니다. 그러나 '자연 섭생법'에서는 섬유질이 풍부한 과일과 야채 또는 과일스무디를 먹기 때문에 정상적인 배변을 하므로 관장을 할 필요가 없습니다).

메스꺼움, 구토, 내장경련, 심한 가스, 식욕 상실 등은 독을 분해하는 과정 중에 나타나는 증상으로, 독이 체내에 많이 쌓여 있을수록 이런 호전 반응이 더 강하게 나타납니다. 그렇지만 이 증상을 부작용이라 하지 않고 호전 반응이라 하는 것은 인체의 모든 생리 기능을 좋게 하는 가운데 일시적으로 나타나는 과정이기 때문입니다(도랑을 치면 일시적으로 도랑물이 혼탁해지지만 곧 깨끗해지는 것과 같습니다).

녹즙단식(녹즙200㎖+발효효소 30~40㎖)을 하면(소화기관 에너지 최소화)

인체의 해독 · 배설 기능이 활발해지면서(해독 · 배설의 기능 에너지 최대화) 세포 내외에 쌓여 있던 독소들이 배출되어 혈액으로 들어와 간을 통해 분해 됩니다. 하지만 미처 다 분해되지 못한 것들이 혈액을 타고 순환하면서 나타 나는 증상들이 호전 반응입니다(술을 주량 이상으로 마시면 간이 한꺼번에 다 분해하지 못하기 때문에 숙취가 오는 것과 같은 원리입니다). 하지만 계속 적인 혈액순환에 의해 혈액 내의 독소들이 간(4분에 한 번꼴로 인체 전체의 혈액이 간으로 들어옴)에서 분해되면서 호전 반응이 점점 줄어듭니다.

이러한 반응들은 단식을 시작한 지 3~6일 사이에 대부분 일어나는데, 중 환자의 경우엔 8~10일 사이에 나오기도 합니다.

'반응기'에 환자들은 고약한 냄새가 나는 담즙을 토하기도 합니다. 이것은 간에서 분해한 독소 찌꺼기들로 담관을 통해 나온 이 담즙이 십이지장이나 소장의 상부에 경련을 일으키고 역류하여 위로 흘러들어 가 메스껍게 하며, 구취를 내고, 혓바닥에 하얗게 또는 누렇게 두꺼운 태를 앉히고, 녹즙까지도 먹기 힘들게 만들곤 합니다. 하지만 녹즙단식과 관장을 하면서 이 반응은 점 점 줄어들게 됩니다(인체에 독소가 많이 쌓여 있을수록 호전 반응도 크게 나 타나지만 녹즙단식에 의해 인체의 독소가 줄어들수록 호전 반응은 하루 이틀 만에 확 줄어듭니다).

필자는 '7박 8일 힐링캠프'를 25년 넘게 운영하면서 '해독과 배설의 기능'이 얼마나 중요한가를 깨달아 왔습니다. 그래서 해독과 배설의 시간에 대해 가 장 먼저 말씀드리는 것입니다. 여기서 말씀드리는 '자연 섭생법'을 실천해도 호전 반응이 나타나기도 하지만, 그리 심하지 않으므로 누구나 실천할 수 있 습니다.

④ 대장(大腸)

먹은 음식물의 찌꺼기뿐만 아니라 간에서 분해된 독소도 담즙을 통해 대장(독소 → 간 → 담낭 → 십이지장 → 소장 → 대장)으로 들어옵니다. 그러므로 장의 찌꺼기를 그때그때 바로 배출하지 않으면 독소가 대장에서 재흡수되므로(독소 → 대장 → 간) 섬유질이 풍부한 식품을 매일매일 넘칠 정도로 먹어야 합니다.

[도움말] 대장의 생리 기능

대장은 찌꺼기를 모았다가 배출할 뿐 아니라 인체가 필요로 하는 물의 20%도 흡수합니다. 그리고 대장에서 생성된 독소(대장 내 유해균들이 육류, 인스턴트식품, 항생제 등을 분해하면서 독소를 생성함)도 흡수됩니다.

들숨으로 폐에서 산소를 흡입할 때 매연이나 미세먼지, 담배 연기도 폐를 통해 혈액으로 들어오듯이 대장 내의 오염물질도 흡입되어 들어오게 됩니다. 그래서 섬유질이 풍부한 식품을 통해 제때에 배변해야 합니다.

또한 장내에는 무려 1kg이 넘는 미생물이 살고 있습니다. 이 미생물들 중 장내에서 생성되는 독소를 중화할 뿐 아니라 면역력에도 영향을 미치는 유익 미생물들이 활발하게 활동할 수 있도록 과일과 야채를 풍부하게 먹어야 합니다.

우리의 장내에는 400~500 종류, 100~400조 개의 세균이 존재합니다(균의 수는 분석과학이 발달할수록 더 늘어나고 있음). 사람이 건강한 상태일 때 우리의 장내는 유익균이 20% 정도, 유해균이 5% 정도, 중간균이 75% 정도로 밸런스를 유지합니다.

그런데 섬유질이 부족한 식품을 계속 먹으면 장내 환경은 유익균이 1% 이하로, 그리고 유해균이 30%, 중간균이 70% 정도를 차지하게 됩니다. 유해균이 많이 증식하면 유익균의 수가 감소합니다. 유해균에게 점령당한 장내는 부패 상태가 되고 부패균도 더욱 증식하게 됩니다.

변이나 방귀에서 냄새가 지독하면 이미 유해균에게 장이 점령당했음을 알리는 것입니다. 이런 사람들은 장의 면역력이 떨어져 질병에 쉽게 걸릴 수밖에 없습니다. 그리고 이미 질병으로 고생하는 분은 이 고약한 냄새부터 개선해야 합니다. 장의 환경을 개선하여 악취를 없애지 않는 한 사실 치유는 어렵습니다.

장에는 유익균과 유해균만 있는 것이 아니라 유익균도 유해균도 아닌 중간균이 오히려 더 많이 존재합니다. 이들은 유익균의 수가 많을 때는 유익균과 같은 일을 하고, 유해균의 수가 많을 때는 유해균과 같은 일을 합니다.

인체의 면역력을 높이기 위해서는 장의 환경을 유익균이 좋아하는 환경으로 만들어야 합니다. 유익균이 가장 좋아하는 환경이란 발효식품(첨가물이 들어가지 않은 발효식품), 과일, 야채, 해조류 등의 식품을 먹는 것입니다. 이것을 '프리바이오틱스'라 합니다.

프리바이오틱스
장내 유익한 미생물의 성장을 촉진하거나 활성화시키는 식품을 프리바이오틱스라 합니다. 장내 환경을 개선하기 위해서는 프로바이오틱스보다 프리바이오틱스를 공급하는 것이 더 좋습니다.

대장의 내용물 1g에 천억~1조 마리의 미생물이 살고 있습니다. 이를 무게로 환산하면 한 사람의 대장에는 약 1~1.5kg이나 되는 미생물이 존재하게 됩니다. 인체에서 가장 큰 장기인 간(1.5kg) 다음으로 무게가 나가는 무형의 장기라고 할 수 있습니다.

대장에 서식하는 유익균은 장관연관림프조직(파이엘판; peyer's patches)과 긴밀한 관계를 가지고 있습니다. 건강한 장내세균총(유익균〉유해균)은 인체를 수호하는 면역계가 바로 방어 태세에 돌입하지 않고 항상 준비 태세를 갖출 만큼만 자극 상태를 유지합니다. 이 때문에 온갖 종류의 바이러스와 세균, 독소들에 대하여 적절하게 방어하면서 면역에 중요한 역할을 합니다.

하지만 장내세균의 밸런스가 무너지면(유익균〈유해균) 쉽게 감기 등에도 잘 걸리고 잘 낫지도 않습니다. 그리고 유해균이 계속 대장을 점령하는 상태가 되면 장관연관림프조직이 항상 긴장 상태에 있으므로 약간의 자극 물질에도 면역 시스템이 항상 과민 상태가 됩니다. 이런 사람들은 전신에 걸쳐 염증과 알레르기 반응을 나타내기 쉽습니다.

한국 식약청이 40세 이상의 농촌 건강 장수마을과 도시 지역 거주자들의 장내세균 분포를 분석한 결과, 장수마을 사람들의 장에는 도시인에 비해 유익균의 수가 3~5배 정도 많은 것으로 밝혀졌습니다. 장수마을 사람들의 장에는 유익균인 락토바실러스와 락토코커스의 수가 도시인에 비해 최대 5배나 많았고, 도시인의 장에는 유해균인 클로스트리듐 퍼프린제스 및 살모넬라 엔테리카의 수가 상대적으로 많았습니다.

[도움말] 장관연관림프조직(파이에르판; peyer's patches)

대장과 연결되는 소장(소장은 십이지장, 공장, 회장의 세 부분으로 구분됩니다)의 뒷부분인 회장과 대장(대장은 맹장, 결장, 직장으로 분류됩니다. 결장은 상행 결장, 횡행 결장, 하행 결장, S상 결장으로 나누어집니다)의 맹장사이에 있는 회맹판(회장의 '회'와 맹장의 '맹'을 따서)을 넘어서 혹시라도 대장에서 세균들이 회장으로 들어올까 봐 회장에는 많은 림프절들이 모여 파이에르판을 만들어 면역을 담당하고 있습니다.

이 면역 기능을 향상시키기 위해서는 반드시 발효식품, 과일, 야채, 해조류 등의 식품을 풍부하게 먹어야 합니다. 그리고 복부 찜질로 복부를 따뜻하게 하면 이 면역 시스템을 향상시키는 데 도움이 됩니다(복부 찜질은 1회에 40~50분 정도).

---

⑤ 신장(腎臟)

신장은 인체를 깨끗하게 하는 환경미화원입니다. 대략 5분에 한 번꼴로 전신의 혈액이 신장을 순환합니다. 단식을 하거나 자연 섭생법(natural hygiene)을 실천하면 인체에 쌓여 있는 독소와 노폐물들이 혈액과 림프액으로 더 많이 흘러들어 오므로 이를 희석하여 버리려면 소변을 잘 볼 수 있도록 물을 충분히 마셔야 합니다(1.5ℓ 이상).

간이 분해한 독소는 대부분 담즙을 통해 대장으로 배출되지만 단백질 분해 산물인 요산, 암모니아 등의 질소 노폐물들은 소변으로 배출됩니다.

신장은 혈액의 노폐물과 독들을 여과(하루 180ℓ 정도)하여 소변(하루 1.8ℓ 정도. 소변량은 마시는 물의 양에 따라 차이가 많이 남)으로 배출하는 일을 합니다. 그런데 인체에 물 부족으로 요산, 암모니아, 크레아티닌, 염화나트륨, 칼슘, 칼륨, 마그네슘 등의 성분이 상대적으로 혈중에 과다하면 신장에서 소변의 흐름이 나빠져 노폐물과 독소의 배출이 잘 이뤄지지 않습니다. 그러므로 이들을 희석해서 버리기 위해 물을 충분히 마셔야 합니다(물은 한 번에 많이 마시는 것이 아니라 수시로 마시는 것이 좋습니다).

⑥ 림프시스템(림프계)

림프액, 림프관, 림프절(림프주머니), 림프구로 이뤄져 있으며 노폐물, 독소, 바이러스, 세균, 암세포(암의 전이는 주로 림프관과 혈관을 통해 이뤄짐) 등을 청소(제거)하는 역할을 합니다. 인체에 있어서 해독과 치유에 가장 중요한 역할을 담당하고 있지만 그 기능에 대해 잘 알려져 있지 않은 것도 사실입니다.

• **림프액:** 혈액이 심장의 박동에 의해 동맥에서 모세혈관을 거쳐 정맥으로 순환하면서 일부 혈액이 세포들 사이에 남아 간질액(間質液)이 됩니다. 이들이 모세림프관으로 모이게 되면 림프액이라 부릅니다. 전체 림프액은 전체 혈액량보다 많으며 림프관을 타고 흐르다가 가슴 림프관(흉관) 및 오른쪽 림프관으로 모이고 다시 정맥혈관 내로 들어가 혈액이 됩니다.

'조직액'이라고도 합니다. 적혈구가 없는 혈액과 같으며 세포와 세포 사이에 있는 액체로서 동맥 모세혈관에서 나온 혈액의 영양분 공급과 세포에서 나온 배설물을 운반하고 일부는 정맥 모세혈관으로 되돌아가지만 대부분은 림프관으로 들어가 정맥으로 들어갑니다.

• **림프관**: 림프액은 림프관을 통해 순환되며 전체 림프관의 길이는 전체 혈관의 길이(12만km)보다 깁니다. 림프액은 심장과 같은 박동이 없으므로 림프관 주변의 근육의 움직임으로 순환됩니다. 고로 적절한 운동을 하지 않고 병원에 누워만 있으면 림프순환이 원활하게 이뤄지지 않아 절대 건강해질 수 없습니다(수술로 림프관과 림프절을 제거하면 그쪽으로 순환이 되지 않아 부종이 생깁니다).

• **림프절(림프주머니)**: 몸 전체에 걸쳐 약 500~600개 정도의 림프절을 가지고 있으며, 이러한 림프절은 주로 겨드랑이, 사타구니, 목, 가슴, 배에 모여 있습니다. 전신에 모세혈관처럼 퍼져 있는 림프관을 따라 들어온 세균이나 노폐물, 독소, 암세포 등은 림프절에서 깨끗이 제거됩니다. 바이러스와 암세포는 림프구들이 주로 처리하고 체내에 들어온 먼지, 사멸한 세균, 혈관 내벽의 콜레스테롤, 노폐물, 독소 등은 뭐든지 먹어 치우는 진공청소기 역할을 하는 대식세포가 주로 처리합니다.

[도움말] 림프시스템으로 암이 전이된다고?

암세포가 종양 부위에서 다른 곳으로 확산해 갈 때, 림프관을 통과하기도 합니다. 암세포가 림프관을 통과하게 되면 림프절에 의해 체포되어 림프절에서 제거합니다. 암세포가 많으면 림프절의 역할도 커지므로 림프절이 부풀어 커집니다(세균, 바이러스, 암세포, 독소물질을 청소하기 위해 면역세포의 수가 증가하고 거기서 이들을 제거하는 가운데 염증 반응이 일어나기 때문에 림프절이 일시적으로 커집니다. 이를 두고 한의학에서는 홍紅 · 종腫 · 열熱 · 통痛이라 합니다). 부풀어 오른 림프절은 지금 암세포나 세균, 바이러스, 독소, 노폐물 등이 너무 많아서 해독 · 치유가 왕성하게 진행되고 있음을 의미합니다.

어린 시절 다방구(술래잡기놀이) 등을 하다가 넘어져 다리에 상처가 나면 사타구니에 가래톳(림프절이 부어오른 것. 멍울이라고도 함)이 섭니다. 가래톳이 선 이유는 상처 난 부위로 세균이 많이 들어와 림프구들이 이들을 정리하는 가운데 림프절의 기능이 커지기 때문입니다. 얼마 지나지 않아 림프절의 면역세포들이 세균을 다 제거하면 가래톳은 저절로 없어집니다.

가래톳이 섰다고 가래톳을 제거하는 것은 세균의 감염을 억제하는 기능을 제거하는 것이나 다를 바 없듯이, 암세포를 체포하여 제거 중인 림프절을 제거해서는 안 될 것입니다. 부어오른 림프절(암세포를 체포하여 제거 중일 때는 암세포가 많음)을 제거하면 그 옆의 림프절이 암세포를 제거해야 하기 때문에 다시 부어오르게 됩니다. 이를 두고 전이되었다고 합니다.

암이 생길 수밖에 없는 열악한 생존 환경을 바꾸지 않는 한 암세포는 계속 생기고, 여기에 더하여 현대의료의 3대 암 치료(수술, 항암, 방사선)로 인체를 구성하는 세포의 생존 환경을 더 열악하게 하면 의도하는 바와는 달리 암세포는 살기 위해 생존 메커니즘에 의해 옮겨 다니기도 하고(전이) 더 악랄한 세포(악성 암)가 되기도 합니다.

림프절에 있는 암이 림프액에 실려 다른 세포와 장기로 전이된다고 여겨지던 때도 있었습니다. 의사의 눈에 전이된 것처럼 보일 뿐, 림프절은 절대 암을 전이시키지 않는 것으로 증명되었습니다. 따라서 림프절을 제거하는 것은 금지되어야 합니다(하비 다이아몬드, 『나는 질병 없이 살기로 했다』). 암에 대해서는 '제7장 암의 원인과 자연치유(p.166)'에서 상세하게 말씀드리도록 하겠습니다.

• 림프구: 백혈구의 한 종류로서 전체 백혈구의 대략 30%를 차지합니다. 림프구는 B세포(4.5%)·T세포(19.5%)·NK세포(자연 살해세포3%)·LAK세포(림포카인 살해세포 3%)로 나뉘며, T세포는 하는 역할에 따라 헬프T세포·킬러T세포·통제T세포·메모리T세포로 나뉩니다(세포 표면에 있는 단백질 분자에 의해 구분됨). 림프구들은 바이러스나 암세포 등이 있으면 감시병인 헬프T세포가 먼저 이를 감지하여 킬러T세포에게 전달합니다. 그러면 공수부대와 같은 킬러T세포가 적군을 물리칩니다. 적군을 다 물리치면 통제T세포가 상황이 끝났다고 킬러T세포를 통제합니다. 그래도 혹시 남아 있는 적군이 있을 수 있으므로 메모리T세포를 배치하고 상황을 종료합니다. 메모리T세포가 하는 일이 바로 예방 접종 같은 것이라고 생각하면 됩니다.

⑦ 전신세포(p.89 '오토파지'도 참고하세요)

전신세포는 생리 기능 중 생성된 젖산, 무기인산, 이산화탄소, 활성산소 등을 쉼 없이 해독·배설합니다(심한 운동을 하거나 산소가 부족하면 이들이 훨씬 더 많이 생성됩니다. 이때 가장 필요한 것이 휴식 시간이듯이 인체를 구성하는 모든 세포도 매일 회복과 재생·치유, 해독과 배설을 하기 위한 시간이 필요합니다).

인체를 구성하는 100조 개나 되는 전신 세포가 생리 기능을 하고 거기서 생성된 독소와 노폐물을 해독·배설하기 위해서는 엄청나게 많은 양의 효소·보효소(비타민, 미네랄)·생리활성 영양소가 필요합니다(하나하나의 세포들이 에너지대사를 하고 노폐물과 독소를 분해할 때 효소와 비타민, 미네랄, 생리활성 영양소들이 많이 필요합니다. 이들 비칼로리 영양소들이 부족하면 더 많은 노폐물과 독이 생성됩니다).

앞에서 본 바와 같이 인체의 해독 시스템 기능(①~⑦)을 최대화하여 인체의 구석구석에 쌓여 있는 노폐물(잉여 칼로리를 비롯하여 인체가 정상적인 생리 기능을 하는 가운데 생성되는 여러 물질)과 독소(대사의 중간 물질, 외부에서 들어온 물질, 장에서 생성된 물질, 암세포들이 만들어 낸 여러 산성 물질, 염증물질 등)들을 해독·배설하기 위해서는 소화기에 사용하는 에너지를 최소화해야만 합니다.

2) 소화·흡수의 시간대

낮 12~저녁 8시까지는 '소화·흡수의 시간'

- 소화와 흡수에 많은 에너지를 사용 -

'소화·흡수의 시간대'는 휴식을 취하던 소화기가 다시 활발하게 움직이기 시작하고 소화효소의 활동도 왕성해지는 시간대입니다. 체외에서 들어온 음식물을 잘 소화하여 영양소도 부족함 없이 충분히 흡수하는 시간대이므로 식사를 하는 데 가장 적합합니다.

우리가 한 끼 식사를 소화시키는 데 드는 에너지는 10㎞ 마라톤을 달리는 데 드는 에너지와 거의 맞먹습니다. 육체노동보다 음식물을 섭취한 후 소화기관들의 노동이 인체의 에너지를 더 많이 소모합니다. 인체는 55% 이상의 에너지를 소화·흡수를 담당하는 소화기관(입, 식도, 위, 십이지장, 소장, 대장, 항문, 췌장, 간, 담낭, 타액선)에 사용하고 있다는 것을 절대 잊어서는 안 됩니다. 육체적으로 지쳐 피곤하면 회복을 위해 졸음이 오듯이 식후 졸린 것도 소화기관의 누적된 피로를 회복하기 위함입니다.

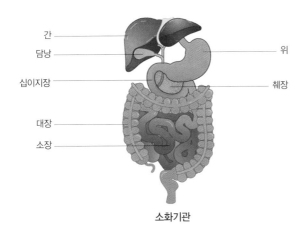

소화기관

[도움말] 인체 에너지의 55% 이상을 소화기가 쓴다고?

밥알이 인체를 구성하는 세포 내로 들어가 에너지원이 되려면 잘게 부서져야 합니다. 탄수화물 덩어리인 밥알이 잘게 분해되지 않아도 영양소가 되어 세포 내로 들어가 이용될 수 있다면 피부에 바르지, 왜 소화기관의 힘을 빌리겠어요. 소화기관(입, 식도, 위, 십이지장, 소장, 대장, 항문, 췌장, 간, 담낭, 타액선)의 일은 인체가 영양소를 이용할 수 있도록 하는 데 있습니다. 여기에 쓰는 에너지가 55%가 넘습니다. 고로 어떤 음식을 어떻게 먹느냐에 따라 소화기가 사용하는 에너지는 엄청나게 달라질 수 있습니다.

아침은 소화가 잘되는 생과일이나 생과일만의 스무디(200~300㎖) 또는 녹즙(200~300㎖)이나 녹즙+야채나 과일로 끝내고, 탄수화물 · 단백질 · 지방 등의 칼로리를 함유한 식사는 점심때부터 하는 것이 바람직합니다(소화기의 에너지를 절약함으로써 해독과 배설의 시간을 충분히 주기 위해).

저녁 식사는 늦어도 저녁 8시 이전까지는 끝내는 것이 좋습니다. 건강이 좋지 않은 분은 단백질 보충도 콩으로 해야 합니다. 육류는 장에서 발암물질을 비롯하여 여러 가지 독소를 만들기 때문입니다. 장내에서 발생하는 독소들은 활성산소, 인돌, 스카톨, 페놀, 니트로소아민, 트리메틸아민, 메틸 메르캅탄, 유화수소, 암모니아, 히스타민 등으로 악취변이나 지독한 방귀 냄새의 주인공들이기도 합니다.

[도움말] 장내에서 생성되는 독소

육류 단백질과 아미노산이 장내 미생물의 분해에 의해 탈아미노기작용, 탈탄산작용을 받으면 황화수소(유화수소), 인돌, 스카톨 등의 발암물질을 생성하고 변의 특유한 냄새를 발생시킵니다.

장내 유해균인 클로스트리듐(clostridium)균들은 단백질 중에서도 사람에게 이롭지 못한 방향족 아미노산인 트립토판이나 페닐알라닌, 티로신 등을 먹고 냄새가 고약한 인돌이나 스카톨 등을 배설하면서 장내의 상처를 찾아 헤맵니다(지성규 박사의 『분자생명 건강학』).

현미잡곡밥에 반찬으로 청국장, 김치, 된장 등의 발효식품과 식초를 곁들인 야채샐러드, 야채쌈, 여러 가지 초절임 식품 등이 있다면 더할 나위 없이 좋은 식단입니다. 입으로 들어가는 모든 음식물은 미음이 될 때까지 씹어서 삼켜야 이빨도 없는 위(胃)의 일이 줄어 소화기관의 에너지를 절약할 수 있습니다. 식후 입가심으로 한두 스푼(밥숟가락)의 식초를 물에 타서(3분의 1컵) 가글을 한 후 마시면 세포의 생리기능에 많은 도움이 됩니다(식후 물을 많이 마시면 소화액이 묽어져 소화

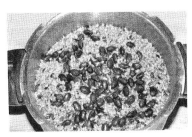

현미 잡곡밥

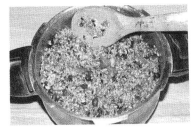

현미 잡곡밥

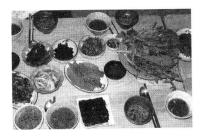

자연식

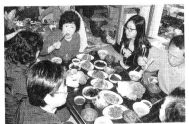

자연식

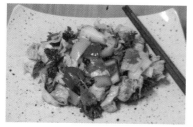
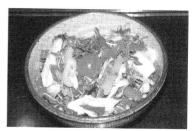

야채샐러드   야채샐러드

에 장애가 됩니다).

또한 음식물의 그룹(탄수화물 식품, 단백질 식품, 지방 식품으로 구분했을 때)마다 소화하는 장소와 소화 시간이 다르므로 한 끼 식사를 할 때마다 같은 그룹별로 먹는 것이 소화에 드는 에너지를 최대한 줄일 수 있는 방법입니다(육류를 먹을 때는 육류와 야채 위주의 식사를 하고, 탄수화물 식품을 먹을 때는 탄수화물과 야채 위주의 식사만 하는 것).

단백질은 산이 많은 위에서 주 소화가 이뤄지고 탄수화물은 알칼리성인 소장에서 주 소화가 이뤄지므로 단백질과 지방이 섞여 있는 육류와 탄수화물 식품을 한꺼번에 섞어 먹으면 산과 알칼리의 소화액이 중화되어 소화하는 데 더 많은 에너지를 빼앗기게 됩니다.

인체의 에너지는 한정되어 있는데(제1장 '3. 인체의 에너지 예산과 질병(p.35)') '소화·흡수'에 많은 에너지를 빼앗기게 되면 그만큼 '흡수와 동화·회복'과 '해독과 배설'의 에너지는 상대적으로 줄어들어 이들이 해야 할 일들은 자연적으로 밀려나 인체의 생존 환경에 장애 요인(쉬운 예로 혈중에 당이 많거나 또 지방과 단백질 대사물질이 많은 경우 등)이 됩니다.

그런데 이런 일이 계속 반복되어 누적되면 인체는 그런 환경에서도 생존하기 위해 생존 메커니즘(p.21)에 의해 2차적으로 고혈압, 당뇨, 암 등의 질병이 발생되는 것입니다.

[도움말] 어떤 음식물을 어떻게 먹느냐에 따라 사용하는 에너지가 달라지는 소화기관

① 우리가 먹은 음식물 중 소화가 어려운 음식물이냐 소화가 쉬운 음식물이냐에 따라 음식물이 위(胃)에 머무는 시간에는 엄청난 차이가 납니다. 따라서 위가 사용하는 에너지도 엄청난 차이를 보이게 됩니다.

우리가 먹은 음식물 중 과일은 10~30분, 탄수화물은 2~3시간, 단백질은 4~5시간, 지방은 6~7시간 정도 대략 위에 머물게 됩니다(각 사람의 소화 기능에 따라 다소 차이가 남). 이것은 단일 그룹의 칼로리 식품(탄수화물이면 탄수화물, 단백질이면 단백질만을 먹었을 때를 말함)을 먹었을 때 걸리는 시간입니다.

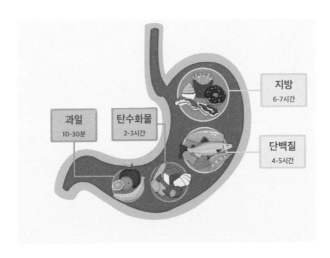

앞의 내용에서 알 수 있는 바와 같이 우리가 아침 식사로 과일만 먹으면 일반 식사에 비해 20~40배 이상의 에너지를 소화기에서 절약할 수 있으며, 이 절약한 에너지로 인체에 쌓여 있는 독소(체내 환경을 열악하게 하여 질병의 원인이 되는 물질)들을 분해·배출하고 치유하는 데 사용할 수 있는 것입니다. 물론 이 시간을 더 늘리기 위해 일정 기간 단식도 할 수 있습니다.

② 당연한 얘기지만 같은 그룹(한 종류의 칼로리 음식으로, 예를 들면 탄수화물 식품)의 음식물이라도 과식하면 과식할수록 소화에 드는 에너지는 훨씬 더 많아집니다. 그래서 지나친 것은 부족한 것만 못하다고 하는 것입니다(과유불급; 過猶不及). 넘친 것은 인체가 에너지를 소모하며 일일이 분해하여 버리지만 미처 다 버리지 못한 것이 체내에 쌓여 인체의 생존 환경에 나쁜 영향을 미치고 결국 생존 메커니즘에 의해 질병이 발생됩니다(우리가 가장 쉽게 알 수 있는 것이 혈중에 있는 지나친 당과 지방류들입니다. 그래서 당뇨와 고혈압, 심혈관계 질환이 발생하고, 보다 복잡한 질병도 발생되는 것입니다).

③ 여러 그룹의 음식물(과일, 탄수화물 식품, 단백질 식품, 지방 식품)을 섞어 먹으면 소화는 더 어려워져 결국 소화하는 데 더 많은 시간이 걸리게 됩니다. 즉, 소화에 엄청난 에너지를 사용하게 됩니다.

식후 디저트로 과일을 먹으면 먼저 먹은 음식물이 소화되는 3~6시간 동안 과일은 위에 머물기 때문에 부패·발효하여 독소와 가스를 생성하기 쉽습니다(먹은 순서대로 소화되기 때문). 그래서 과일은 반드시 식전에 먹는 것이 좋습니다. 먹는 방법에 따라 에너지 효율이 엄청 달라지기 때문입니다.

단백질은 위산이 많은 위에서, 탄수화물은 알칼리성 소화액인 소장에서 주 소화가 이뤄집니다. 그런데 육류를 먹으면서 탄수화물인 밥이나 국수를 함께 먹으면 육류가 위에서 소화되는 동안 탄수화물은 위에 머물게 되어 부패·발효가 이뤄지기 쉽습니다.

산성 소화액과 알칼리성 소화액이 만나 서로 중화되면 소화를 어렵게 만듭니다. 그래서 고기와 밥이나 국수류를 함께 먹으면 소화액이 중화되기 때문에 음식물을 소화하는 데 더 많은 시간과 에너지를 빼앗기게 됩니다(이를 우리는 배가 든든하다고 표현합니다만 실상은 제때 소화가 되지 않기 때문입니다).

단백질이든 탄수화물이든 모두 농축된 음식물이기 때문에 단일식품을 먹어도 과식하면 소화하는 데 많은 시간과 에너지를 필요로 하게 됩니다. 그러나 여기에 비해 과일과 야채는 칼로리가 농축되어 있지 않으므로 소화에 그리 많은 시간과 에너지가 필요치 않습니다. 이들은 단지 입에서 잘게 씹어 주기만 하면 되기 때문입니다.

④ 소화하는 데 오랜 시간이 걸리는 음식물(고칼로리 음식물들)과 음식물을 섞어 먹는(고칼로리 음식물인 단백질과 지방, 탄수화물을 같이 먹는 것) 것, 이 둘은 당연히 소화하는 데 많은 에너지를 사용해야 합니다. 그런데 또 이들 음식물은 위와 장에 오래 머물면서 부패·발효도 이뤄지므로 여러 가지 독과 가스도 생성하게 됩니다. 그래서 이들을 분해·배출하는 데도 많은 에너지를 사용해야 하므로 이중으로 인체의 에너지를 소모하는 셈입니다(이런 이유로 식후 나른하고 졸음이 오며 머리도 맑지 않게 되는 것입니다).

⑤ 스트레스가 지나쳐도 소화기로 가는 혈액이 줄어들어 소화기가 제대로 작동하지 않습니다(스트레스를 해소하는 데 많은 혈액을 사용하기 때문). 그래서 음식물이 위에 오랫동안 머물며 장의 기능도 마비되어 위와 장에서 발효가스와 부패 독을 만듭니다. 결국 인체를 위한 좋은 영양소를 흡수하지 못한 채 인체의 에너지만 대량으로 소모하며 소화기의 기능도 무너뜨리게 됩니다.

우리가 먹은 음식물은 소화 과정을 거쳐야 인체의 에너지원이 됩니다. 이 소화 과정에는 물리적 소화와 화학적 소화가 함께 이뤄져야 소화가 원활하게 이뤄집니다.

물리적 소화란 이로 잘게 부수는 일, 식도에서 항문까지의 연동운동(음식물이 소화가 진행되는 방향으로 이동시켜 주는 운동), 위의 수축운동(위에서 분비된 가스트린호르몬 등에 의해 수축운동 촉진), 소장의 분절운동(혼합운동이라고도 하며 소화효소와 음식물이 잘 섞이도록 하는 반복운동) 등을 말하며, 이런 물리적인 힘을 통하여 화학적 소화 과정이 보다 수월하게 이뤄지게 됩니다.

화학적 소화는 소화효소(탄수화물, 단백질, 지방 분해효소)에 의해 영양소가 분해되는 것으로, 위의 물리적 소화 과정의 도움을 받아야만 보다 쉽게 인체가 이용할 수 있는 작은 분자가 됩니다.

여기에서 우리가 할 수 있는 일은, 입에서 잘게 부수면 부술수록 소화효소의 효율이 높아져 소화기의 에너지를 많이 줄일 수 있다는 것입니다. 위(胃)에는 음식물을 잘게 부수는 이빨이 없을 뿐 아니라 맷돌이나 믹서기 같은 것도 없다는 사실을 반드시 기억하시기 바랍니다. 그래서 입에 들어오는 모든 음식물을 미음이 될 때까지 씹는 것이 소화기의 에너지를 줄이는 첫 번째 관문이랍니다.

5,800년 전 이집트 피라미드에도 이런 말이 새겨져 있다고 하니 놀라지 않

을 수 없습니다. "사람은 자기가 먹는 것의 4분의 1만으로 살아가고, 나머지 4분의 3으로 의사가 살아간다." 이는 먹는 음식물이 인체에 얼마나 많은 영향을 미치는가를 여실히 보여 주는 글입니다. 우리가 마음속에 깊이 새기고 새겨야 할 말입니다.

의사가 살아간다고 하는 4분의 3이 바로 인체에 필요한 영양소 중 넘쳐서 인체의 생존 환경에 압박을 가하는 탄수화물 · 단백질 · 지방입니다. 잉여 칼로리가 생존 환경에 영향을 미쳐 2차적으로 질병에 걸리기 때문에 4분의 3으로 의사의 배를 불리게 된다는 뜻입니다.

----

3) 흡수와 동화 · 회복의 시간대
저녁 8시~새벽 4시까지는 '흡수와 동화 · 회복의 시간'
– 흡수와 동화 · 회복에 많은 에너지를 사용 –

'소화와 흡수의 시간'에 섭취한 음식물을 토대로 영양을 적극적으로 흡수 · 이용해서 인체에 동화시키고 또 회복시키는 시간대입니다. 즉 다음 날의 활동을 위해 에너지를 저축하고, 세포나 각 장기, 뼈, 혈액 등 인체의 구석구석 모든 부분을 재생하거나 회복 · 치유하는 시간대입니다.

우리가 이 시간대에 밤늦게까지 수면을 취하지 않고 음식을 먹거나 또 TV를 보거나 컴퓨터 등을 하면 회복과 재생 · 치유에 장애를 받게 되어 다음 날 컨디션에 문제가 생기게 됩니다. 그러므로 제시간에 먹고 수면도 제시간에 하도록 습관을 들여야 합니다.

우리가 낮 동안의 힘든 일로 저녁이면 온몸이 쑤시고 아프고 힘들더라도 잠을 푹 자고 나면 다음 날 거뜬하게 활동할 수 있는 에너지가 생깁니다. 그런데 '흡수와 동화·회복의 시간대(저녁 8시~새벽 4시)'에 회복하고 재생·치유할 수 있는 시간을 얼마나 충분하게 가졌느냐에 따라 회복과 재생·치유의 에너지는 엄청나게 달라집니다.

인체를 구성하는 하나하나의 세포는 고장이 나면 스스로 그 고장을 수리하는 자가 치유 능력이 있습니다. 이 치유 능력은 인체를 구성하는 모든 세포에 내재되어 있습니다(인체뿐만 아니라 모든 생명체에는 자가 치유 능력이 내재되어 있습니다). 이 내재되어 있는 자가 치유 능력(자연치유 능력)을 높이면 치유가 가능하고, 그렇지 않으면 치유는 어려울 수밖에 없습니다.

인체는 수많은 세포의 뭉치로 이뤄져 있습니다. 하나하나의 세포가 모여서 심장이 되고(심장은 심장을 구성하는 세포의 뭉치), 간이 되고(간은 간을 구성하는 세포의 뭉치), 신장이 되고, 폐가 된 것입니다. 이렇듯 인체를 구성하는 모든 세포가 모여서 한 사람의 인간이 된 것입니다. 그러므로 인체를 구성하는 하나하나의 세포의 자가 치유는 곧 인체의 치유를 뜻하게 됩니다.

세포의 치유 과정을 과학적으로 표현하면 다음과 같습니다.

① 세포에 이상이 생기면 그것을 인지한 핵산수리효소(DNA repair nuclease)가 이상이 생긴 부분을 뜯어내는 일부터 시작합니다.

② 그리고 나면 핵산중합효소(DNA polymerase)가 정확히 교정된 정보를 제자리에 갖다 놓습니다.

③ 그다음 핵산봉합효소(DNA ligase)가 나와 교정된 것을 고정시킴으로써 수리는 끝납니다.

이와 같은 세포의 자가 치유는 생존 환경이 적합하고 치유 에너지가 충분할 때 원활하게 이뤄집니다. 전체 에너지 중 치유 에너지를 최대화하기 위해서는 소화기의 에너지를 줄여야만 합니다.

앞에서도 잠깐 말씀드린 바 있지만, 감기몸살로 삭신이 쑤시고 아플 때 입맛도 같이 떨어져 제대로 먹지도 못한 채 이부자리에 누워서 푹 쉰 경험이 누구나 한 번쯤 있을 것입니다. 그렇게 하루를 푹 쉬고 나면 몸이 한결 나아집니다. 이렇게 아플 때 식욕이 떨어지는 이유는 소화에 사용하는 에너지를 최대한 줄이는 대신 질병의 원인 물질 제거와 치유에 많은 에너지를 사용하기 위함입니다. 이것은 자연의 법칙입니다.

집 안에서 키우는 동물들도 아프면 밥을 먹지 않고 굶습니다. 아플 때 영양이 더 필요하다면 자연의 섭리에 의해 아픈 동물이나 사람들은 당연히 영양 보충을 위해 식욕이 왕성해야 하지만 오히려 식욕이 떨어지는 것은 음식물 섭취가 질병의 회복에 방해가 된다는 것을 뜻합니다.

이는 인체의 에너지 중 소화기관에 사용할 에너지를 최소화함으로써 질병의 원인 물질 제거와 치유에 쓰이는 에너지를 최대화하기 위한 인체의 생존 메커니즘인 것입니다.

여러분 중에 '솔개의 교훈'에 대해 아시는 분들도 계실 것입니다. 이 교훈은 솔개가 40년 정도 살면 노화하여 깃털도 두껍게 자라고, 부리와 발톱도 길게 자라고 구부러져 민첩하게 날 수도 없을 뿐 아니라 사냥감을 날렵하게 잡아챌 수도 없게 되었을 때의 이야기입니다.

그래서 솔개는 높은 산으로 올라가 구부러진 부리를 바위에 쪼아 부리가 깨지고 빠지게 한 후 새로운 부리가 돋아나게 합니다. 그런 후 새로 난 부리로 낡고 구부러진 발톱을 뽑아내고, 기름지고 두터워진 날개도 하나하나 뽑아내어 몇 개월 후 새로운 모습으로 건강하게 30년을 살아간다는 내용입니다.

그런데 이 이야기 속에서 우리는 숨어 있는 진실을 찾아볼 수 있습니다. 솔개는 새로운 부리가 돋아날 때까지 일정 기간 동안 제대로 먹지도 못해서 어쩔 수 없이 소식(小食)을 하거나 단식(斷食)을 해야 합니다. 그래서 소화기의 에너지를 최대한 절약하여 갱생하는 데 모든 에너지를 쏟아부었기 때문에 다시 젊어질 수 있었던 것입니다(인터넷 검색창에 '솔개의 교훈'을 쳐 보세요).

위의 교훈보다 더 사실적인 예가 있습니다. 달걀을 생산하는 양계장에서는 산란율이 많이 떨어진 늙은 폐계(廢鷄)에게 체중이 20~30%가 줄 때까지 일정 기간 동안 물과 사료를 조금씩만 주어 단식을 시킵니다. 그러면 늙은 폐계들은 날개가 빠지면서 털갈이를 하고 다시 젊어져 왕성하게 알을 낳습니다. 이것을 '강제환우(强制換羽)'라고 합니다.

일정 기간 단식으로 소화기의 에너지를 절약하면 열악한 체내 환경을 개선하는 해독과 배설뿐만 아니라 회복과 재생·치유에 사용할 에너지가 넘쳐나기 때문에 다시 건강해질 수 있다는 것을 증명하는 내용입니다. 이 단어는 국어사전에서도 찾아볼 수 있는 단어로서 교훈을 주기 위한 내용이 아니라 사실에 입각한 내용입니다.

늙은 닭에게 강제환우를 하듯이 여러분들도 소화기에 사용하는 에너지를 줄이면 얼마든지 보다 건강하게 장수할 수 있습니다. 소화기의 에너지를 줄이는 가장 좋은 방법은 일정 기간 녹즙만 200~300㎖ 정도 먹는 단식이지만, 이것은 실천하기가 어려울 뿐 아니라 단식이 끝난 후 밀려오는 식욕을 억제하기가 너무 어렵다는 단점이 있습니다.

그래서 소화기의 에너지를 효율적으로 줄이면서 정화(열악한 생존 환경 개선)와 치유하는 에너지는 활발하게 하는 가장 좋은 방법은 자연의 리듬에 따라 '하루 24시간을 3주기로 나눈 자연 섭생법'을 잘 실천하는 것입니다.

오후 8시 이후는 음식물을 절대 입에 대지 않고 가능한 한 10쯤에는 잠을 자는 것이 이상적입니다. 아무리 늦어도 밤 11시 전에는 수면을 취하도록 하고, 저녁 식사는 취침 2~3시간 전까지 마치도록 하는 것이 좋습니다.

식후 입가심으로 한두 스푼의 식초를 물에 타서(3분의 1컵) 가글을 한 후 마시면 생채리듬에 더 도움이 됩니다. 발효효소나 천연식초를 구입하는 비용은 약이나 병원의 비용, 또는 고기를 사 먹는 것에 비하면 아무것도 아닐 수 있습니다. 올바른 식품을 만드는 사람들도 먹고 살아야 건강한 식품이 계속 나와서 우리의 건강을 유지·개선하는 데 도움을 주지 않을까요?

결론적으로, '자연 섭생법의 3가지 시간대'를 잘 지키면 누구나 건강할 수 있습니다. 각 시간대는 서로 어느 정도 동시에 이뤄지기도 하지만 그 시간대에 보다 집중적으로 이뤄져야 할 기능들이 있습니다. 그런데 그 시간대에 주로 이뤄져야 할 기능들이 침해를 받으면 인체는 자신의 역할을 다하지 못하게 됩니다.

이를테면 '해독과 배설의 시간대'에 아침을 거나하게 먹어 버리면 소화하는 데 많은 에너지를 사용해야 하므로 해독과 배설은 밀려나 인체에 독소가 쌓이게 됩니다. 즉, 소화기에서 많은 일을 하고 있으면 해독과 배설의 기관에서는 많은 에너지를 제대로 사용할 수 없게 됩니다. 그래서 아침은 소화하는 데 에너지가 거의 들지 않는 생과일을 미음처럼 씹어서 먹거나 생과일만의 스무디나 녹즙 또는 녹즙+야채나 과일을 먹어야 하는 것입니다. 입이 좋아하는 것을 먹는 것이 아니라 몸이 좋아하는 것을 먹어야 건강할 수 있습니다.

[도움말] 인체가 원하는 최고의 에너지원, 과일

밥이나 육류 등은 탄수화물, 단백질, 지방 등의 고분자로 이뤄져 있기 때문에 내 몸속의 소화효소를 통해 작은 입자인 포도당이나 아미노산, 지방산 등으로 분해하는 수고를 거쳐야만 인체가 이용할 수 있습니다.

하지만 과일은 단당이기 때문에 소화효소를 통한 소화의 과정 없이 장에서 바로 흡수되어 인체가 이용할 수 있는 에너지원이 됩니다. 인체가 사용하는 전체 에너지 중 소화기관이 사용하는 에너지만 하더라도 55% 이상을 차지하므로 '해독과 배설의 시간대'인 아침에는 소화 과정에 에너지가 별로 소모되지 않는 과일과 야채를 먹는 것이 바람직합니다.

과일은 인체가 원하는 최고의 에너지원이지만 언제 먹느냐도 중요합니다. 디저트로 식후에 먹으면 앞서 먹은 음식물이 소화될 때까지 3~6시간 동안 위 속에 오래 머물러 있어야 하므로 그동안 부패 또는 발효하여 가스와 독이 발생하기 쉽습니다. 그래서 과일을 먹을 때는 식전 공복에 먹는 것이 좋습니다. 과일은 10~30분이면 혈액에 들어와 에너지원이 되기 때문입니다. 무엇을 먹느냐 만큼 언제 먹느냐도 중요합니다(음식물은 먹은 순서대로 소화가 되기 때문).

자연의 리듬에 따른 자연 섭생법의 키포인트는 '해독과 배설의 시간 대(새벽 4시~낮 12시)'에 맞춰져 있습니다. 인체의 총 에너지 중 소화 기관이 사용하는 에너지가 55% 이상을 차지(무엇을 어떻게 먹느냐에 따라 소화기의 에너지 사용은 훨씬 더 많을 수도 있고 줄일 수도 있습니다)하므로 소화기관의 에너지 사용이 줄어들어야만 비로소 해독과 배설에 더 많은 에너지를 쓸 수 있습니다(해독과 배설에 의해 인체를 구성하는 모든 세포들의 생존 환경이 개선되기 때문에 건강을 유지·개선할 수 있습니다).

　우리가 먹은 음식의 처리 과정에는 약 8시간이라는 긴 시간이 소요됩니다. 이를테면 저녁 8시에 식사가 끝났다고 하면 새벽 4시 정도가 되어야 소화·흡수는 물론 흡수된 영양소가 인체의 재건에 사용되는 모든 것이 거의 끝난다는 것입니다.

　한밤중(저녁 8시~새벽 4시)에 이뤄졌던 수많은 일들, 즉 흡수된 영양소를 이용하여 인체에 필요한 물질로의 동화, 에너지 축적, 면역 활동, 노폐물과 독소 분해, 치유, 손상된 세포 복구, 노화세포 처리, 새로운 세포 분열·증식 등 인체의 회복과 재생·치유 중에 생긴 노폐물질들을 새벽 4시 정도부터는 본격적으로 분해하여 몸 밖으로 버리는 해독과 배설의 시간대입니다.

　그런데 아직 해독과 배설이 완전하지 않은 상태에서 오전 7~8시쯤에 소화기의 에너지를 많이 빼어 가는 아침 식사를, 그것도 많이 먹으면 소화기관의 작동으로 말미암아 해독과 배설에 사용할 에너지가 분산되어 그 기능이 떨어지게 됩니다. 결국 해독과 배설이 덜된 만큼 인체에 노폐물이 쌓이게 되고 그것이 쌓이고 쌓여서 독이 되어 인체의 생존 환경에 영향을 미치게 됩니다.

이는 마치 100m 육상경기에서 줄넘기를 하면서 달리면 줄넘기를 하는 곳으로 힘이 분산되기 때문에 100m 달리기를 제대로 할 수 없는 것과 같은 이치입니다.

'자연치유는 소화기관을 비우는 것으로부터 시작된다'고 해도 과언이 아닙니다. '소화기관을 비우는 이유는 인체의 생존 환경을 개선하기 위해 소화기에 사용하는 에너지를 줄이는 한편 거기서 남는 에너지로 해독과 배설의 기능이 원만하게 이뤄지게 하는 데' 있습니다.

'자연치유의 핵심은 인체를 구성하는 모든 세포들의 생존 환경을 최상의 환경으로 만드는 데 있으며 그 첫걸음은 인체에 쌓여 있는 독소(질병의 원인이 되는 물질. 여분의 당이나 지방, 독성 단백질 찌꺼기, 노폐물, 젖산, 식품첨가물, 약, 발암물질 등)를 배출하는 것'입니다. 그래서 해독과 배설의 시간을 충분히 주기 위해 아침은 소화 에너지가 별로 들지 않는 생과일(또는 과일스무디)이나 생야채(또는 녹즙)를 먹는 것이고, 이 효과를 높이기 위해서 일정 기간 동안 단식도 하는 것입니다. 단식은 해독과 배설의 기능을 최대화한 것입니다.

우리가 전날 소화가 잘되는 음식물을, 그것도 소식하면 '소화와 흡수'에 에너지를 덜 사용해도 되므로 저축된 에너지로 인체를 복구하는 '흡수와 동화 · 회복'에도 사용하고 또 '해독과 배설'의 기능에도 충분한 에너지를 사용할 수 있는 것입니다. 당연한 얘기지만 앞에서도 여러 번 말했듯이 일정 기간 동안의 적절한 단식은 소화기의 에너지를 줄이고 줄여 해독과 배설의 에너지를 최대화한 것입니다(생존 환경을 최상의 환경으로 만들기 위해).

그래서 모든 자연치유는 '일정 기간 소화기를 비우는 것'으로부터 시작됩니다(이를 단식이라 하며, 단식을 통한 치유 원리는 소화기의 에너지를 최소화하는 한편 해독과 치유의 에너지를 최대화하는 것입니다).

막스 거슨(Max B. Gerson, 1881~1959, 독일), 루돌프 브루스(Rudolf Breuss, 1900~1991, 오스트리아), 니시 카츠조(西勝造, 1884~1957, 일본) 이 세 분은 자연치유로 위대한 분들입니다. 자연치유에 관심이 있는 분이라면 누구나 한 번쯤 들어 보았을 이름일 것입니다(우리나라에서 자연치유를 전문으로 한다는 대부분의 사람들은 이 세 분의 단식요법 중한 분의 것을 주로 실천합니다).

의사이면서 자연의학자인 막스 거슨은 돌아가시기 전에 이렇게 말했습니다. "자연치유법(야채+과일즙만 먹는 단식)으로 말기 암도 50%이상 치유했습니다." 그리고 이런 말도 덧붙였습니다. "자연치유를 실천하다 돌아가신 분들 중에는 더 열심히 잘 실천했다면 더 많은 사람들이 회복되었을 것입니다(막스 거슨은 말기 암 환자를 자연치유한 사례를 의학적인 자료로 구비하여 미 국회에 제출하였고 검토 결과 미 의회에서 자연치유를 위한 자금을 지원키로 하였으나 의사협회에서 결사적으로 반대하였습니다. 그리고 오히려 막스 거슨의 의사 면허를 박탈하고 멕시코로 쫓아냈습니다)."

또한 니시 카츠조의 자연의학을 실천·보급한 와타나베 박사는 니시건강법으로 80% 정도는 암을 치유할 수 있다고, 통합의학을 하는 국내의 유명한 한 의사와의 면담에서 자신 있게 얘기했습니다.

이 세 분의 자연치유 공통점은 해독과 배설의 기능을 극대화한 '일정 기간의 단식'이었습니다. 하루 동안에 야채녹즙(또는 야채녹즙+과일)

과 물만 마시고 일체 다른 것을 먹지 않으며 42~45일 동안 단식과 관장을 하는 것이었습니다(『암, 효소로 풀다』를 참고하면 이 내용에 대해 많은 자료를 볼 수 있습니다. 이 단식을 실천한 후 '하루 24시간을 3주기로 나눈 자연 섭생법'을 실천하면 최상의 자연치유법이 될 수 있습니다).

이 단식(42~45일 동안 200~300㎖ 정도의 녹즙만 먹는 단식. 반드시 전문가의 도움을 받아서 해야 함)의 효과(열악한 생존 환경 개선)는 너무나 뛰어나지만 단식이 끝난 후 보상심리로 예전의 식습관으로 돌아가 이것저것 마구 먹기 때문에 오히려 건강을 해치는 경우가 너무나 많습니다. '배고픔을 참는 것은 죽음을 극복하는 것보다 어렵다'는 것을 알게 해 준 것이기도 합니다(필자가 25년 넘게 7박 8일 건강 캠프'를 운영하면서 뼈저리게 알게 된 것임. 대부분의 사람들이 단식이 끝난 후 집으로 돌아가는 중간에 밀려오는 식욕을 견디지 못해 좋지 않은 음식들을 마구 먹습니다).

인체에게 소화기관의 일을 줄여(소화기에 사용할 에너지를 줄여) 해독·배설과 회복·치유의 시간을 많이 주면(해독·배설과 회복·치유의 기능에 에너지를 많이 주면) 줄수록 인체를 원래대로 되돌릴 수 있는 기회가 더 많아진다는 것은 이미 수백 년 전부터 자연치유의 사례(임상시험)를 통해서 뿐만 아니라 뜻있는 연구자들에 의해 동물실험을 통해서도 증명되어 왔습니다.

미국 툴레인대학의 버치 박사는 쥐의 실험을 통해 소식한(소화기관의 에너지 감소) 쥐가 과식한(소화기의 에너지 증대) 쥐보다 건강하게 오래 산다는 것을 증명하였습니다. 그는 다양한 동물들에게 먹이의 양을 달리하여 생존 기간을 관찰해 보았더니 먹이를 40% 줄였을 때 연명 효과가 가장 높아 수명이 1.4~1.6배나 늘었다고 했습니다. 여기에 인간을 적용하면 기대 수명은 120살이 됩니다.

한 분만으로는 부족하므로 실험을 통한 증거를 더 들어 보겠습니다. 로이 월포드 박사(Roy Walford)는 의사이자 면역학 및 노화 작용을 연구하는 UCLA 연구소의 책임자로서 이 분야에서 세계 최고의 거장이기도 합니다. 그의 주 연구는 소화기관의 일을 줄일 경우 노화 및 장수에 미치는 영향에 대한 것이었습니다. 즉 소화기관의 일을 줄이면 줄일수록 질병에 더 강해질 뿐 아니라 건강하게 장수한다는 것이었습니다. 그는 소화기관에 일을 줄이는 장기간의 실험을 한 결과, 인간은 120살 넘게 건강하게 살 수 있다고 했습니다.

그는 실험쥐에게 '일주일에 이틀을 굶겨 소화기관에 휴식을 주는 실험'을 했습니다. 그 결과 실험쥐들은 모두 수명이 두 배나 길었고 병(현대적인 질병. 암, 당뇨, 고혈압, 심혈관질환 등의 생활습관병)에도 걸리지 않았습니다. 쥐의 수명은 보통 2년인데 실험에 동원된 쥐들의 수명이 모두 두 배나 더 길었다는 것을 인간에게 그대로 적용할 경우, 150살 넘게 건강하게 살 수 있다는 것을 뜻하게 됩니다.

월포드 박사나 버치 박사가 쥐를 통해 실험한 것을 두고 그것은 쥐니까 그럴 수 있지 않느냐고 반문할 수 있습니다. 그러면 양계장 주인들이 알을 낳지 못하는 늙은 닭(폐계)에게 먹이를 적게 주어 강제환우(强制換羽)하여 다시 알을 왕성하게 낳게 한 것에 대해서도 그냥 닭이니까 그럴 수 있다고 할까요? 그리고 전 세계 장수마을에 사는 사람들의 공통점도 소화기관에 에너지를 최소화하는 소식입니다(효소학의 창시자인 하우웰 박사는 이를 효소의 절약이 곧 건강하게 장수한다고 하였음. 효소에 대한 내용은 『생로병사는 효소에 달려 있다』를 참고하세요).

소화기관의 일을 줄이면 건강하게 장수할 수 있다는 것은, 사람을 포함하여 모든 동물들에게도 적용됩니다. 로이 월포드 박사는 현재 80살이 넘었는데 쥐 실험과 동일하게 일주일에 이틀을 단식하며 질병 없이 건강하게 살고 있습니다. 인간인 자신의 몸을 통해 증명해 가고 있는 중입니다.

[도움말] 단식과 소식이 무병장수케 하는 과학적 증거

앞에서 본 바와 같이 뜻있는 연구자들에 의한 동물 실험에서 영양분의 균형을 유지한 채 정상치보다 적은 칼로리 음식을 먹으면 무병장수한다는 결과가 잇따랐는데, 이 같은 '무병장수 효과'에는 시르투인(sirtuin)이 작용하는 것으로 밝혀졌습니다.

시르투인은 대사조절, 스트레스 저항성 증가, 체내 에너지 양 조절, DNA 손상 방지 및 회복 등을 통해 장수는 물론 여러 가지 생활습관병을 예방·개선하는 데 중요한 역할을 합니다. 즉 인체가 공복 상태에 있을 때, 생존을 위해 세포 속에 있는 유전자를 모두 스캔하여 손상되거나 병든 유전자를 회복시켜 준다는 것입니다.

미국 MIT의 레오나르드 가렌티(Leonard Pershing Guarente) 교수팀은 칼로리를 제한한 경우 생물이 더 오래 산다는 동물실험에 착안하여 여기에 관여하는 유전자를 찾기 위해 뛰어들었고, 마침내 1999년 효모에서 SIR2(sirtuin) 유전자가 바로 무병장수 유전자임을 밝혔습니다. 그 뒤 쥐나 사람에서도 SIR2(sirtuin)에 해당하는 유전자가 있다는 사실이 밝혀졌습니다.

포유류의 경우 sirtuin1으로 불리며 시르투인 유전자 7(sirtuin1~7)개 가운

데 하나입니다. 칼로리 제한, 즉 적게 먹으면 세포 안 대사경로에 변화가 생기면서 무병장수 유전자가 활성화됩니다.

이렇게 시르투인의 작용이 밝혀지면서 소화기의 에너지 사용을 줄이는 소식·단식 이론은 이제 과학적인 근거를 뒷받침하게 되었습니다. 소식과 단식에 대한 인체의 생존 메커니즘을 과학적으로 정리하면 다음과 같습니다.

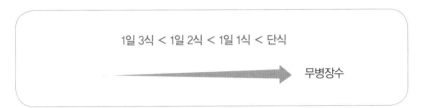

① 오른쪽으로 갈수록, 즉 굶주림이라는 위기 상태가 인체에 주어지면 생존 메커니즘에 의해 인체는 생존을 위해 시르투인 유전자를 활성화합니다. 하루 2식을 할 때보다 1식을 할 때, 1식을 할 때보다는 단식을 할 때가 시르투인 유전자를 더 활성화합니다.

② 그런데 오른쪽으로 갈수록, 즉 배가 더 많이 고플수록 인체는 생존을 위해 식욕촉진 호르몬(ghrelin)을 더 왕성하게 분비합니다. 그래서 왕성해진 식욕촉진 호르몬에 의해 식욕을 억제하기가 어렵게 되고, 결국 생존을 위해 이것저것 마구 먹게 되는 결과가 초래됩니다. 이와 같은 인체의 생존 메커니즘에 의해 단식을 하면 어쩔 수 없이 요요현상이 나타날 수밖에 없습니다.

③ 왼쪽으로 갈수록, 즉 배가 부를수록 식욕억제 호르몬(leptin)이 더 많이 분비되어 식욕이 조절됩니다. 하지만 입맛이 당겨 자주 많이 먹으면 내성이 생겨 식욕억제 호르몬이 덜 나오게 되어 살이 찌게 되고 2차적으로 여러 가지 질병도 발생됩니다.

동물실험을 통한 검증(소식한 쥐가 무병장수, 강제환우한 닭이 무병장수), 자연의학자들의 수많은 치유 사례(난치병 치유), 그리고 이를 뒷받침하는 세포 내 분자 메커니즘까지 밝힌 과학적 연구(굶주림으로 sirtuin 유전자 활성화)를 통해 우리가 알 수 있는 것은 "소식이나 단식으로 소화기의 에너지를 줄이면 반드시 무병장수하고 질병을 개선한다"는 것입니다.

그런데 우리는 보다 나은 건강을 위해서든 질병을 개선하기 위해서든 계속적으로 지나친 소식이나 단식은 절대 할 수가 없습니다. 왜냐하면 인체가 생존하기 위해서는 반드시 기본 영양소가 필요하기 때문입니다.

위의 [도움말]의 내용을 통해 우리가 깨달을 수 있는 가장 과학적인 건강법은 **"무병장수 유전자는 활성화하면서 인체의 생존에 필요한 영양소를 공급하는 것"**임을 알 수 있습니다. 그러기 위해서는 **"식욕촉진 호르몬은 억제할 수 있을 정도의 소식(영양의 균형을 갖춘 소식)으로 소화기의 에너지를 줄이는 것"**이라는 사실도 알 수 있습니다.

그래서 자연 섭생법에서 제시하는 '아침은 소화가 잘되는 음식(과일과 야채만 먹는 식사)으로 소식하고, 점심과 저녁(현미잡곡밥과 야채 위주의 식사)은 영양의 균형을 갖춘 소식을 하는 것'입니다.

이상을 통해 알 수 있는 바와 같이 치유를 위해 해독과 배설뿐만 아니라 회복과 치유의 기능은 가능한 한 최대화하면서 배도 별로 고프지 않고, 먹는 즐거움도 주고, 그리고 또 무병장수 유전자도 활성화할 수 있는 방법은 **'하루 24시간을 3주기로 나눈 자연 섭생법(natural hygiene)'**을 잘 실천하는 것입니다.

앞의 많은 증거(동물실험, 자연의학자들의 수많은 치료 사례, 과학적인 증거 등)들을 통해 본 바와 같이 이 자연 섭생법 이론은 '인체의 에너지 예산'을 잘 활용한 것입니다. 인체 전체 에너지는 한정되어 있는데 그 에너지 중 소화 기능의 에너지를 줄이면(소식, 단식하면) 해독과 배설이나 회복과 재생·치유에 사용할 에너지가 많아지기 때문에 인체를 보다 건강하게 할 수 있는 것입니다.

우리가 음식을 먹으면 인체는 무엇보다도 먹은 음식을 가장 먼저 처리하기 위해 노력해야 합니다. 왜냐하면 인체의 심부온도는 37℃가 넘기 때문에 먹은 음식물을 빨리 소화시키지 않고 위 속에 오래 머물게 하면 부패하여 독소가 생성되기 때문입니다(한여름에 음식물을 서너 시간 두면 쉽게 변질되는 것을 생각해 보면 금방 알 수 있습니다).

그래서 음식물이 위에 들어오면 무엇보다도 소화에 온 힘을 다 실어야 합니다. 한 끼 식사를 소화하기 위해서는 선수들이 42,195㎞의 마라톤을 뛰는 시간보다 더 오랜 시간 동안 위에서 소화 과정을 거치며 에너지를 소모해야 합니다. '아침을 든든하게 먹어야 한다'는 말에 따라 든든하게 먹으면 소화 시스템을 풀가동해야 하므로 해독과 배설은 밀리게 되고 결국 인체에 노폐물이 많이 쌓여 질병을 잉태하게 됩니다(인체의 생존 환경을 열악하게 만들기 때문).

[도움말] 아침을 든든하게 먹어야 한다고?

아침을 든든하게 먹어야 활기찬 하루를 보낼 수 있다는 말은 인체의 에너지 대사의 효율을 잘 모르고 하는 말입니다. 아침에는 전날 먹은 음식물의 저장된 에너지원으로도 충분히 활동할 수 있습니다.

인체에 쌓여 질병을 일으키는 원인이 되는 독소를 분해·배출할 뿐 아니라 인체를 회복·재생·치유하는 에너지를 최대화하는 방법은 소화기에 사용하는 에너지를 최대한 줄이는 것입니다. 이 내용은 인체를 건강하게 유지할 뿐 아니라 치유하는 핵심 내용이므로 여러 번 반복해서 여러분에게 계속 말씀드리는 것입니다.

소화기의 에너지를 줄이는 최상의 방법은 하루 동안 녹즙(또는 녹즙+과일즙) 한두 잔만 먹는 단식(42~45일 동안 단식)이지만, 이 방법은 실천하기가 너무 힘들 뿐 아니라 실천 후 보상 심리로 식욕을 억제하는 것이 너무 힘듭니다(굶으면 생존을 위해 식욕 촉진 호르몬이 왕성하게 분비되기 때문(p.83)).

그래서 효과는 높으면서도 누구나 실천할 수 있는, 앞에서 말한 '하루 24시간을 3주기로 나눈 자연 섭생법'에 따른 식생활(아침은 소화가 쉬운 과일이나 야채만 먹고, 점심과 저녁은 소화가 잘되는 자연식을 먹되 인체가 필요한 양만큼만 먹는 것)을 하는 것입니다.

결론적으로 요약하면, 보다 나은 건강과 치유를 위해 '소화에 더는 에너지를 최대한 줄이면서 인체에 필요한 영양소를 적절하게 섭취하는 것'이 무엇보다 중요하다고 하겠습니다. 그래야 남아 있는 에너지로 해독과 치유에 많은 에너지를 사용할 수 있기 때문입니다(인체의 에너지 예산과 질병(p.35)).

• 아침 식사
① 생과일이나 생과일스무디(200~300㎖ 정도, 효과를 높이기 위해 발

효효소 30~40㎖를 넣거나 천연식초 15㎖를 넣어서 먹음)만 먹습니다.

② 녹즙(200~300㎖ 정도, 효과를 높이기 위해 발효효소 30~40㎖를 넣거나 천연식초 15㎖를 넣어서 먹음)을 먹거나 녹즙과 과일 또는 야채만 먹습니다.

※ 배고픈 것을 참지 못하면 중간에 과일이나 야채를 더 먹어도 됩니다(①이나 ②를 택해서 먹거나 하루 이틀씩 교대로 돌아가면서 먹으면 더 좋습니다).

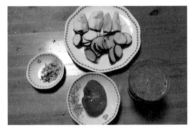

과일+견과+과일스무디

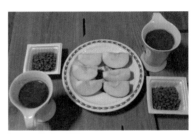

과일+낫또+녹즙

• 점심과 저녁 식사

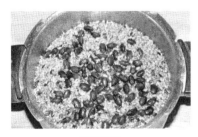

현미 잡곡밥

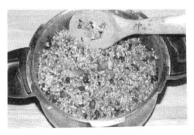

현미 잡곡밥

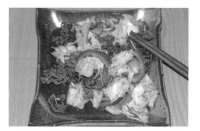
야채 샐러드

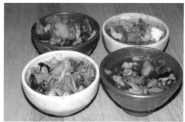
식초와 효소를 소스로 만든 야채샐러드

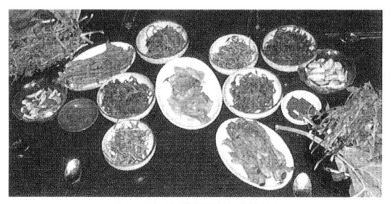
효소, 보효소, 생리활성 영양소가 풍부한 식단

현미잡곡밥+야채와 발효식품 위주의 식사를 합니다. 꼭 고기가 먹고 싶을 때는 고기와 야채만 먹는 것이 소화기의 에너지를 절약하는 방법입니다. 하지만 육식은 장에서 발암물질을 비롯하여 여러 가지 독소를 만듭니다.

장내에 서식하는 유해 미생물들이 분해하는 가운데 인돌, 스카톨, 페놀, 니트로소아민, 트리메틸아민, 메틸 메르캅탄, 활성산소, 유화수소, 암모니아, 히스타민 등의 독소가 생성됩니다. 이들은 악취변이나 지독한 방귀 냄새의 주인공들입니다. 우리가 육식을 하거나 인스턴트식품을 먹으면 어김없이 나는 냄새로 누구나 경험하는 것입니다.

그러므로 치유가 어려운 만성적인 질병이나 암을 개선하기 위해서는 완전히 치유될 때까지 절대 육류, 생선, 계란, 우유, 빵, 청량음료, 커피, 차, 인스턴트식품을 금해야 합니다. 왜냐하면 이것들을 먹고, 분해, 배설하는 데 많은 에너지를 빼앗겨 치유 에너지가 줄어들 뿐만 아니라 이들 식품은 장내에서도 독소를 만들고 면역 기능도 떨어뜨리기 때문입니다.

치유를 위한 보다 구체적인 식사와 운동법은 '제8장 암, 고혈압, 당뇨, 비만을 치유·개선하는 식사와 운동(p.268)'을 참고하시기 바랍니다. 〈방법Ⅰ〉, 〈방법Ⅱ〉, 〈방법Ⅲ〉을 잘 활용하시면 분명히 보다 건강해질 수 있습니다.

[도움말] 오토파지(autophagy) ─세포 속 청소

"세포 속 청소부 역할을 하는 오토파지 시스템"은 세포의 재활용시스템으로써 세포 내 불필요하거나 기능이 떨어진 세포소기관들을 분해해 생존에 필요한 아미노산과 에너지를 얻는 역할을 합니다. 즉 세포 내 필요 없는 것들을 깨끗이 청소합니다. 또 몸속에 침투한 세균이나 바이러스를 오토파지 시스템을 통해 제거하기도 합니다.

그런데 이 오토파지 시스템은 우리가 소식이나 단식으로 영양분이 충분히 공급되지 않을 때 더욱 활성화된다는 중요한 사실도 밝혀졌습니다. 2016년 노벨생리의학상을 받은 이 오토파지의 원리를 통해 단식과 소식이 질병을 치유하고 무병장수케 한다는 또 하나의 과학적 증거를 갖게 된 것입니다.

제2장
천연식초(힐링식초)의 건강 효과

천연식초(힐링식초)는 우리가 현대 사회를 살아가면서 발생하는 여러 가지 생활습관병(암, 당뇨, 고혈압 등)을 개선하는 데 도움을 주는 식초입니다.

1. 박국문 힐링식초의 장점

박국문 힐링식초는 해발 650m, 고기압과 저기압이 만나는 산과 계곡이 있는 청정한 힐링 지점에서, 숨 쉬는 항아리에 맑고 깨끗한 물과 공기, 영양 가치가 높은 유기농산물을 넣고, 여기에 만드는 이의 온정성을 다하는 좋은 파장을 더하여 만들어집니다.

1) 곡물식초가 되는 기본 과정

통곡물(현미, 통밀 등) → 씻기 → 불리기(1~2일간) → 물 빼기(1시간) → 고두밥 찌기(1시간 20분) → 식히기 → 알코올발효 2~3주간(고두밥+누룩+개량누룩+효모+물) → 초산발효(2~3개월간) → 숙성(1~3년) → 섭취

2) 영양 가치의 최대화

① Rejuvelac(리쥬벨락): 통곡물을 깨끗이 씻어 1~2일간 물에 불리는

데 이 물을 버리지 않고 알코올발효 때 사용합니다. 물에 불리는 동안 (씨눈이 발아됨) 통곡물의 씨눈에 의한 효소 작용과 유산균 작용에 의한 영양소가 있기 때문입니다. 리쥬벨락을 우리말로 풀이하면 '쌀뜨물 발효액'이라 할 수 있습니다. 힐링식초는 이 리쥬벨락으로 만들어집니다.

② 통발효: 대부분의 국내 식초는 알코올발효 후 술을 걸러 맑은 액만 가지고 초산 발효하여 식초를 만듭니다. 그런데 술을 짜고 난 찌꺼기인 주박(酒粕; 술지게미)에도 아직 영양소가 많이 남아 있습니다. 술의 주박에 남아 있는 불용성 단백질과 탄수화물, 그리고 효모를 비롯한 각종의 미생물들이 통발효를 하는 3개월 동안 분해되어 용해성인 각 종의 아미노산을 비롯한 여러 유기산 등의 영양물질이 됩니다.

[도움말] 통발효한 천연식초의 향미(香味)

자연에서 통발효를 하면 각종 미생물들이 만든 물질과 이들 미생물들의 자가 분해 등으로 아미노산과 여러 유기산이 풍부해지면서 천연식초 고유의 향미를 가지게 됩니다. 그래서 오래된 조선간장 같은 복합적인 맛과 향을 띠게 됩니다.

이에 비해 마트에서 판매하는 양조식초나 합성식초 또는 선별된 초산균만으로 만든 초산발효 식초는 순수한 초산의 맛이 대부분을 차지하므로 맛이 단순하면서도 깔끔합니다.

향미(香味)
음식에 의해 후각과 미각이 경험하는 느낌

결국 제대로 된 천연식초의 향미는 단순한 초산발효가 아니라 여러 유기산발효에 의해 형성된다는 것을 이해할 필요가 있

습니다. 그래서 천연식초는 초산발효라 하지 않고 '유기산발효'라 하며 맛과
향도 복합적인 것입니다.

  그래서 본 힐링식초는 술을 짜지 않고 술과 주박(酒粕)을 3개월간 함
께 초산 발효하여 천연식초의 영양 가치를 더 높였습니다. 이렇게 발
효하면 인체의 생리 기능과 노폐물을 제거하는 데 도움을 주는 아미노
산과 여러 유기산의 함량이 훨씬 더 많아집니다(식품연구원에서 분석한
결과). 200년 전통을 자랑하는 일본의 가고시마 흑초(黑酢)도 전부 항
아리에서 통발효하여 만들어진 식초입니다.
  ③ 흔들어 먹는 앙금식초: 우리의 전통 막걸리를 병에 담아 두면 밑
면에 앙금이 가라앉습니다. 이 앙금에는 발효 중에 생성된 파네졸(항
암성분)을 비롯하여 베타시토스테롤, 스쿠알렌 등의 생리활성 영양소
가 더 풍부하게 들어 있습니다. 그래서 본 힐링식초는 정밀여과기를
사용하지 않고 자연 침전만의 과정을 거쳐 앙금이 있는 영양 가치가
높은 식초입니다. 이런 식초를 유럽 등의 선진국에서는 여과하지 않은
식초(unfiltered vinegar)라 표현하고, 필자는 이를 '흔들어 먹는 식초'라
표현하였습니다.

3) 천혜의 자연환경에서 천연발효(자연발효)

  천연식초의 산도가 대략 5~6% 정도라면 초산을 비롯한 여러 유기
산과 생리활성 영양소를 빼면 대략 93~94% 정도는 물입니다. 그래서
천연발효식초는 무엇보다도 식초를 만드는 물이 중요합니다. 힐링식
초 제조공장은 강원도 평창 해발 650m 고지에 위치해 있으며 거기서

나는 암반수를 이용해 힐링식초를 만듭니다.

또한 식초를 만드는 초산균들은 볼펜 심 위에 100만 개나 올릴 수 있을 정도로 아주 미약한 눈에 보이지 않는 미생물입니다. 그래서 자연환경의 영향을 많이 받습니다. 그러므로 친환경 제조공장과 전통항아리, 그리고 주변의 자연환경 등이 좋은 천연식초를 만드는 기본 조건입니다.

힐링식초는 평창에 자생하는 소나무로 지은 제조공장과 천혜의 자연환경에서 만들어집니다. 그리고 제조의 전 과정에 기계를 이용하지 않고 전문가의 수작업만으로 한정된 제품을 생산합니다.

[도움말] 천연식초의 영양 성분은 별거 아니라고?

천연식초의 93~94%가 물이면 식초의 영양 성분은 별거 아니라고 생각하기 쉽습니다만, 다음의 내용과 비교해 보면 굉장히 많은 영양소를 함유하고 있음을 알 수 있습니다.

우리가 먹은 음식물을 소화하는 위는 소화를 위한 위액을 하루에 2~3ℓ 정도 분비하는데 이 위액의 99%가 물입니다. 나머지 1%에 염산, 펩신, 뮤신, 리파아제, 레닌 등이 들어 있습니다만 이 1%로 소화 기능을 완벽하게 작동시킵니다.

----

4) 발효식품과 건강 전문가가 만든 식초

장을 만드는 집(예전에는 '장도가'라 불렀음)에서 태어나 '발효식품(천연식초, 발효효소)과 건강'에 몰두한 지 27년. 이 분야 전문가로서 아래와 같은 활동을 하고 있습니다.

① 강의: 대학, 대학원, 농업기술센터, 평생교육원, 미국 한의사협회, 약사협회 등

② 7박 8일 힐링캠프(천연식초와 발효효소 만들기 & 건강 캠프)

③ 체험학습: 천연식초 만들기, 발효효소 만들기

④ 책 저술(『힐링식초』, 『효소에 대한 오해와 진실』, 『암, 효소로 풀다』 외 다수)

⑤ 전 농촌진흥청 발효식품과 명예연구관

⑥ 방송 출연: KBS, SBS(좋은 아침), MBC 등 공중파 방송과 MBN(황금알, 천기누설, 언니들의 선택), TV조선, 한방건강TV(명사특강), CBS방송 등에 출연

⑦ 신문: 조선일보, 중앙일보, 국민일보, 한국일보, 연합신문, 포브스코리아 등에 발효식품(천연식초, 발효효소)과 건강 관련 기사를 게재

2. 천연식초(힐링식초)의 주된 성분과 과학적인 효능

식초가 맛을 내는 조미료로서의 단순한 기능을 넘어 건강식품으로서 각광을 받게 된 가장 큰 공로는 무엇보다 과학적 근거에 있습니다.

① 천연식초(食酢)의 주된 성분

천연식초의 주된 성분은 초(酢)라는 글자에서 알 수 있는 바와 같이 초산(酢酸)이 중심입니다. 그 외에 구연산을 비롯하여 각종의 아미노산, 사과산, 호박산, 푸마르산, 옥살로초산, 알파-케토글루타르산, 주석산 등 60종류 이상의 유기산이 함유되어 있어 건강에 도움을 줍니

다. 그래서 천연식초는 단순한 초산발효의 단계를 넘어 '유기산발효'라고 표현합니다.

일본 가고시만 흑초는 아미노산이 풍부하여 건강에 더 많은 도움을 준다고 강조합니다. 백미로 만든 미초(米酢)보다는 현미로 만든 흑초(黑酢)가 아미노산이 훨씬 더 풍부합니다. 이유는 식초를 만드는 원재료인 현미에 단백질이 더 많기 때문입니다.

酢와 醋

초라는 글자의 한자어에는, 술로 만든다는 뜻의 酢(酉+作)와 술이 오래되면 醋(酉+昔)가 된다는 글자가 있습니다. 필자는 술로 만든다는 뜻의 酢를 사용하였습니다.

[도움말] 힐링식초와 가고시마 흑초의 차이점

힐링식초는 현미, 통밀 등의 통곡물을 이용하여 자연(천연)발효식초를 만들고, 가고시마 흑초는 현미를 한 번 간 3분도미로 식초를 만들기 때문에 원재료의 영양소 차이가 있습니다. 원재료의 영양소가 부족하면 당연히 그것으로 만든 식초의 영양 가치에도 차이가 나게 됩니다.

흑초(黑酢 : くろず)

가고시마현 후쿠야마 마을의 대표적인 흑초 제조회사 '사카모토 양조'가 1975년, 전통 방법으로 항아리에서 순수하게 만든 식초가 갈변 현상에 의해 색깔이 짙어진 것을 두고 흑초(黑酢:くろず)라 명했습니다.

그런데 현미보다는 통보리가, 통보리보다는 통밀이 훨씬 단백질이 풍부하므로 현미만으로 만든 식초보다 통밀을 혼합하여 만든 식초가 아미노산이 더 풍부한 식초가 됩니다.

[도움말] 곡물 100g당 단백질 함량

(식품성분표 I. 농촌진흥청 농촌자원개발연구소, 2006)

백미 6.4g, 현미 7.6g, 통보리 10.6g, 통밀 13.2g.

원재료에 단백질 함량이 많을수록 그것을 가지고 천연식초를 만들었을 때 아미노산과 여러 유기산의 함량이 더 많습니다.

아미노산은 인체에 필요한 조직을 구성하고 인체 기능을 유지하기 위해 반드시 필요한 물질로서, 만일 아미노산이 부족하면 간 기능의 저하는 물론 인체에 여러 가지 장해가 일어납니다. 또 아미노산은 구연산사이클을 회전하기 위해 필요한 여러 가지 효소를 만들기 쉽게 합니다.

[도움말] 아미노산

우리들의 몸을 구성하는 성분으로 가장 많은 것이 물(60~70%)입니다. 다음은 단백질로서 체중의 20% 정도를 차지합니다. 이 단백질을 구성하는 최소 단위가 아미노산으로 20종류의 아미노산이 복잡하게 조합되어 심장, 간, 신장 등의 장기는 물론 근육, 혈관에 이르기까지 인체 전체를 구성하고 있습니다.

20종류의 아미노산 중 11종류는 체내에서 만들 수 있습니다만 나머지 9종류는 체내에서 만들 수 없는 아미노산입니다. 이것을 '필수아미노산'이라 하며 성인의 경우는 8종류, 소아의 경우는 9종류입니다. 이들 필수아미노산은 식사를 통해 보충할 수밖에 없습니다.

식사를 통해 먹은 단백질은 위와 췌장에서 분비한 소화효소에 의해 먼저 아미노산이 여러 개 붙은 펩티드로 분해되고, 최종적으로는 소장에서 아미노산으로 분해되어 흡수됩니다. 이렇게 단백질이 소화되어 아미노산이 되기까지는 적어도 2시간 이상의 시간이 걸리며, 그 후 아미노산은 체내에 필요한 단백질로 합성됩니다.

천연발효식초의 필수아미노산 함량은 단기간에 발효시킨 일반 양조초에 비해 20배 정도라고 합니다(黑酢健康法, 小笠原 公監修, 評言社, 2002).

----

② 미네랄과 비타민의 흡수를 돕는 천연식초

천연식초는 미량영양소(비칼로리 영양소)가 풍부한 다른 식품과 함께 먹으면 그 식품에 들어 있는 미량영양소(비칼로리 영양소)의 파괴를 방지하고, 체내에서 소화·흡수율을 높여 조직에서 활성화하는 작용을 합니다.

비타민C나 칼슘이 함유된 식품을 단독으로 섭취하는 것보다 식초와 함께 섭취하는 것이 효과가 훨씬 좋습니다. 그래서 초콩, 초마늘, 칼슘식초(초란), 초절임 비트(돼지감자, 우엉), 초절임 양파, 초 드레싱 야채샐러드가 식초만 물에 타서 마시는 것보다 식초의 가치를 훨씬 더 높일 수 있는 것입니다(만드는 방법은 제9장 '3. 암, 고혈압, 당뇨에 도움이 되는 초절임 식품' 참고).

비타민C는 체내에서 생성이나 축적이 되지 않는 미량영양소로, 열에 약하고 불안정하여 보존이 어려운 영양소입니다. 주로 과열 조리하지 않은 발효식품과 신선한 생야채, 생과일을 통해 섭취할 수 있습니다. 하지만 초 드레싱을 한 야채샐러드는 식초가 비타민C를 보호하고 그 작용을 충분히 이끌어 내는 역할을 하므로 식초와 함께 섭취하면 효율을 높일 수 있습니다.

인체는 피가 산성으로 기울면 항상성(약 알칼리)을 유지하려고 합니다. 이때 가장 필요한 물질이 칼슘입니다. 칼슘은 장에서 잘 흡수되지 않지만 천연식초와 결합하면 흡수가 잘됩니다. 칼슘이 든 식품을 식초와 함께 먹으면 어린이의 성장 발육을 돕고, 폐경기 여성의 골다공증도 막을 수 있습니다.

칼슘 보충을 위한 가장 좋은 방법으로 방목한 유정란을 깨끗이 씻어 자연식초(천연식초)에 10일간 잠기게 두었다 먹으면 됩니다. 그러면 칼슘의 보고인 계란 껍데기가 식초에 의해 녹아 식초와 칼슘을 동시에 섭취할 수 있어 흡수율을 높일 수 있습니다.

갑상선에 문제가 생겨 이를 제거할 때 부갑상선도 함께 제거하는 경우가 흔히 있습니다. 이럴 때 칼슘 부족으로 많은 장애를 겪을 때도 칼슘식초를 먹으면 많은 도움이 됩니다.

③ 원료나 제법에 따라 성분이 다른 천연식초

식초는 원료와 만드는 방법에 따라 여러 종류로 나누어집니다. 특히 천연발효식초는 그 내용 성분이 그때의 원료나 만드는 방법에 따라 차이가 많이 납니다.

주정식초
마트에서 판매하는 대부분의 양조식초는 주정을 이용한 식초입니다. 주정은 희석식 소주인 '아침이슬'이나 '처음처럼'의 주 원료이기도 합니다.

미초(米酢; 백미로 만든 식초)에는 쌀 성분이, 현미식초에는 현미 성분이, 포도식초에는 포도 성분이, 사과식초에는 사과 성분이 들어 있습니다. 주정식초나 합성식초(빙초산)에는 기대할 수 없는 성분들이 천연식초에는 많이 함유되어 있습니다. 그래서 건강에도 더 많은 도움을 줍니다.

여러 유기산을 비롯한 천연식초의 여러 유효 성분(위의 ①~③)에 더하여 대표적인 효능을 정리하면 아래와 같습니다.

④ 체내에 쌓인 젖산 분해로 피로회복 및 암 개선에 도움

신경을 많이 쓰거나 몸을 많이 움직이면 체내의 에너지가 소비되면서 연소 찌꺼기인 젖산(乳酸)이 남습니다. 체내에 젖산이 많이 쌓이면 뇌를 자극하여 정신을 불안하게 하고 과민하게 만듭니다.

그리고 젖산이 조직 내의 단백질과 결합하여 젖산단백이 되면 근육이 딱딱하게 뭉쳐 오십견이나 요통 등 관절통의 원인이 되고, 조직세포가 굳으면 굳은 만큼 그 부위에 장애가 발생됩니다. 또한 혈중에 젖산이 많으면 세포의 산소 이용률이 낮아져 인체를 구성하는 모든 세포의 에너지 효율이 떨어지고 피로가 더 쌓이게 됩니다.

질병과 피로의 원인 물질인 젖산을 천연식초의 주 성분인 초산과 여러 유기산이 세포 내에서 구연산사이클(구연산회로)이라 불리는 화학반응을 통해 무해한 물과 탄산가스로 분해합니다. 옛날에는 서커스단에서 곡예를 하는 아이들이 식초를 많이 먹기 때문에 뼈가 부드럽다고 했습니다. 사실은 뼈가 아니라 뼈를 지탱해 주는 근육이 유연해져 난이도 높은 곡예도 할 수 있었던 것입니다.

최근 젖산과 암세포 성장의 상관관계를 세계 최초로 규명한 염영일 박사는 "암 및 염증 질환을 효과적으로 치료하려면 젖산의 생성을 조절하는 것이 무엇보다 중요하다."고 하였습니다. 젖산 분해에 도움을 주는 천연식초가 암을 개선하는 데도 많은 도움이 된다는 것을 과학적으로 증명한 것입니다. 젖산과 암의 상관관계에 대해서는 '제7장 암의 원인과 자연치유(p.166)'에서 보다 상세하게 설명하겠습니다.

[도움말] 구연산사이클(구연산회로)

　우리들이 입으로 먹은 음식 중 탄수화물은 소화·흡수되어 혈중 포도당이 됩니다. 이 포도당이 세포 내에 들어와 효소에 의해 피루브산(초성포도산)으로 분해되고, 거기에 다른 효소에 의해 아세틸-CoA로 분해됩니다. 이렇게 만들어진 아세틸-CoA는 → 구연산 → 시스-아코니틴산 → 아이소구연산 → 옥살로호박산 → 알파-케토글루타르산 → 호박산 → 푸마르산 → 사과산 → 옥살로초산 등의 순으로 분해되면서 에너지를 만듭니다.

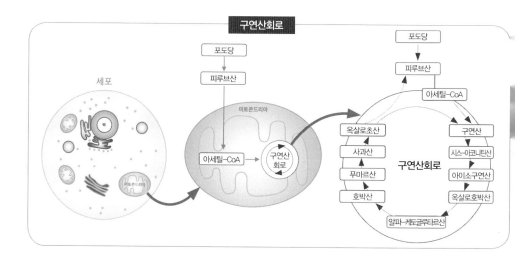

　이렇게 구연산이 한 바퀴를 돌아 옥살로초산이 되었을 때 아세틸-CoA와 결합하여 다시 구연산으로 되돌아와서 같은 순서로 회로를 순환합니다. 그래서 구연산사이클(구연산회로)이라 부릅니다만 이 순환을 반복하는 것에 의해 계속 에너지가 생성되기 때문에 우리는 생명 활동을 할 수 있습니다.

　천연식초에 함유되어 있는 초산을 비롯한 여러 유기산(구연산, 호박산, 푸마르산, 알파-케토글루타르산, 옥살로초산 등 구연산사이클에 관여하는 많은 유기산들)들이 이 구연산사이클이 원활하게 돌아가도록 하기 때문에 질병의 원인이 되는 젖산을 분해하고 에너지도 더 잘 생성하여 인체를 보다 젊고 건강하게 만듭니다.

---

⑤ 부신피질호르몬의 생성과 간의 해독 작용을 도움

천연식초의 주성분인 초산은 스트레스 해소를 돕고, 당뇨병과 아토피 등의 알레르기 질환과도 관계가 깊은 부신피질호르몬의 생성을 촉진하는 굉장히 중요한 작용을 합니다. 그리고 간 기능이 떨어지면 쉽게 피로해지는데, 식초가 간의 해독 작용을 돕고 피로물질을 빨리 분해하여 간의 회복을 돕습니다.

⑥ 미네랄의 기능을 100% 발휘하게 하고, 암 조직에 많은 인산화철을 환원시킴

초산은 대사에 관여하는 모든 미네랄과 결합하여 초산화합물을 만들므로 미네랄이 물에 쉽게 용해될 수 있도록 합니다. 즉, 미네랄의 기능을 100% 발휘하도록 하는 대단히 중요한 일을 합니다.

또한 스트레스와 노화로 인해 금속화(金屬化)되어 기능을 상실한 미네랄을 재생하여 기능을 부활하는 작용을 합니다. 이를테면 체내에서 기능을 발휘하는 철은 2가철(Fe^{++})로 헤모글로빈에 존재하면서 산소를 운반합니다. 헤모글로빈의 2가철은 체질이 산성으로 변하면 헤모글로빈에서 이탈하여 무기태의 3가철(Fe^{+++})로 전환됩니다.

헤모글로빈의 2가철을 3가철로 전환하게 하는 산은 인산입니다(인이 암 조직에 정상조직보다 100~1,400배나 많다는 것은 2가철과 반응하여 인

산화철(FePo4)을 생성하기 때문입니다). 인산은 3가 음이온으로, 2가 철을 3가철로 전환하여 물에 용해되지 않는 금속화된 무기태로 암 조직에 고정하게 됩니다. 여기에 천연식초를 섭취하면 3가의 무기태 철이 2가의 수용성 철로 환원되어 철 이온의 기능이 회복됩니다(지성규 박사의 『분자생명건강학』 참고). 철 이온의 기능 회복은 곧 산소를 운반하는 적혈구의 기능이 개선된다는 것을 뜻합니다. 너무나 중요하므로 '제7장 암의 원인과 자연치유(P.166)'에서 암과 연관하여 다시 한 번 말씀드리도록 하겠습니다.

⑦ 동맥경화와 고혈압의 예방 · 개선

동맥경화와 고혈압의 원인은 혈액 상태의 악화(콜레스테롤, 여분의 당, 알코올 분해물질인 아세트알데히드, 독성 단백질 찌꺼기인 호모시스테인, 담배 속의 여러 독소, 식품첨가물, 잔류농약, 약 등)와 과잉된 젖산 때문에 혈관에서 합성된 젖산단백이 혈관의 조직과 결합하는 데에 있습니다.

천연식초 속에 있는 초산을 비롯한 여러 유기산들이 콜레스테롤 생성과 혈액 응고를 억제하고 젖산을 분해하여 혈액을 양호한 상태로 유지하며 혈관의 유연성을 좋게 하여 혈액순환을 원활하게 합니다. 그러므로 고혈압을 비롯한 심혈관계 질환을 예방하고 개선하는 데 많은 도움을 줄 수 있습니다('제4장 고혈압의 원인과 자연치유(p.124)'에서 상세하게 설명함).

⑧ 혈액순환과 신진대사를 원활하게 하여 인체를 젊게

천연식초의 성분에는 좋은 콜레스테롤을 늘리는 작용과 신진대사를 활발하게 하여 조직세포를 활성화하는 작용이 있습니다(⑦의 상태가 원활해지면 ⑧은 저절로 이뤄집니다). 그래서 조직세포와 피부가 보다 젊어집니다.

⑨ 여분의 영양소 분해로 비만과 당뇨를 방지·개선

체내에 과잉된 당분과 글리코겐은 지방으로 변하여 축적됩니다. 천연식초의 성분은 영양소의 체내 소비를 촉진하는 작용을 하여 몸속에 쌓인 과잉된 당분과 지방을 소비시킵니다(에너지대사를 원활하게 하기 때문). 따라서 식초를 꾸준히 먹으면 비만과 당뇨를 예방하고 개선할 수 있습니다(당뇨는 '제5장 당뇨의 원인과 자연치유(p.140)'에서, 비만은 '제6장 천연식초의 다이어트 효과(p.162)'에서 상세하게 설명함).

⑩ 장의 기능을 개선하고 피부 미인으로

천연식초의 냄새와 여러 유기산이 소화기의 신경을 자극하고 식품의 소화·흡수를 높이며 장의 활동을 좋게 합니다. 또한 식초의 살균력이 장내 환경을 개선하고 변비나 치질 등에도 효과를 발휘합니다.

'피부는 장의 거울이다'라는 말에서 알 수 있듯이 피부는 소화 기능과 밀접한 관계가 있습니다. 천연식초에 함유된 풍부한 유기산들은 장을 청소하고 통변을 좋게 하기 때문에 천연식초를 매일 먹으면 장의 개선뿐만 아니라 피부 미인이 될 수 있습니다.

⑪ 뛰어난 이뇨 작용

천연식초는 이뇨 작용으로 과잉된 염분을 체외로 배출하고 혈액을 정화합니다.

⑫ 강력한 살균력으로 방부 · 항균 작용

모든 식초는 식품의 안정성을 위한 해썹(HACCP)이 필요치 않은 식품이라 할 수 있습니다. 식초는 식품의 신선도를 보다 오래 유지시킬 뿐만 아니라, 중증 식중독의 원인이 되는 화농성 포도상구균이나 살모넬라균, 대장균, 병원균 등도 식초에 의해 5분 내로 사멸되기 때문에 제대로 된 식초라면 식품의 안정성에 대해서는 걱정하지 않아도 됩니다.

식초 속의 병원균, 식중독균의 사멸 시간(お酢健康法 参考)

균종별	균을 첨가한 후의 시간				
	1분	5분	10분	30분	1시간
화농성 포도상구균	生	死	死	死	死
식중독 병원균, 살모넬라	生	死	死	死	死
대장균	生	死	死	死	死
적리균	生	死	死	死	死
부패고기 중독균	生	死	死	死	死
호염균	生	死	死	死	死

⑬ 지나친 음주로 인한 체내 산화물의 처리 촉진, 체액을 약알칼리화

인체는 체온이 36.5℃ 정도이고 혈액이 약알칼리성인 pH7.4를 유지할 때 가장 이상적으로 생명 활동을 합니다. 이는 생명 활동에 불가결한 수천 종류의 체내효소가 가장 활동하기 쉬운 체내 환경이기 때문입니다.

효소는 체온과 페하(pH)의 변화에 굉장히 민감하므로, 저체온이나 체액의 산성화에 가장 먼저 손상을 입는 것이 효소의 작용입니다. 효소의 작용이 원활하지 않으면 원활하지 않은 만큼 인체의 생명 활동에 장애가 초래되고 결국 질병을 유발하게 됩니다.

혈액을 비롯한 체액의 산성도를 높이는 것으로는 칼로리 위주의 식사, 효소 · 보효소(비타민, 미네랄) · 생리활성 영양소(phytochemical)가 풍부한 식품(발효식품, 과일, 야채 등에 풍부하게 함유) 섭취 부족, 에너지를 생산하는 과정에서 생성되는 찌꺼기인 젖산, 암세포가 분비한 여러 물질, 알코올 분해물질인 아세트알데히드, 담배 속의 여러 독소, 스트레스 등 수없이 많습니다. 이들 산성화 물질의 분해 · 무해화에 힐링식초(천연식초)의 성분이 많은 도움을 줍니다.

[도움말] 체내효소

인체를 구성하는 모든 세포들은 각자의 세포 내에서 만든 효소의 작용에 의해서만 생명 활동을 할 수 있습니다. 이를테면 간을 구성하는 세포는 간세포에서 만든 효소의 작용에 의해서만 간의 기능을 할 수 있고, 신장을 구성하는 세포는 신장세포에서 만든 효소의 작용에 의해서만 신장의 기능을 할 수

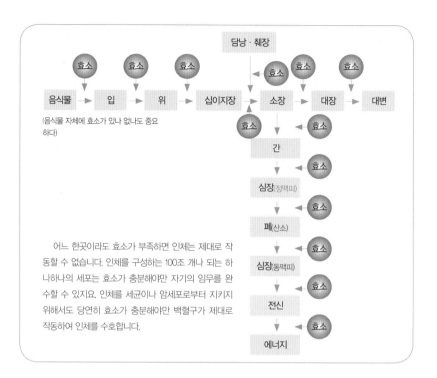

(음식물 자체에 효소가 있나 없나도 중요하다)

어느 한곳이라도 효소가 부족하면 인체는 제대로 작동할 수 없습니다. 인체를 구성하는 100조 개나 되는 하나하나의 세포는 효소가 충분해야만 자기의 임무를 완수할 수 있지요. 인체를 세균이나 암세포로부터 지키기 위해서도 당연히 효소가 충분해야만 백혈구가 제대로 작동하여 인체를 수호합니다.

있습니다(보다 상세한 내용은 『생로병사는 효소에 달려 있다』1권을 참고하시기 바랍니다).

---

⑭ 항산화 작용으로 생활습관병의 예방 및 개선

천연식초의 여러 유기산은 강력한 항산화 작용으로 생활습관병(암을 비롯하여 고혈압, 심혈관계 질환, 당뇨, 비만 등)을 예방하고 개선하며 암에 대한 면역력을 높여 줍니다. 제대로 된 천연식초만 먹어도 암 발병률을 반으로 줄일 수 있다고 하는 이유는 천연식초의 항산화 작용과 함께 젖산 분해 작용, 미네랄의 환원 작용, 그리고 체액을 약알칼리화하는 작용이 있기 때문입니다. 여과하지 않은 천연식초(unfiltered vinegar)에는 항산화 작용을 하는 파네졸, 베타시토스테롤, 스쿠알렌 등의 생리활성 영양소가 더 많이 함유되어 있습니다.

앞에 열거(①~⑭)한 천연식초에 있는 여러 성분과 효능들이 어우러져 체내효소를 활성화하고, 심폐 기능을 활발하게 하고, 산소 운반 능력을 개선하고, 체내에 쌓인 젖산을 분해하고, 혈압과 혈당을 조절하고, 칼슘 흡수를 높이고, 체내 독소를 분해하고, 세포의 에너지대사를 보다 원활하게 하는 등 실로 많은 일을 하여 인체를 보다 건강하게 만듭니다. 그리고 현대 모든 질병의 원인이 되는 스트레스를 해소하는 데도 도움을 줍니다.

단일 식품으로서 지구상의 어떤 식품이 건강에 이보다 더 많은 도움을 줄 수 있을까요. 여기에 더하여 천연식초를 만드는 원재료의 영양소(효소, 보효소, 생리활성 영양소)가 더해진다면 더할 나위 없이 좋은 힐링식초가 될 수 있을 것입니다.

위의 내용을 토대로 힐링식초(천연식초)의 효능을 요약하면 아래와 같습니다.

첫째, 생리 기능에 필요한 물질 중 늘 넘쳐서 문제를 일으키는 여분의 칼로리 영양소(탄수화물, 단백질, 지방)를 분해 · 배출하는 데 도움을 줍니다. 그래서 혈액을 맑게 하여 혈압과 혈당을 조절하고 전신 세포의 생존 환경을 개선하여 이들의 생리 기능을 보다 원활하게 합니다.

둘째, 생리 기능에 필요한 물질 중 늘 부족해서 문제를 일으키는 영양소(효소, 효소의 재료가 되는 필수아미노산, 초산과 여러 유기산, 비타민, 미네랄, 생리활성 영양소)를 보충하는 데 도움을 줍니다. 그래서 인체를 구성하는 100조 개의 세포의 생존 환경을 개선하고 생리 기능을 원활하게 합니다.

셋째, 인체에 쌓여 있는 필요 없는 물질들을 분해·배출하는 데 도움을 줍니다. 특히 간세포와 신장세포의 생리 기능을 원활하게 하여 인체에 쌓여 있는 노폐물을 분해·배출하여 생존 환경을 개선합니다. 그래서 혈액을 맑게 하여 인체를 구성하는 전신 세포의 생리 기능을 원활하게 합니다.

넷째, 인체에 쌓여 질병의 원인이 되는 정신적·육체적 스트레스를 해소하는 데 도움을 줍니다. 부신피질을 자극하여 스트레스를 해소하는 데 도움을 주는 호르몬을 분비하게 합니다. 스트레스로 인한 인체의 전신 생리 기능의 부조화를 예방·개선합니다.

다섯째, 인체를 구성하는 전신 세포의 구연산사이클을 원활하게 하고 젖산 생성을 줄여 세포의 신진대사가 잘되게 합니다. 그래서 인체를 구성하는 모든 세포의 생리 기능을 원활하게 하고 고혈압, 당뇨, 암세포화를 억제·개선하는 데 도움을 줍니다.

위와 같은 이유로 인해 힐링식초는 암을 비롯하여 고혈압, 심혈관계 질환, 당뇨, 비만뿐만 아니라 통풍, 피부트러블, 자가 면역 질환, 알레르기 질환, 반건강인 등의 생활습관병에도 많은 도움을 줄 수 있는 것입니다. 이를 더 압축 요약하면 다음과 같습니다.

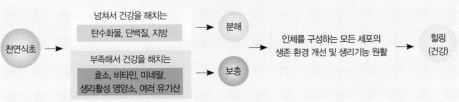

천연식초의 핵심 효능

천연식초 → 넘쳐서 건강을 해치는 탄수화물, 단백질, 지방 → 분해

부족해서 건강을 해치는 효소, 비타민, 미네랄, 생리활성 영양소, 여러 유기산 → 보충

→ 인체를 구성하는 모든 세포의 생존 환경 개선 및 생리기능 원활 → 힐링 (건강)

[도움말] 천연식초의 효능에 대한 참고 문헌

長野 正信, 南日本の食文化

일본 九州大學 醫學部 藤野武彦 교수는 천연식초가 적혈구의 유연성을 좋게 하여 변형 능력을 개선하고, 또 혈전이 잘 생성되지 않게 함으로써 심근경색이나 뇌졸중을 예방 · 개선하는 작용이 있다고 했습니다. 이 작용이 에스키모의 실험에서 유명해진 청어의 에이코사펜타엔산(Eicosapentaenoic acid; 물고기 지방에 함유되어 있는 다가 불포화 지방산으로서 혈액 응고를 억제하는 작용을 함)보다도 효과가 있다는 사실이 일본 農林水産省 食品總合硏究所 菊池祐二 박사에 의해 밝혀져 1996년 6월 26일 NHK에서도 실험이 방영되었습니다. 동 연구소의 임상실험에서 혈당, 콜레스테롤, 중성지방도 천연식초 섭취에 의해 10% 전후로 떨어지는 것을 확인하였습니다.

또 愛媛大學 醫學部 奥田拓道 교수들은 혈압을 높이는 작용을 하는 안지오텐신변환효소(angiotensin converting enzyme)를 억제하여 혈압을 떨어뜨린다는 것을 발견하였고, 九州大學 農學部 船津軍喜 名譽敎授들은 그런 작용을 가진 펩티드를 천연식초에서 분리하였습니다.

또 靜岡藥科大學 瀧野 교수들은 천연식초가 혈청 콜레스테롤을 떨어뜨려

동맥경화를 예방·개선하는 것을, 鹿兒島大學 農學部 藤井信 교수는 천연식초의 간 기능 개선 작용 및 바이러스 감염 등에 의해 생긴 암세포를 제거하는 NK세포(natural killer cell)가 증가하는 것을 발견했습니다. 그리고 현미에서 유래한 폴리페놀류, 발효와 숙성 과정에서 생긴 착색물질 등 항산화 작용을 하는 물질도 여러 종류 함유하고 있다는 것도 알아냈습니다.

이와 같이 여러 가지 효과가 계속 밝혀지고 있는 천연식초를 조미료로서의 사용은 물론 암이나 당뇨, 고혈압, 동맥경화 등의 생활습관습병의 예방·개선에 천연식초를 보다 많이 사용하기를 기대해 봅니다.

1) 혈류 개선
① 山岸賢治, 木村俊之, 龜山眞由美, 永田忠博, 菊池祐二, 黑酢中に含まれる血流改善成分の精製及び構造, 日本食品科學工學會誌, 45, 545-549 (1998).

2) 혈압 상승 억제 및 흑초 특유의 성분이 혈압 강하에 관여
① 大南宏治·松岡榮子·奧田拓道,『ラット(SHR)の血壓に及ぼすくろずの作用』, 基礎と臨床, 19, 237-241 (1985)
② 西川 泰·高田曜子·永井靖代·森 强士·河田智子·石原伸浩,『高血壓自然發症ラットにおける黑酢エキスの抗高血壓作用』, 日本食品科學工學會誌, 48, 73-75 (2001)
③ 梶本修身·多山賢二·平田 洋·高橋丈生·塚本義則,『食酢飮料の輕症および中等症高血壓者の血壓に及ぼす影響』, 健康·榮養食品硏究, 4, 47-60 (2001)

④ 小田原誠 · 荻野裕司 · 瀧澤佳津枝 · 木村 守 · 中村訓男 · 木元幸一, 『高血壓自然發症ラット(SHR)に對する大麥黑酢の血壓降下作用』, 日本食品 科學工學會誌, 第55卷 第3号 (2008)

3) 혈당치 상승 억제

① 中島 昭 · 海老原清, 『ラットの血中グルコース應答に對する食酢長期攝 取の影響』, 榮食誌. 41, 487-489 (1988).

② 이상목 · 조규성, 『食酢의 機能性에 대한 小考』, 安城産業大學校 論文 集, 1993

4) 간 기능 개선 및 간암세포를 제거하는 면역 기능 강화

① 鹿兒島大學農學部藤井信敎授は黑酢の肝機能改善作用, およびウイル ス(virus)感染などにより生じた變異細胞すなわち癌細胞を見つけ出して除去 するNK細胞(natural killer cell)が增加することを見出している, 長野 正信, 南 日本の食文化

5) 방사선 오염 방지

① 일본 국립공중위생원 高瀨와 동경공업대학팀의 연구에 의하면 방사 선 치료에 사용하는 St.90(strontium 90)에 오염된 야채도 오염 초기에는 5~10% 식초에 10분간 세척함으로써 오염량의 3분의 2 이상이 제거되었다 고 합니다. 그리고 秋谷이 실험쥐에게 St.90을 주사한 후 식초 섭취로 체내 잔류량이 현저히 감소되는 것을 확인하였습니다. 이 두 연구는 방사선 오염 방지에 대한 식초의 효용을 보인 것입니다(『감식초 투여가 장시간 운동 시 산

소운반 및 피로회복능력에 미치는 영향』, 한국체육학회지, 1997, 제36권, 제3호, pp. 102~113 참고).

6) 암 및 암의 악화에 깊은 관계가 있는 젖산 분해

젖산과 암세포 성장의 상관관계를 세계 최초로 규명한 염영일 박사는 "암 및 염증 질환을 효과적으로 치료하려면 젖산의 생성을 조절하는 것이 무엇보다 중요하다."고 하였습니다.

① Production of novel vinegar having antioxidant and anti-fatigue activities from Salicornia herbacea L. J Sci Food Agri 2015.3

②『감식초 투여가 장시간 운동 시 산소운반 및 피로회복능력에 미치는 영향』, 한국체육학회지, 1997, 제36권, 제3호, pp102~113

③『食醋의 体內代射 및 健康』, 식품과학과 산업, 1984, 3 pp51~59

이 논문뿐만 아니라 수많은 연구와 실험에 의해 식초가 체내에 쌓여 있는 젖산을 분해한다는 사실은 이미 너무나 많이 밝혀져 있습니다.

제3장
질병의 메커니즘과 천연식초가
질병에 작용하는 메커니즘

1. 인체의 생존 환경과 질병의 메커니즘

인체가 부적합한 생존 환경에서도 생존하기 위해 필사적으로 노력하는 가운데 아래와 같은 생존 메커니즘에 의해 고혈압, 당뇨, 암 등의 질병이 발생됩니다.

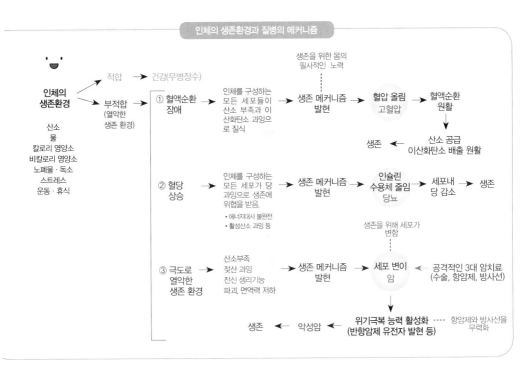

• 고혈압

혈액순환 장애 ⇨ 세포 호흡 장애(산소 공급과 이산화탄소 배출이 원활하지 않음) ⇨ 인체를 구성하는 모든 세포가 질식 상태 ⇨ 인체의 생존 메커니즘 발현(생존을 위한 몸의 필사적으로 노력) ⇨ 혈압을 높임(고혈압) ⇨ 혈액순환 원활 ⇨ 세포 호흡 원활(산소 공급과 이산화탄소 배출이 원활)

• 당뇨

혈중에 계속 당이 넘쳐나면 ⇨ 세포가 과도한 당으로부터 자신을 보호하기 위해 생존 메커니즘 발현(생존을 위한 몸의 필사적으로 노력) ⇨ 인슐린 수용체 감소 ⇨ 인슐린 저항성 당뇨(Ⅱ형 당뇨병) ⇨ 세포내 당 감소 ⇨ 세포의 생존 환경 개선

• 암

극도의 열악한 생존 환경(저산소 환경) ⇨ 산소가 부족한 환경에서도 생존하기 위해 생존 메커니즘 발현(생존을 위한 몸의 필사적인 노력) ⇨ 저산소 환경에서 에너지대사를 하는 가운데 젖산 대량 생성 ⇨ NDRG3+젖산 ⇨ 축적 ⇨ 변이세포(암세포 성장·악성화) ⇨ 생존

인체가 생존하는 데 필요한 생존 환경(산소, 물, 칼로리 영양소, 비칼로리 영양소, 독소, 스트레스, 운동, 휴식)이 적합하면 건강하고, 생존 환경이 부적합하면 부적합한 생존 환경(열악한 생존 환경) 속에서도 인체가 생존하기 위해 필사적으로 노력합니다(제1장의 '1. 건강의 기본 원

리(p.14)', '2. 생존 메커니즘과 질병(p.21)' 참고하세요).

즉 생존하기 위해 혈압을 올리기도 하고(고혈압), 인슐린 수용체를 줄이기도 하고(당뇨), 생존 방식을 바꾸기도 합니다(변이세포). 또 살기 위해 생존 방식을 바꾼 변이세포(암세포)를 죽이려고 항암제를 투여하고 방사선을 조사하면 암세포는 생존하기 위해 더 악성의 암이 되기도 합니다.

앞에서 본 바와 같이 인체가 열악한 생존 환경 속에서 생존하기 위해 발버둥치는 가운데 2차적으로 질병이 발생됩니다. 하지만 열악한 생존 환경 속에서 생존하기 위해 발생한 질병들은 우리가 열악한 생존 환경을 개선하기만 하면 얼마든지 극복하여 다시 건강을 회복할 수 있습니다. 즉, 질병의 원인을 제거하면 질병은 저절로 사라지고 인체는 보다 건강해집니다. 이를 '자연치유(진짜 치유)'라 합니다.

그런데 이와 같이 열악한 생존 환경에서도 생존하는 가운데 2차적으로 발생한 질병, 즉 고혈압, 당뇨, 암 등에 천연식초를 섭취하면 어떤 효과가 있을까요? 다음 페이지를 보시면 한눈에 천연식초의 놀라운 효과를 볼 수 있습니다.

2. 천연식초의 여러 가지 효능이 질병에 작용하는 메커니즘

천연식초를 섭취하면 다음 페이지의 도표와 같은 생리 기능에 의해 암을 비롯하여 고혈압, 당뇨, 비만 등의 질병을 예방·개선할 뿐 아니라 치유하는 데도 많은 도움이 됩니다. 화살표를 따라가면 천연식초가 각 질병에 작용하는 메커니즘을 쉽게 볼 수 있습니다.

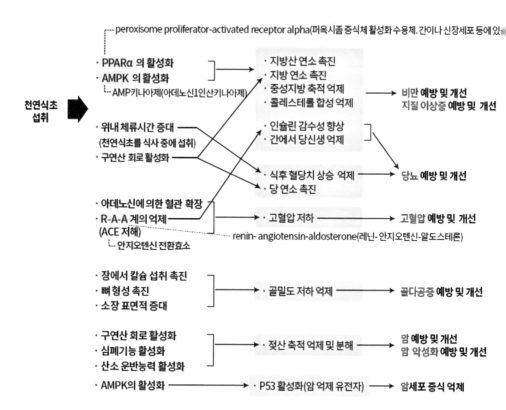

--- peroxisome proliferator-activated receptor alpha(퍼옥시좀 증식체 활성화 수용체. 간이나 신장세포 등에 있.

천연식초
섭취

· PPARα 의 활성화
· AMPK 의 활성화
  └ AMP키나아제(아데노신1인산키나아제)

· 지방산 연소 촉진
· 지방 연소 촉진
· 중성지방 축적 억제
· 콜레스테롤 합성 억제

→ 비만 예방 및 개선
  지질 이상증 예방 및 개선

· 위내 체류시간 증대
  (천연식초를 식사 중에 섭취)
· 구연산 회로 활성화

· 인슐린 감수성 향상
· 간에서 당신생 억제

· 식후 혈당치 상승 억제
· 당 연소 촉진

→ 당뇨 예방 및 개선

· 아데노신에 의한 혈관 확장
· R-A-A 계의 억제
  (ACE 저해)
  └ 안지오텐신 전환효소

· 고혈압 저하 ─────→ 고혈압 예방 및 개선
renin- angiotensin-aldosterone(레닌- 안지오텐신-알도스테론)

· 장에서 칼슘 섭취 촉진
· 뼈 형성 촉진
· 소장 표면적 증대

· 골밀도 저하 억제 ───→ 골다공증 예방 및 개선

· 구연산 회로 활성화
· 심폐기능 활성화
· 산소 운반능력 활성화

· 젖산 축적 억제 및 분해 ──→ 암 예방 및 개선
  암 악성화 예방 및 개선

· AMPK의 활성화 ───→ · P53 활성화(암 억제 유전자) → 암세포 증식 억제

천연식초의 여러가지 효능이 질병에 작용하는 메커니즘

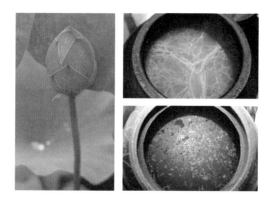

• 비만

천연식초 섭취

① PPARα(퍼옥시좀 증식체 활성화 수용체)의 활성화 → 지방 연소 촉진, 중성지방 축적 억제, 콜레스테롤 합성 억제 → 비만 예방 및 개선

※ 세포 내 핵에 존재하는 퍼옥시좀 증식체 활성화 수용체는 현재까지 세 종류(알파, 베타, 감마)가 발견되었습니다. 알파 수용체는 간, 콩팥, 심장, 근육, 지방조직 등에서 발현되고 세포 분화, 발생, 대사과정, 암 발생 등에서 매우 중요한 역할을 합니다.

② AMPK(아데노신1인산키나아제)활성화 → 지방 연소 촉진, 중성지방 축적 억제, 콜레스테롤 합성 억제 → 비만 예방 및 개선(AMPK활성화는 운동과 같은 효과를 냅니다)

※ AMPK(AMP활성화 단백질키나아제-AMP activated protein kinase)는 세포 내 에너지 생산에 중요한 역할을 담당하고 있습니다. 세포의 에너지 생산은 ATP(아데노신 3인산)를 이용합니다. ATP는 배터리와 같은 에너지 통화로서 에너지를 필요로 하는 생물체의 반응 과정에는 반드시 사용됩니다. 아데노신은 생물체의 세포에 존재하며 생화학적인 작용을 합니다. 아데노신에 인산기가 1개 달려 있으면 아데노신1인산(AMP), 2개 달려 있으면 아데노신2인산(ADP), 3개 달려 있으면 아데노신3인산(ATP)이라 합니다. 이 ATP에서 인산이 하나 떨어져 나가면서 에너지가 방출되며 ADP가 되고, 이 ADP도 인산이 하나 떨어져 나가면서 AMP가 될 때 에너지가 방출됩니다. AMPK는 AMP에서 활성화되는 단백질 인산화효소로 세포 내 ATP 공급이 고갈된 상황에서 AMP의 증가에 반응하여 활성화됩니다. AMPK는 ATP 생산을 촉진하여 ATP 수준을 회복시키는 효과가 있습니다. 즉 AMPK가 활성화되면 포도당과 지방, 단백질의 분해가 활발해져 ATP가 생산됩니다. 따라서 이 효과는 운동과 같은 효과가 있으므로 비만과 2형 당뇨병의 치료에도 도움이 됩니다. 이와 함께 AMPK는 암 억제 유전자 p53을 활성화하여 암세포 증식을 억제하는 효과도 있습니다. 한편 p53의 활성화는 AMPK를 활성화하기도 하므로 AMPK와 p53은 상호작용하여 암을 억제하게 됩니다.

③ 산소 소비량과 에너지 소비량 증대 → 여분의 당과 지방 연소 → 비만 예방 및 개선

④ 근육에서 당 대사와 지방 대사 촉진 → 비만 예방 및 개선

⑤ 지방세포의 비대화 억제 → 비만 예방 및 개선

⑥ 구연산회로 활성화 → 여분의 당과 지방 연소 → 비만 예방 및 개선

• 고혈압

천연식초 섭취

① 교감신경 억제 → 혈관 수축 억제 → 혈압 상승 억제

② 아데노신 생성 → 혈관 이완 및 혈관 수축 억제 → 혈압 상승 억제

③ R-A-A계(레닌-안지오텐신-알도스테론) 억제 → 혈관 이완 및 혈관 수축 억제 → 혈압 상승 억제

④ R-A-A계 억제 → Na 배설 촉진 · Na 재흡수 억제 → 혈압 상승 억제

⑤ R-A-A계 억제 → ACE(안지오텐신 전환효소)억제 → 혈압 상승 억제

※ R-A-A계는 신장, 폐, 간, 부신 등의 기관이 협동하여 작동하는 혈압조절기구입니다. 신장에서 레닌이 분비되고 이는 간에서 합성된 안지오텐시노겐을 분해하여 안지오텐신 I을 만들고 이는 폐에 있는 안지오텐신 I 전환효소(angiotensinogen I convertase)에 의해 안지오텐신 II로 전환되고, 이는 혈관을 수축시키고 부신피질에 작용하여 알도스테론의 합성을 자극합니다. 알도스테론은 신장에서 염류와 수분의 재흡수를 증가시켜 혈액이 많아지고 혈압을 높이게 됩니다.

⑥ 구연산회로 활성화 → 여분의 당과 지방 연소 → 고혈압 예방 및 개선

• 당뇨

천연식초 섭취(식사와 함께 섭취하는 것이 효과가 높음)

① 음식물의 이동 속도 지연 → 식후 혈당치 상승 억제 → 당뇨 예방 및 개선

② 장관 글루코시다아제(glucosidase; 포도당 생성 반응을 촉매하는 효

소)억제 → 식후 혈당치 상승 억제 → 당뇨 예방 및 개선

③ R-A-A계(레닌-안지오텐신-알도스테론) 억제 → 인슐린 감수성 향상(인슐린 저항선 개선) 및 간에서 당신생(糖新生)억제 → 식후 혈당치 상승 억제 → 당뇨 예방 및 개선

④ AMPK(아데노신1인산키나아제)활성화 → 인슐린 감수성 향상 및 당신생 억제 → 식후 혈당치 상승 억제 → 당뇨 예방 및 개선

⑤ AMPK활성화 → 근육에서 당 흡수 촉진 → 공복 시 혈당 저하 → 당뇨 예방 및 개선(AMPK활성화는 운동과 같은 효과를 냅니다)

⑥ 구연산회로 활성화 → 여분의 당과 지방 연소 → 당뇨 예방 및 개선

• 암

천연식초 섭취

① 구연산회로 활성화 → 젖산 분해 · 배출 → 암 예방 · 개선

② 적혈구 내의 헤모글로빈 산화철 환원 → 산소 공급능력 개선 → 젖산 생성 억제 → 암 예방 · 개선

③ 항산화 작용 → 면역력 증강 → 암 예방 · 개선

④ 소화기능 개선 및 독소 배출 → 저항력 향상 → 암 예방 · 개선

⑤ 체액을 약알칼리화 → 암 예방 · 개선

⑥ AMPK의 활성화 → P53 활성화(암 억제 유전자) → 암세포 증식 억제

위와 같은 메커니즘에 의해 천연식초를 섭취하면 부작용 없이 질병을 예방 · 개선하는 데 도움이 됩니다.

3. 천연식초 섭취 권유량

아래의 여러 생활습관병에 천연식초를 1일 15㎖에서 30㎖ 정도 섭취하면 부작용 없이 질병 개선에 도움을 받을 수 있습니다. 15㎖ 섭취보다는 30㎖ 섭취가 효과도 더 높았습니다. 당뇨와 골다공증에 있어서는 식사와 함께 섭취하는 것이 장에서 당의 흡수를 지연시켰으며 칼슘 흡수율을 높였습니다.

동물실험 및 임상시험에 의한 천연식초 섭취 권유량

식후 혈당치 상승 억제	15~30㎖/식사 중에 섭취
혈압 강하	15~30㎖/1일
총콜레스테롤 · LDL 저하	15~30㎖/1일
비만자의 내장지방 축적 억제	15~30㎖/1일
골다공증 예방 및 개선	15~30㎖/식사 중에 섭취
암 예방 및 개선	30㎖/1일(1회 15㎖씩 섭취)

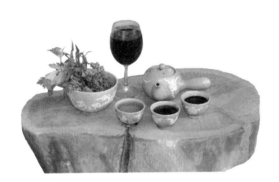

PART 2

암, 고혈압, 당뇨, 비만과
천연식초

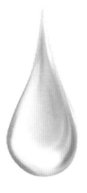

제4장
고혈압의 원인과 자연치유

1. 고혈압의 근본적인 원인

고혈압의 원인이라 하면 일반적으로 과식, 음주, 흡연, 운동 부족, 스트레스, 불규칙한 수면 패턴, 비만, 유전이나 질병 등을 들 수 있습니다. 하지만 보다 근본적인 원인은 산소와 이산화탄소에 있습니다. 고혈압의 원인을 요약하면, 다음과 같습니다.

혈압
심장의 수축과 이완 작용에 의해 순환하는 혈액이 혈관벽에 미치는 압력을 뜻합니다.

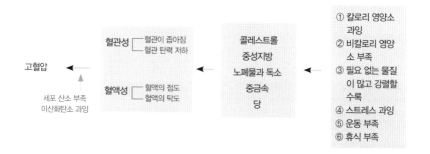

심장의 압력에 의해 혈액을 통해 인체를 구성하는 100조 개나 되는 세포에게 산소를 공급하고, 세포는 이 산소를 이용하여 생명 활동(신진대사)을 하고 난 후 생성된 이산화탄소를 혈액을 통해 배출함으로써 생명을 유지합니다. 인체의 생명 유지는 이와 같은 기본 원칙에 의해

서만 가능합니다.

그런데 혈관벽이 좁아지거나 혈액의 농도가 짙은 결과 혈액순환이 원활하지 않으면 인체를 구성하는 100조 개나 되는 세포에 공급되는 산소와 이산화탄소 배출은 어떻게 될까요? 인체를 구성하는 세포에게 산소 공급이 원활하지 않다는 것은 곧 인체가 산소가 희박한 고산지대에 놓여 있는 것과 같은 상태를 뜻합니다(p.22).

고혈압이란 혈액순환 장애로 인체를 구성하는 하나하나의 세포에 산소 공급과 이산화탄소 배출이 원활하지 않아서 세포가 질식 상태에 빠지는 것을 막기 위한 인체의 생존 수단인 것입니다. 즉, 혈압을 높여서라도 세포에 산소 공급과 이산화탄소 배출을 원활하게 하기 위한 생존 메커니즘(생존을 위한 몸의 필사적인 노력)인 것입니다.

혈액순환 장애 ⇨ 세포 호흡 장애(산소 공급과 이산화탄소 배출이 원활하지 않음) ⇨ 인체를 구성하는 모든 세포가 질식 상태 ⇨ 인체의 생존 메커니즘 발현 ⇨ 혈압을 높임(고혈압) ⇨ 혈액순환 원활 ⇨ 세포 호흡 원활(산소 공급과 이산화탄소 배출이 원활)

나이가 들면서 여러 가지 원인에 의해 혈관이 좁아지고 탄력이 떨어지며 혈액도 탁해지고 농도가 짙어지면 혈액순환에 장애가 발생하게 됩니다.

혈액순환에 장애가 발생하면 인체를 구성하는 하나하나의 세포에 산소 공급과 이산화탄소 배출이 잘 이루어지지 않습니다. 그래서 인체가 생존을 위해 혈압을 높이게 됩니다. 앞에서도 말씀드렸듯이 이를 생존 메커니즘이라 합니다(제1장 '2. 생존 메커니즘과 질병(p.21)').

이는 마치 내가 누워 있을 때보다 앉아 있을 때, 앉아 있을 때보다 서 있을 때, 서 있을 때보다 걸을 때, 걸을 때보다 달릴 때 혈압이 올라가는 것과 같은 원리입니다. 걸을 때보다 달릴 때 혈압이 올라가지 않으면 산소 부족으로 달릴 수가 없기 때문입니다.

만일 혈액순환이 원활하지 않은데도 생존을 위해 인체가 스스로 혈압을 올리지 않는다면 생존 메커니즘(생존을 위한 몸의 필사적인 노력)에 의해 세포는 산소 부족과 이산화탄소 과잉 상태에서도 생존해야 하는 세포로 적응해야만 살 수 있습니다. 이 최후의 단계가 암세포와 같은 살아남기에 뛰어난 슈퍼세포가 되는 것입니다.

원활한 혈액순환이란 인체를 구성하는 모든 세포에 산소 공급과 이산화탄소 배출이 원활한 것을 뜻합니다. 인체가 혈압을 올리는 것은 생존을 위한 수단입니다. 그런데 생존을 위해 혈압을 올리다 보니 약한 혈관이 터지는 문제가 발생됩니다. 이와 같이 인체가 생존을 위해 최선의 방법을 선택하는 가운데 2차적으로 발생하는 것, 이것이 바로 우리가 말하는 '질병(생활습관병)'입니다.

'혈압이 높다'는 것은, '혈액순환이 원활하지 않다'는 것을 뜻하고, 이는 곧 '인체를 구성하는 모든 세포에 산소 공급과 이산화탄소 배출이 원활하지 않아 이를 개선하기 위해 심장이 압을 높이는 것'을 뜻합니다.

그런데 혈액순환은 원활하지 않은데 혈압강하제로 혈압만 떨어뜨리면 어떻게 될까요? 약으로 우선 혈압은 떨어져 혈관이 터지는 것은 방지할 수 있지만 '세포의 질식 상태'는 그대로 남아 있습니다. 혈압강하제가 모든 것을 절대 해결해 주지 못하는 이유입니다.

'세포의 질식 상태'에서 벗어나려면 오직 혈압을 올리는 근본적인 원인을 제거하는 것 외에는 다른 어떤 방법도 없습니다. 오로지 혈압을 올리는 원인이 되는 칼로리 영양소 과잉, 비칼로리 영양소 부족, 독소 과잉, 지나친 스트레스, 운동과 휴식 부족 등의 근본적인 원인을 제거해야만 나중에 다른 질병으로 더 힘들어지는 것을 막을 수 있습니다.

[도움말] 약은 위급할 때 잠시 잠깐만

질병의 원인은 개선하지 않은 채 약을 사용해서 증상을 억제하면 생존 메커니즘(생존을 위한 몸의 필사적인 노력)에 의해 다른 문제가 야기됩니다.

대부분의 경우 고혈압은 12만km(지구 세 바퀴 둘레)나 되는 혈관이 좁아지고 혈액의 농도가 짙어진 것이 원인입니다. 그런데 고혈압을 일으키는 원인은 개선하지 않은 채 약물로 억지로 혈압을 떨어뜨리면, 인체를 구성하는 모든 세포들은 산소 공급과 이산화탄소 배출이 원활하지 않게 되고 결국 세포는 그런 환경에서도 생존하기 위해 다른 길을 택하게 됩니다.

즉, 산소가 부족한 가운데서도 에너지를 만들어 생존하는 세포가 됩니다. 산소가 부족한 가운데서도 에너지를 만들면 젖산이 많이 생성되고 이 젖산이 정상세포를 암세포화하고 또 암세포를 더욱 악성의 암세포로 만들게 되는 기폭제가 됩니다(제7장 '2. 암세포의 성장과 젖산(p.187)'). 거의 대부분의 경우 약물은 증상만 가라앉히는 목적으로 사용된다는 것을 결코 잊어서는 안 될 것입니다.

------

2. 고혈압의 일반적인 원인

고혈압의 원인은 일반적으로 크게 혈관성과 혈액성 두 가지로 나누어 생각해 볼 수 있습니다. 어떤 원인에 의해서든 혈관성은 혈관이 좁아지거나 탄력이 줄어든(혈관의 노화에 의해 탄력이 떨어지면 혈액의 저항이 높아져 혈압이 올라감) 경우이며, 혈액성은 혈액의 농도가 짙거나 담배나 술, 식품첨가물 등으로 혈액이 탁해진 경우입니다.

혈액의 농도가 짙어지는 원인은 누구나 알고 있듯이 탄수화물 · 단백질 · 지방 등의 칼로리는 과잉 섭취하고 비칼로리 영양소인 효소 · 보효소(비타민, 미네랄) · 생리활성 영양소 · 섬유질은 부족하게 섭취하며 이와 함께 칼로리를 소비하는 운동이 부족할 경우입니다.

또한 혈액이 탁해지는 원인은 담배, 술, 식품첨가물이 들어간 음식 등을 즐기기 때문입니다. 담배 속에 있는 타르, 니코틴을 비롯하여 술 속의 알코올과 알코올을 분해하는 가운데 생성된 2차 대사산물인 아세트알데히드, 그리고 인스턴트식품에 많이 함유된 식품첨가물, 독성 단백질 찌꺼기인 호모시스테인 등이 혈액에 들어와 혈액을 탁하게 만듭니다.

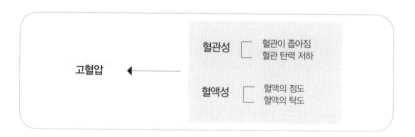

혈관벽이 좁아지고 탄력이 줄어드는 것도 결국 여분의 칼로리가 혈관벽에 쌓여서 혈관벽이 두꺼워지고 굳어지면서 생긴 결과이며, 이로 인해 약간의 혈압 상승에도 혈관이 터질 수 있는 위험을 안게 됩니다. 당연한 얘기지만 이와 같은 원인에 의해 혈압은 올라가게 됩니다.

젊을 때는 혈관의 탄력성이 있으므로 심장의 압력에 의해 보내지는 혈액의 양에 따라 혈관이 확장되거나 좁아지면서 혈압의 상승이 조절됩니다. 그러나 나이와 함께 혈압은 조금씩 올라가는 경향이 있습니다. 그것은 혈관의 내벽에 콜레스테롤이나 중성지방이 쌓여 혈관이 좁아지거나 탄력성이 떨어졌기 때문입니다.

고혈압의 상태가 계속되면 혈관이 노화하고 상처가 나기 쉬우며 동맥경화가 야기됩니다. 그 결과 뇌출혈, 뇌혈전, 뇌색전, 심근경색 등 심각한 병을 일으키게 됩니다.

3. 고혈압을 떨어뜨리는 현대적인 약의 원리

의사들이 쉽게 처방해 주는 혈압을 떨어뜨리는 현대적인 약이 어떻게 혈압을 간단하게 떨어뜨리는지 참고삼아 살펴봅시다.

고혈압 약(혈압강하제)은 정상 혈압보다 높아진 혈압을 낮추는 약물로서 혈액 내 수분량을 감소시키는 작용, 혈관 수축물질을 억제하거나 혈관을 확장시키는 작용, 또는 심근 수축력을 감소시키거나 심장 박동수를 감소시킴으로써 심장의 수축을 억제하는 작용 등을 통해 혈압을 낮춥니다. 다음의 약들은 단독 혹은 다른 계열의 약물과 함께 사용됩니다.

• 고혈압 약(혈압강하제)의 원리

① 이뇨제: 소변 배출 증가로 혈액 내 수분량 감소(부작용으로 잦은 소변)

② 베타차단제: 교감신경 차단으로 심장박동 저하 및 혈관이완(부작용으로 맥이 천천히 뜀)

③ 알파차단제: 전립선 혈관 이완으로 소변 배출 증가

④ 칼슘채널 차단: 심장근력 약화, 말초혈관 이완 효과(부작용으로 발목 부종)

⑤ ACE저해제: 나트륨 재흡수 억제로 혈액 내 수분량 조절

⑥ ARB저해제: 나트륨 재흡수 억제

혈액순환은 개선되지 않은 채(매일 약을 복용한다는 것은 혈액순환이 개선되지 않았다는 것을 증명하는 것임) 위의 혈압강하제로 억지로 혈압을 떨어뜨리면 뇌졸중(중풍)은 예방할 수 있지만 '전신 세포들의 질식 상태(산소 공급과 이산탄소 배출이 원활하지 않은 상태)'는 계속됩니다. 이런 상태가 계속되면 생존에 위기를 느낀 세포들이 생존하기 위해, 즉 생존 메커니즘에 의해 이런 질식 상태에 적응하면서 생존하게 됩니다. 산소가 부족하고 이산화탄소가 많은 질식 상태에서도 생존할 수 있는 세포, 이런 세포를 뭐라고 부를까요?

4. 고혈압에서 벗어나는 진짜 치유

단독주택에 비해 10가구가 사는 다세대주택은 당연히 수압을 더 올

려야 물 부족 현상을 일으키지 않고, 또한 수도관의 노후화로 관의 내경이 좁아져도 수압을 더 올려야 물 부족 현상을 일으키지 않듯, 인체라는 몸도 혈압을 올리는 데는 반드시 이유가 있습니다.

그러므로 혈압을 내리기 위해서는, 마치 세대수를 줄이고 노후한 수도관을 바꿔야 물을 충분히 사용할 수 있는 것과 마찬가지로 인체도 체내 환경을 개선해야만 합니다. 그렇지 않으면 움직이는 다이너마이트(고혈압)가 되어 언제 터질지 모르는 위험을 안게 됩니다.

자, 이제부터 약에만 의존하지 말고 내 몸을 구성하는 세포를 위해 조금이라도 생활 패턴을 바꿔 보도록 합시다. 조금이라도 바꾸면 조금 바꾼 것만큼이라도 몸은 좋아지게 되어 있습니다. 많이 바꾸지 못했다고 자책할 필요는 없습니다. 제1장의 '4. 하루 24시간을 3주기로 나눈 자연 섭생법(natural hygiene)(p.39)'을 기본으로 아래의 다섯 가지(①~⑤)를 실천하시면 짧게는 1~2주 만에도 고혈압에서 벗어날 수 있습니다.

① 칼로리 영양소인 탄수화물, 단백질, 지방 줄이기

특히 산화된 지질, 흰설탕, 정제염과 맛소금은 고혈압을 야기하는 최대 요인으로 꼽히는 것들입니다. 저녁 식사의 양을 10분의 1만 줄이는 것으로도 두세 달 후면 약을 끊을 수 있습니다. 매 끼니마다 밥숟가락으로 세 숟가락만 줄여 보세요. 만일 배가 고프면 비칼로리 영양소가 풍부한 식품으로 보충하시면 됩니다.

② 비칼로리 영양소의 섭취

가능한 한 현미잡곡밥을 먹고 비칼로리 영양소인 효소 · 보효소(비타민, 미네랄) · 생리활성 영양소 · 섬유질이 풍부하게 들어 있는 발효식품, 과일, 야채, 해조류를 보다 많이 섭취합니다.

③ 적절한 운동

하루에 적어도 40~50분 정도는 빠른 걸음으로 걸어야 합니다. 처음에는 보통 걸음으로 시작해서 적응이 되면 점점 속도를 올리도록 합니다. 일주일에 5회 정도 운동하면 몸이 너무 좋아합니다. 우리는 식물이 아니라 동물이라는 점을 절대 잊어서는 안 됩니다. 뿌리를 땅에 박고 있는 식물들도 바람에 의한 운동을 하지 않으면 콩나물처럼 되고 맙니다.

운동으로 여분의 칼로리를 연소하고 혈액순환이 원활해지면 혈압은 자연히 조절됩니다. 평균적으로 남성은 체중의 45%가, 여성은 체중의 36%가 근육으로 이뤄져 있습니다. 그리고 근육의 75%는 하반신에 있습니다. 하반신의 근육이 발달하면 근육 주위에 모세혈관이 많아져 혈압이 정상 이상으로 올라가지 않습니다.

젊을 때는 하반신에 근육이 많아 혈압이 높지 않으나 나이를 먹으면서 운동 부족으로 배는 볼록하고 다리는 근육이 빠져 가느다랗게 약해지면 피가 갈 곳이 없어집니다. 결국 혈액이 위로 향하게 되고 상반신에 피가 집중되어 혈압이 올라가는 것입니다.

따뜻한 물에 발을 담그는 것만으로도 하지의 모세혈관이 확장되어 혈압이 내려가고, 란셋 등의 바늘로 사지말단(四肢末端)에 피를 빼도 혈압이 바로 내려가므로 위급할 때를 대비해 알아 두면 좋을 것입니다.

④ 스트레스 해소

평소의 생활 중에 겪는 적당한 스트레스는 사람을 담금질하는 약이 되기도 합니다. 그러나 지나친 스트레스는 교감신경을 자극하여 고혈압을 일으키는 요인이 됩니다.

지나친 스트레스 ⇨ 교감신경 항진 ⇨ 아드레날린 호르몬 분비 ⇨ 혈압 상승

⑤ 천연식초나 발효효소 섭취

좀 더 효과를 보기 위해 초산을 비롯한 여러 유기산이 풍부하게 함유된 천연식초를 먹으면 많은 도움이 됩니다. 천연식초는 여분의 칼로리를 연소하여 체내 축적을 막아 줄 뿐 아니라 혈액순환도 원활하게 합니다. 그래서 비칼로리 영양소가 풍부한 발효효소(발효액)도 천연식초처럼 새콤하게 만드는 것이 좋습니다.

고혈압을 개선하는 식사와 운동에 대한 구체적인 방법은 '제8장 암, 고혈압, 당뇨, 비만을 치유 · 개선하는 식사와 운동(p.268)'을 참고하시기 바랍니다.

5. 왜 천연식초는 혈압을 조정하고 혈액순환을 좋게 할까

천연식초는 쥐를 이용한 실험이나 사람을 통한 임상시험에서 혈압을 조정하고 혈액순환을 원활하게 하는 작용을 한다는 것이 이미 너무나 많이 밝혀져 있습니다.

구체적으로 말씀드리면, 인체를 구성하는 세포의 수는 대략 100조

개, 그중 혈액 내에서 산소를 공급하고 이산화탄소를 배출하는 적혈구
의 수는 20~30조 개(생존 환경에 따라 적혈구 수는 조절됩니다)입니다.

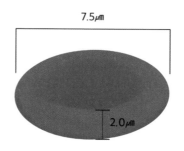

적혈구의 형태 및 크기

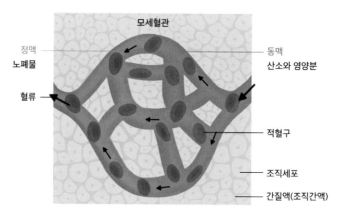

조직에서의 산소 및 노폐물 교환

　혈관의 말단 부위인 모세혈관의 크기는 적혈구(직경 7~8㎛)가 겨우
지나다닐 수 있는 정도의 크기인데 혈액 상태가 좋지 않으면(탄수화
물, 단백질, 지방 등의 식품을 과잉 섭취하거나 운동 부족, 지나친 스트레
스, 음주, 흡연 등이 원인) 이 적혈구들이 여러 개 붙어서(응집해서) 혈

액순환에 장애가 발생합니다. 또한 가운데 가 오목한 원반형의 적혈구가 좁은 모세혈 관에서 변형 능력의 원활성이 나빠지면 혈 액순환에 장애가 발생합니다. 그런데 천연 식초를 먹으면 이 부분들이 개선되므로 혈 액순환에 도움을 주게 됩니다.

적혈구의 변형 능력
원반형의 적혈구가 좁은 모세혈 관을 지나다니려면 그만한 탄력 성이 필요한데, 이 유연한 탄력 성을 변형 능력이라 합니다.

그리고 또 천연식초는 혈액을 개선하여 혈액순환에 도움을 줍니다. 인체의 혈액은 5~6ℓ, 혈관의 길이는 대략 12만㎞(지구 세 바퀴 길이)로 심장에서 나온 피가 다시 심장으로 되돌아오는 데 걸리는 시간은 평균 1분(심장에서 먼 부위와 가까운 부위를 합해서)입니다. 그런데 혈액의 농도가 짙거나 혈관이 좁아지면 지구를 세 바퀴나 도는 긴 혈액순환에 장애가 발생하게 됩니다. 하지만 천연식초를 먹으면 혈액 내의 여분의 당과 지방을 연소하여 혈액순환을 보다 원활하게 하는 데 도움을 주게 됩니다.

고혈압에 관한 천연식초의 생리 작용은 아래와 같습니다.

• 천연식초 섭취

① 교감신경 억제 → 혈관 수축 억제 → 혈압 상승 억제

② 아데노신 생성 → 혈관 이완 및 혈관 수축 억제 → 혈압 상승 억제

③ R-A-A계(레닌-안지오텐신-알도스테론) 억제 → 혈관 이완 및 혈관 수축 억제 → 혈압 상승 억제

※ R-A-A계는 신장, 폐, 간, 부신 등의 기관이 협동하여 작동하는 혈압조절기구입니다. 신장에서 레닌이 분비되고 이는 간에서 합성된 안지오텐시노겐을 분해하여 안지오텐신 Ⅰ을 만들고 이는 폐에 있는 안지 오텐신 Ⅰ 전환효소(angiotensinogen I convertase)에 의해 안지오텐신 Ⅱ로 전환되고, 이는 혈관을 수축시 키고 부신피질에 작용하여 알도스테론의 합성을 자극합니다. 알도스테론은 신장에서 염류와 수분의 재

흡수를 증가시켜 혈액이 많아지고 혈압을 높이게 됩니다.

④ R-A-A계 억제 → Na 배설 촉진 · Na 재흡수 억제 → 혈압 상승 억제

⑤ R-A-A계 억제 → ACE(안지오텐신 전환효소) 억제 → 심장과 신장의 장기 보호, 뇌혈관 장애 예방, 인슐린 저항선 개선

천연식초를 섭취하면 분명히 고혈압을 개선하는 데 도움이 된다는 것은 이와 같은 과학적 연구뿐 아니라 수많은 임상시험에 의해서도 이미 입증되었습니다.

실험쥐를 통한 수많은 임상시험, 150명이 참가한 고혈압 환자의 임상시험, 고혈압(169/105㎜Hg)인 의사(68세)의 임상시험 등 수없이 많은 임상시험을 통해 천연식초를 하루 15㎖~30㎖ 섭취(아침 기상 후 섭취)하는 것만으로도 혈압 조절에 많은 도움이 된다는 증거는 넘쳐납니다.

천연식초의 효과를 높이기 위해 고혈압에 도움이 되는 초절임 식품과 함께 드시면 더욱 좋습니다(고혈압에 좋은 초절임 식품 만들기 (p.305)).

[도움말] 생존 메커니즘과 고혈압

여러분에게 고혈압의 심각성을 깨닫게 하기 위해 '생존 메커니즘과 고혈압'에 대해 다시 한 번 말씀드리도록 하겠습니다.

우리 몸은 복잡하기 이를 데 없는 혈관이라는 고속도로망을 구축하고 있습니다. 그 길이는 장장 지구를 세 바퀴나 돌 수 있는 12만km에 달합니다. 이 고

속도로(혈관)를 대략 25조 개의 적혈구라는 산소(또는 이산화탄소) 운반 트럭이 쉼 없이 달리고 있기 때문에 우리는 생명 활동을 원활하게 할 수 있습니다.

그런데 이 고속도로(혈관)가 고농도의 당이나 콜레스테롤 등으로 인해 길이 밀리거나 좁아지면 산소와 이산화탄소 운반 트럭인 적혈구는 산소를 빨리 실어 나르지 못하고, 또한 이산화탄소도 빨리 실어 나르지 못해 인체를 구성하는 모든 세포들의 생명은 치명타를 입게 됩니다.

그래서 생존을 위해서 심장이 압을 높여 산소와 이산화탄소의 공급과 배출을 원활하게 하고자 합니다. 즉, 혈압을 높여서라도 혈관이라는 고속도로가 원활하게 돌아가게 합니다. 그런데 이 높은 혈압이 인체를 구성하는 모든 세포들의 질식 상태(혈액순환이 원활하지 않아 산소 공급과 이산화탄소 배출에 장애가 발생한 상태)를 개선시키기는 하지만, 한편으로는 약한 혈관이 터질 수 있는 위험이 생기게도 합니다. 그래서 특히 뇌에서 혈관이 터지는 것을 막기 위해 혈압강하제를 복용합니다.

하지만 세포에 산소 공급과 이산화탄소의 배출을 개선하지 않은 채 혈압강하제를 이용하여 억지로 혈압만 떨어뜨리면 뇌졸중(중풍)은 막을 수 있지만 인체를 구성하는 모든 세포의 질식 상태는 그대로 지속됩니다. 약이 절대 모든 것을 해결하지는 못한다는 것이지요.

만일 계속적으로 산소가 부족한 상태가 지속되면 세포는 그런 상태에서도 생존하기 위해 또 노력하게 됩니다. 그 결과 거기에 적응하는 세포가 생기기도 합니다(산소가 부족한 가운데 에너지를 생산하면서 젖산을 대량으로 생성하면서 생존합니다. 이 대량의 젖산이 세포를 암세포화하는 촉발제 역할을 합니다. 암에 대해서는 '제7장 암의 원인과 자연치유'에서 상세하게 설명하겠습니다). 이런 세포를 우리는 변이세포(암 세포)라 합니다.

인체를 구성하는 모든 세포는 이와 같이 생존을 위해 갖은 방법을 다 동원하면서 생존하려고 합니다. 이렇게 생존을 위해 최선의 방법을 강구하는 생존 메커니즘에 의해 고혈압, 당뇨뿐만 아니라 암 같은 질병도 발생되는 것입니다.

고혈압이 발생하게 되는 근본적인 원인을 모르면 절대 결코 고혈압을 고칠 수 없으며 약의 부작용은 누적되어 인체의 또 다른 생존 메커니즘 시스템을 가동시키게 되는 원인이 된다는 점을 꼭 기억하시기 바랍니다.

6. 왜 천연식초는 총콜레스테롤 수치를 떨어뜨리는 것일까

총콜레스테롤 수치는 LDL콜레스테롤과 HDL콜레스테롤, 그리고 중성지방을 합친 것을 말합니다. 건강한 사람의 총콜레스테롤 수치는 150~220mg/dl, LDL(저밀도 리포단백질)은 70~120mg/dl, HDL(고밀도 리포단백질)은 40~60mg/dl, 중성지방 수치는 150mg/dl 이하가 이상적인 밸런스입니다.

콜레스테롤 수치를 정상적으로 유지하기 위해서는 무엇보다 칼로리(탄수화물, 단백질, 지방)가 많은 식품을 줄이고 야채와 과일, 해조류, 발효식품을 충분히 섭취하면서 적절하게 운동도 해야 합니다. 이와 함게 인체에 쌓여 살이 되는 여분의 당과 지방을 태워 에너지로 사용하기 위해서 천연식초와 유기산이 풍부한 새콤한 발효효소를 먹는 것도 많은 도움이 됩니다.

천연식초에 풍부하게 함유되어 있는 초산을 비롯한 여러 유기산, 그리고 발효효소에 풍부하게 들어 있는 효소 · 보효소(비타민, 미네랄) · 생리활성 영양소들이 당과 지방의 연소를 도와 여분의 지방이 체내에 축적되는 것을 줄여 주기 때문입니다.

또한 천연식초를 섭취하면 간에서 콜레스테롤 및 지방산 합성을 억제하고 담즙 분비를 보다 활성화하기 때문에 콜레스테롤이 줄어들게 됩니다.

콜레스테롤에 관계한 임상시험(하루 1회, 12주간 동안 식초 15㎖ 섭취)에서도 참가자(95명)의 총콜레스테롤 수치가 평균 217㎎/㎗에서 204㎎/㎗까지 내려갔으며, LDL콜레스테롤 수치도 136㎎/㎗에서 125㎎/㎗까지 감소하였습니다(酢の機能と科学 참고).

제5장

당뇨의 원인과 자연치유

1. 당뇨의 근본적인 원인

당뇨는 크게 2가지 형으로 나뉩니다. 하나는 Ⅰ형 당뇨병으로서 췌장의 기능 장애로 인슐린을 분비하지 못해 나타나는 당뇨입니다. 이것을 인슐린 의존형 당뇨병 또는 주로 소아에게서 나타나므로 소아형 당뇨병이라고도 합니다.

또 하나는 Ⅱ형 당뇨병으로서 인슐린 비의존형 당뇨병(인슐린 저항성 당뇨병이라고도 함) 또는 주로 성인들에게서 많이 발생하므로 성인성 당뇨병이라 합니다. 이 Ⅱ형 당뇨병은 세포 표면에 있는 인슐린 수용체의 문제로써 인슐린의 작용이 원활하지 않기 때문에 발생하며 한국인 당뇨병의 대부분을 차지합니다.

인슐린 수용체(Insulin receptor)는 세포 표면에 있는 일종의 단백질로서 하나의 세포에 여러 개가 있습니다. 음식물을 통해 들어온 혈중의 당이 세포 속으로 들어가 에너지원이 되기 위해서는 먼저 세포 표면에 있는 이 인슐린 수용체와 인슐린이 결합되어야만 합니다.

혈중 포도당 → 인슐린 + 인슐린 수용체 = 결합 → 세포 내로 들어감

인슐린과 인슐린 수용체는 마치 열쇠와 자물쇠(열쇠구멍)의 역할과

같다고 할 수 있습니다. 열쇠가 제아무리 많아도 자물쇠가 없으면 문을 열 수 없듯이 인슐린이 제아무리 많아도 인슐린 수용체가 부족하면 인슐린은 작동할 수가 없어 결국 당이 세포 속으로 충분히 들어가지 못합니다.

오늘날은 포식의 시대라고 할 정도로 음식물이 넘쳐납니다. 인체가 필요로 하는 양 이상으로 많이 먹으면 췌장이 통상적으로 분비하는 양 이상으로 인슐린을 분비해야 합니다. 그리고 또 인슐린의 양이 증가하면 몸 안에서 이로 인한 부작용(세포내 당 과잉으로 인한 생존 위험)을 피하기 위해서 생존 메커니즘(생존을 위한 몸의 필사적인 노력)에 의해 인슐린 수용체의 수를 스스로 줄이는 작용이 일어나게 됩니다(반드시 '제1장 건강의 기본 원리와 질병'을 읽은 후 해당 장을 보셔야 이해가 잘됩니다).

그런데도 입에 당긴다고 습관적으로 탄수화물을 많이 먹으면 세포는 살기 위해 인슐린 수용체의 수를 더 줄이게 되고 그로 인해 세포 속으로 들어가지 못한 혈당은 더 많아지게 됩니다. 이와 같이 인슐린 수용체의 수가 부족하거나 작용이 잘 되지 않아 혈당이 많아진 상태를 인슐린 저항성 당뇨라고 부르는데, 인슐린 저항성은 비만하거나 먹는 것에 비해 운동량(육체적 활동)이 부족한 사람들에게서 주로 발생합니다.

앞서 '제4장 고혈압의 원인과 자연치유(p.124)'에서 본 바와 같이 혈액순환이 원활하지 않으면 세포의 산소 부족과 이산화탄소 과잉이라는 질식 상태를 피하기 위해 생존 메커니즘에 의해 혈압을 올린다고 했습니다. 이와 마찬가지로 당뇨도 혈중에 넘쳐나는 여분의 당으로부터 세포가 자신을 보호하기 위해 생존 메커니즘에 의해 세포에 붙어 있는 인슐린 수용체를 줄여 버립니다.

하지만 세포가 인슐린 수용체를 줄여 당에 절여지는 위험한 상태는 면할 수 있지만, 2차적으로 세포 속에 들어가지 못한 당이 혈중에 넘쳐나서 여러 가지 합병증(뇌혈관, 심장혈관 및 신장, 망막 등의 말초혈관 장애와 신경 장애 등이 생깁니다)이 발생됩니다.

[도움말] 당뇨 합병증의 원인

여분의 혈당이 신경에 붙어 신경을 구성하는 단백질과 지질에 구조적인 변화를 일으켜 신경을 손상(신경 자체나 신경을 싸고 있는 막을 손상시킴)시키거나 죽게 합니다. 그리고 여분의 당이 불완전한 에너지대사로 인해 노화의 주범인 활성산소가 많이 발생하여 신경과 혈관은 물론 세포를 파괴합니다.

---

2. 인슐린 저항성 당뇨

우리가 카페인이 많이 들어간 커피를 마시면 혈중에 카페인의 수치가 올라가듯이, 탄수화물을 함유한 식사를 하면 당연히 혈당이 증가합니다. 혈당이 증가하면 췌장(췌장의 β세포)에서 인슐린을 혈액으로 방출합니다. 인슐린이 혈액순환에 의해 열쇠의 구멍과 같은 세포의 인슐린 수용체(Insulin receptor)에 결합하여 세포가 문을 열면 포도당이 세포로 들어가게 됩니다. 인슐린은 포도당이 세포로 들어가게 해 주는 열쇠와 같습니다.

그런데 혈중에 당이 지속적으로 넘쳐나면 세포가 과도한 당으로부터 자신을 보호하기 위해 생존 메커니즘에 의해 세포의 표면에 붙어 있는 인슐린 수용체를 줄여 버립니다. 이를 요약하면 아래와 같습니다.

• 탄수화물 섭취 ⇨ 혈당 증가 ⇨ 췌장의 β세포에서 인슐린 분비 ⇨ 혈액순환에 의해 인슐린이 세포에 전달 ⇨ 인슐린이 세포 표면에 붙어 있는 인슐린 수용체에 결합 ⇨ 포도당이 세포 내로 들어감 ⇨ 에너지 대사에 사용

그런데 혈중에 계속 당이 넘쳐나면 어떻게 될까요?

• 혈중에 계속 당이 넘쳐나면 ⇨ 세포가 과도한 당으로부터 자신을 보호하기 위해 생존 메커니즘(생존을 위한 몸의 필사적인 노력) 발현 ⇨ 인슐린 수용체 감소 ⇨ 인슐린 저항성 당뇨(Ⅱ형 당뇨병)

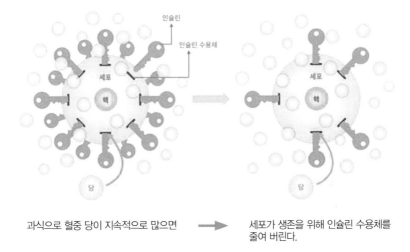

과식으로 혈중 당이 지속적으로 많으면　➡　세포가 생존을 위해 인슐린 수용체를 줄여 버린다.

포도당은 인체를 구성하는 모든 세포에 반드시 필요한 에너지원이지만 세포 내에 너무 많으면 불완전한 에너지대사로 인해 활성산소를 많이 만들어 세포에 독성으로 작용하게 됩니다. 그래서 세포는 생존을 위해 인슐린 수용체를 줄여서라도 여분의 포도당이 세포 내로 들어오는 것을 막는 것입니다. 이를 인슐린 저항성이라 하고 Ⅱ형 당뇨병(성인성 당뇨병)이라 합니다.

대부분의 당뇨병은 이와 같이 인슐린이 부족하지 않은데도 발생합니다. 이런 일이 계속되면 췌장에서 혈당수치를 낮추기 위해 더 많은 인슐린을 생산하고 세포의 인슐린 저항성은 점점 높아지며 결국 췌장의 베타세포도 손상으로 기능부전이 오게 되어 당뇨병은 더욱 심해집니다.

아래에 있는 인슐린 저항성을 일으키는 가장 큰 네 가지 원인을 잘 숙지하고 약을 사용하지 않고 당뇨병에서 벗어나도록 합시다.

첫째, 탄수화물과 지방 과잉 섭취.

둘째, 혈중에 들어온 당과 지방을 소비하는 운동 부족.

셋째, 혈중에 유리지방산이 많은 경우. 쉽게 말하면 육식을 많이 먹을 경우입니다. 혈중에 존재하는 지방은 유리지방산(섭취된 중성지방은 소화액에 의해 유리지방산으로 분해됩니다), 중성지방(음식물로부터 공급되는 당질과 지방산을 재료로 간에서 합성됩니다), 콜레스테롤 등으로 나뉘는데 혈중 유리지방산은 과식, 체중 증가, 비만과 밀접한 관계가 있습니다. 혈중 유리지방산은 인슐린의 반응을 방해하고 인슐린 수용체의 생성을 억제합니다.

넷째, 지나친 스트레스. 지나친 스트레스가 당뇨를 유발하고 악화시킵니다. 인체에 정신적이든 육체적이든 스트레스가 주어지면 인체는 스트레스를 해결하기 위해 혈당을 높이게 되고, 이것이 지속되면 인체는 크든 적든 영향을 받게 됩니다.

스트레스가 계속되어 만성적으로 교감신경이 긴장하면 혈당치가 상승합니다. 교감신경이 긴장하면 근육에 많은 에너지를 만들어야 하기 때문에 에너지원인 당이 혈액 중에 증가합니다. 거기에 더하여 교감신경의 긴장으로 부교감신경의 작용이 억제되기 때문에 혈당을 내리는 인슐린의 분비가 감소하게 됩니다. 이것이 당뇨병을 유발하고 더욱 악화시키는 원인이 됩니다. 이를 요약하면 아래와 같습니다.

• 지나친 스트레스 ⇨ 교감신경 항진 ⇨ 아드레날린 호르몬 분비 ⇨ 혈당 상승 ⇨ 당뇨 유발 · 악화
• 지나친 스트레스 ⇨ 교감신경 항진 ⇨ 부교감신경의 작용 억제 ⇨ 인슐린 분비 감소 ⇨ 당뇨 유발 · 악화

[도움말] 당뇨는 당에 질린 것

우리가 라면을 며칠간 계속 먹으면 질리듯이, 토끼에게 겨울에 풀이 없어 당근을 계속 주면 토끼는 너무나 맛있게 잘 먹다가 4일째 정도부터는 더 이상 당근을 먹지 않습니다. 왜일까요?

토끼는 3일간 계속 당근만 먹었기 때문에 당근 속에 들어 있는 영양소는 이미 토끼 몸속에서 넘쳐나게 됩니다. 넘쳐난 영양소가 지나치면 오히려 토끼에게 독으로 작용하기 때문에 토끼는 본능적으로 더 이상 당근을 먹지 않습니다. 이를 두고 우리는 토끼가 당근에 질렸다고 표현합니다.

이와 마찬가지로 당뇨는 인체에 당이 넘쳐서 인체를 구성하는 하나하나의 세포가 당에 질렸기 때문에 당을 받아들이지 않으려고 하는 것입니다. 이를 과학적으로 설명하다 보니 인체가 넘쳐나는 당을 받아들이지 않기 위해 세표 표면에 붙어 있는 인슐린 수용체를 줄여 버렸기 때문에 인슐린 저항성 당뇨병이 나타나게 된 것이라고 표현하는 것입니다.

결국 Ⅱ형 당뇨병은 토끼가 넘쳐나는 당근에 질리듯이 인체를 구성하는 세포가 당에 질려서 발생한 것에 지나지 않습니다.

[도움말] 당뇨의 3多 증상: 多渴(다갈), 多飮(다음), 多尿(다뇨)

혈중에 당의 농도가 높으면 인체에 퍼져 있는 장장 12만km(지구 세 바퀴 둘레)나 되는 혈관 옆에 있는 세포 내외의 물(체액)이 농도 차에 의해 혈관 속으로 들어와 인체를 구성하는 세포들은 급격하게 물이 부족해져 갈증을 느끼게 됩니다(多渴). 그래서 인체의 요구에 따라 물을 보충하기 위해 많은 물을 마시게 됩니다(多飮). 그리고 한편으로 삼투압에 의해 혈중으로 들어온 물이 많으므로 소변으로 많이 내보내게 됩니다(多尿). 이를 두고 한방에서는 당뇨를 3多 증상이라고 합니다.

----

3. 혈당을 떨어뜨리는 현대적인 약의 원리

현대의료의 당뇨병 약들은 다음과 같은 역할을 하므로 참고하면서 필요시에만 적절하게 사용하기 바랍니다.

• 당뇨병 약(혈당강하제)의 원리

① 포도당의 흡수를 억제하는 약

② 췌장에서 인슐린 분비를 자극하는 약

③ 인슐린 주사제(주사제 외에 편리함을 위해 인슐린펌프를 사용하기도
   함-인공췌장기)

④ 인슐린을 받아들인 세포가 포도당을 제대로 이용할 수 있게 촉진하
   는 약(인슐린 저항성 개선제)

　장기간 약에 의존하는 것은 쇠약한 말에게 채찍을 휘두르는 것과 같
습니다. 혈중 당의 농도가 지속적으로 높으면 혈관에 손상이 가해져
신장과 신경 등의 여러 장기에 장해가 초래됩니다. 인공투석을 받는
환자들 중 30% 이상이 당뇨병으로 인한 신
장장애입니다.

좋은 의사란
약을 많이 처방한 의사가 아니
라 환자들이 약을 끊을 수
있도록 도와준 의사입니다.

　또한 약을 지속적으로 계속 사용하면 인
슐린 수용체의 기능과 인슐린을 만들어 내
는 췌장세포도 점점 더 타격을 받게 됩니
다. 약은 필요할 때 잠시 잠깐만 사용해야 한다는 것을 결코 잊어서는
안 되며 약만으로는 절대 당뇨병에서 벗어날 수 없습니다.

　이 시대가 만들어 낸 가장 강력한 약은 '과학이 모든 것을 정복할 수
있다'는 잘못된 생각에 있습니다. 그리하여 우리들은 칼로리 위주의
잘못된 식생활을 개선하고 운동을 하는 것이 높은 당뇨 수치를 낮추는
가장 과학적인 접근임에도 불구하고, 당뇨 수치를 낮추고 콜레스테롤
수치를 낮추는 약물만이 과학이라는 생각으로 약물 개발에만 박차를

가하고 있습니다.

질병이 발생하게 되는 인체의 생존 환경은 바꾸지 않으면서, 돈으로 인스턴트식품처럼 간편한 약 한두 알로 증상을 억누르면서 건강을 살 수 있다고 우리는 착각하고 있습니다.

내 몸을 구성하는 세포들이 일을 잘할 수 있도록 생존 환경을 조성해 주는 것이야말로 가장 과학적인 처방이라는 것을 절대 잊어서는 안 될 것입니다. '제1장 건강의 기본 원리와 질병'에서 제시한 인체가 생존하는 데 가장 필요한 '완벽한 생존 환경(①~⑥)'이 바로 여러분들이 끊임없이 찾고 있는 가장 과학적인 처방입니다.

4. 인슐린 저항성 당뇨병에서 탈출하는 진짜 치유

혈중에 당이 계속 넘치면, 인체를 구성하는 세포가 과도한 당으로부터 자신을 보호하기 위해 생존 메커니즘(생존을 위한 몸의 필사적인 노력)에 의해 세포의 표면에 많이 붙어 있는 인슐린 수용체를 줄입니다. 이것을 II형 당뇨병(성인성 당뇨병)이라 한다고 했습니다.

그런데 이와는 반대로 혈중에 당이 부족하면, 세포는 생명 활동을 하기 위해 생존 메커니즘에 의해 부족한 당을 보충하려고 인슐린 수용체를 다시 만들어 냅니다. 이를 요약하면 아래와 같습니다.

• 혈중에 계속 당이 넘쳐나면 ⇨ 세포가 과도한 당으로부터 자신을 보호하기 위해 생존 메커니즘 발현 ⇨ 인슐린 수용체 감소 ⇨ 인슐린 저항성 당뇨(II형 당뇨병)

그런데 이와는 반대로,

• 혈중 당이 계속 부족하면 ⇨ 세포는 생존을 위해 생존 메커니즘 발현 ⇨ 인슐린 수용체 재생 ⇨ 당뇨 개선

이와 같이 인체는 주어진 생존 환경에서 생존을 위해 최선의 방법을 강구하는 가운데 부가적으로 어쩔 수 없이 질병이 발생하기도 하고, 또 그 환경을 개선하면 생존 메커니즘에 의해 얼마든지 원래대로 되돌아갈 수 있습니다.

이는 마치 나무에게 물을 자주 많이 주면 실뿌리가 별로 생기지 않지만 간신히 생존할 수 있을 정도로 물을 적게 주면 물을 더 흡수하기 위해 실뿌리를 많이 만들어 내는 것과 같은 원리라고 할 수 있습니다. 생존 메커니즘과 질병(p.21)에 대해서는 1장에서 충분히 말씀드렸습니다만 이해의 폭을 넓히기 위해 예를 더 들어 보겠습니다.

일반적으로 남성들은 여성들에 비해 혈관이 더 굵고 적혈구 수도 더 많습니다. 이유는 남성이 여성보다 활동량이 많기 때문입니다. 하지만 여성이라 해도 운동을 많이 하는 여성들은 보통의 남성들보다 혈관이 더 굵고 적혈구 수도 더 많습니다.

운동을 하면 산소와 영양소를 더 많이 필요로 하기 때문에 많은 혈류량을 보내야 하고 그에 적응하기 위해서 생존 메커니즘에 의해 혈관이 굵어지고 적혈구(적혈구는 산소를 운반하는 역할을 합니다) 수도 늘어납니다. 물론 당연한 얘기지만 운동을 별로 하지 않으면 원래대로 되돌아갑니다.

이를 생존을 위해 인체가 최선의 방법을 강구하는 것, 즉 생존 메커니즘이라 합니다. 앞에서 보는 바와 같이 생존 메커니즘에 의해 당이 넘치면 넘치는 상태에서도 생존을 위해 최선의 방법을 강구하고(인슐린 수용체 감소), 부족하면 부족한 상태에서도 생존을 위해 최선의 방법을 강구합니다(인슐린 수용체 재생).

우리는 이 생존 메커니즘을 잘 이해하여 인체가 생존하는 데 가장 필요한 조건(인체의 생존 환경(p.15))을 잘 갖춰 주기만 하면 인체는 반드시 원래대로 되돌아가게 됩니다. 이를 '진짜 치유(자연치유)'라 합니다.

당뇨병을 개선하기 위한 방법들은 누구에게나 건강에 도움이 되는 것들로 조금만 신경 쓰면 누구나 충분히 할 수 있는 것들입니다. 제1장의 '4. 하루 24시간을 3주기로 나눈 자연 섭생법(p.39)' 이론을 기본으로 하면서 다음의 사항들을 실천하시기 바랍니다.

① 운동

운동은 인슐린 수용체를 회복시키는 가장 좋은 방법입니다. 운동을 하면 근육세포들은 당을 소모하면서 에너지를 생산합니다. 운동이란 곧 당을 소모하는 것이므로 혈중 당을 떨어뜨리는 가장 좋은 방법이라고 할 수 있습니다.

산책을 하면서 걸으면(50분 정도) 에너지가 필요하기 때문에 근육세포들은 생존 메커니즘에 의해 에너지를 생산하기 위해 줄어들었던 인슐린 수용체를 다시 만들어 냅니다. 그러면 세포들은 혈중의 당을 더 받아들여 운동이 원활해지도록 돕습니다(운동할 때, 비상시를 대비해

500㎖ 페트병에 희석한 발효효소를 가지고 다니도록 합니다. 저혈당으로 쓰러질 정도로 힘이 없을 때에만 마시고 그렇지 않을 때는 마시지 않아도 됩니다).

인체를 구성하는 세포들은 생존을 위해 당이 넘쳐날 때는 인슐린 수용체를 줄이고, 또 입으로 들어오는 당이 좀 부족하면서 적당한 운동을 하면 세포들은 당이 더 필요하므로 생존을 위해 줄어들었던 인슐린 수용체를 다시 만들어 운동에 적응할 수 있도록 합니다. 이와 같이 원래대로 되돌리는 것을 '자연치유'라 합니다. 이를 요약하면 아래와 같습니다.

- 칼로리 과잉 섭취 + 운동 부족 ⇨ 혈당 상승 ⇨ 생존 메커니즘 발현 ⇨ 인슐린 수용체 감소 ⇨ 인슐린 저항성 당뇨
- 저칼로리 식사 + 운동 ⇨ 혈당 감소 ⇨ 생존 메커니즘 발현 ⇨인슐린 수용체 재생 ⇨ 인슐린 저항성 당뇨 개선

하지만 욕심에 혈당을 더 많이 빨리 떨어뜨리기 위해서 과격한 운동을 하는 것은 오히려 마이너스가 됩니다. 과격한 운동 스트레스에 의해 혈중 당 수치를 높이기 때문입니다. 당뇨를 개선하기 위해서는 산책을 하듯 걷기 운동을 해야 합니다.

② 건강한 식습관
현미잡곡밥과 함께 발효식품, 과일, 야채, 해조류를 풍부하게 섭취해야 합니다. 과일 섭취는 혈당을 일시적으로 높일 수 있지만 전혀 걱

정하지 않아도 됩니다. 쌀에는 당이 대략 75% 정도 들어 있지만 과일들은 많아야 포도는 16%, 사과는 12% 정도밖에 들어 있지 않습니다. 또한 과일에는 비타민과 미네랄, 생리활성 영양소가 풍부하여 과일의 당을 에너지로 잘 연소시켜 줍니다.

당연한 얘기지만 칼로리 식품은 줄여야 하고 술, 담배, 인스턴트식품은 삼가야 합니다.

섬유질이 부족한 흰밥, 흰 밀가루, 흰 설탕 등으로 만든 식품을 먹으면 6~7m나 되는 소장의 앞쪽에서 당이 한꺼번에 흡수되어 혈중에 당의 수치가 급상승하게 됩니다. 그러면 췌장의 β세포도 한꺼번에 많은 인슐린을 공급해야 되기 때문에 췌장의 β세포도 기능 장애가 오게 되므로 섬유질이 많은 식품을 먹어야 합니다.

음식물에 섬유질이 많으면 이 섬유질이 당을 붙잡고 있다가 6~7m나 되는 소장을 통과하면서 조금씩 당을 내놓기 때문에 혈중에 당의 수치가 급상승하지 않습니다.

③ 규칙적 단식 또는 소식

인체가 하루에 필요로 하는 칼로리보다 좀 적게 먹거나 아예 먹지 않으면 혈중의 당은 부족해지고 세포들은 혈액에서 필요한 당을 받아들이기 위해 생존 메커니즘에 의해 인슐린 수용체를 더 만들어 내게 됩니다.

규칙적으로 매주 일요일은 아침만 과일 또는 과일스무디를 먹고 굶으면서 50분 정도 걷기를 하면 인슐린 수용체의 회복은 훨씬 빨라집니다(운동할 때, 비상시를 대비해 500㎖ 페트병에 희석한 발효효소를 가지고 다니도록 합니다. 저혈당으로 쓰러질 정도로 힘이 없을 때만 마시고 그렇지 않을 때는 마시지 않아야 합니다. 대부분의 경우 비상의 상태는 발생하지 않습니다).

칼로리를 적게 섭취하면서 적당한 운동(산책이나 걷기)을 하면 인체는 생존 메커니즘(생존을 위한 몸의 필사적인 노력)에 의해 인슐린 수용체를 다시 만들어 혈중 당의 수치를 정상적으로 되돌려줍니다. 이것은 내가 걷기 운동을 하면 다리에 근육이 붙는 것만큼이나 너무나 명약관화한 것으로, 앞에서도 말씀드렸듯이 식물이 성장하는 데 필요한 물보다 부족하게 물을 주면 식물이 실뿌리를 더 만들어 내는 것과 같이 반드시 인슐린 수용체를 만들어 냅니다.

간단하게 약 한두 알을 먹으면 될 일을 왜 이렇게 귀찮게 이것저것을 해야 하느냐고 할 수 있습니다만, 건강은 자신의 노력 없이는 절대 얻을 수 없기 때문입니다. 그리고 약은 반드시 부작용과 함께 인체에게 또 다른 생존 메커니즘 시스템을 가동시켜 오래지 않아 더 큰 질병을 우리에게 안기기 때문입니다.

'제8장 암, 고혈압, 당뇨, 비만을 치유·개선하는 식사와 운동(p.268)'을 실천하면 얼마든지 당뇨(2형 당뇨)에서 벗어날 수 있습니다.

5. 왜 천연식초는 당뇨병 개선에 도움이 될까

우리들이 입으로 먹은 음식 중 탄수화물은 소화·흡수되어 혈중 포도당이 됩니다. 이 포도당이 세포 내에 들어와 효소에 의해 피루브산으로 분해되고, 이 피루브산은 다른 효소에 의해 아세틸-CoA로 분해

됩니다. 이렇게 만들어진 아세틸-CoA는 ⇨ 구연산 ⇨ 시스-아코니틴산 ⇨ 아이소구연산 ⇨ 옥살로호박산 ⇨ 알파-케토글루타르산 ⇨ 호박산 ⇨ 푸마르산 ⇨ 사과산 ⇨ 옥살로초산 등의 순으로 분해되면서 에너지가 됩니다.

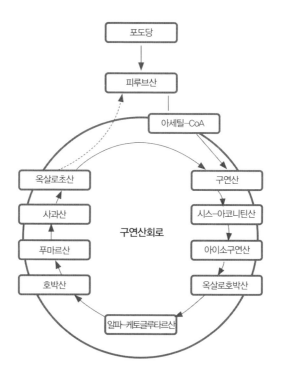

이와 같이 구연산이 한 바퀴를 돌아 옥살로초산이 되었을 때 아세틸-CoA와 결합하여 다시 구연산으로 되돌아와서 같은 순서로 회로를 순환합니다. 그래서 '구연산사이클(구연산회로)'이라 부르는데, 이 순환을 반복하는 것에 의해 계속 에너지가 생성되어 생명 활동을 할 수 있는 것입니다.

이 에너지를 생성하는 구연산사이클이 활발하면 체내에 축적된 여분의 포도당, 지방도 연소시켜 체외로 배출해 줍니다. 그 결과 혈중의 당과 콜레스테롤의 증가를 막을 수 있습니다.

우리들이 건강을 위해 운동을 하면 에너지를 많이 생성(당과 지방을 연소)해야 하기 때문에 이 구연산사이클이 바쁘게 돌아갑니다. 그런데 계속된 운동으로 구연산사이클이 돌아가는 동안 산소가 부족하거나 구연산사이클에 필요한 여러 유기산(구연산, 시스-아코니틴산, 아이소구연산, 옥살로호박산, 알파-케토글루타르산, 호박산, 푸마르산, 사과산, 옥살로초산 등)이 부족해지면 구연산사이클 순환이 원활하지 않게 되고 근육의 피로 물질인 젖산만 대량 생성하여 결국 운동의 효율이 떨어집니다.

그런데 구연산사이클에 반드시 필요한 여러 유기산뿐만 아니라 에너지 생성에 반드시 필요한 효소, 보효소(비타민, 미네랄), 생리활성 영양소가 풍부하게 함유된 천연식초와 발효효소를 먹으면 에너지대사를 보다 활발하게 하고 구연산사이클이 원활하게 돌아가게 합니다. 그리고 젖산의 생성을 줄일 뿐 아니라 분해·배출도 합니다. 그래서 여분의 칼로리를 더 연소시켜 줌으로써 인체를 보다 건강하게 만들어 주며 당뇨병 개선에도 도움을 줍니다.

[도움말] 구연산사이클(구연산회로)에 필요한 여러 유기산

구연산사이클에 필요한 여러 유기산은 인체에서 자체 생산되는 것이지만 만성질병이나 영양의 언밸런스, 스트레스 과잉, 만성피로 등이 있으면 생산이 부족해집니다. 물론 천연식초와 새콤한 발효효소는 부족한 것을 보충하는

데 도움을 줍니다.

당뇨에 관한 천연식초의 생리 작용은 아래와 같습니다.

• 천연식초 섭취(식사와 함께 섭취하는 것이 효과가 높습니다)
① 음식물의 이동 속도 지연 → 식후 혈당치 상승 억제 → 당뇨 예방 및 개선

② 장관 글루코시다아제(glucosidase ; 포도당 생성 반응을 촉매하는 효소)억제 → 식후 혈당치 상승 억제 → 당뇨 예방 및 개선

③ R-A-A계(레닌-안지오텐신-알도스테론) 억제 → 인슐린 감수성 향상(인슐린 저항선 개선) 및 간에서 당신생(糖新生) 억제 → 식후 혈당치 상승 억제 → 당뇨 예방 및 개선

④ AMPK(아데노신1인산 활성화 단백질 키나아제)활성화 → 인슐린 감수성 향상 및 당신생 억제 → 식후 혈당치 상승 억제 → 당뇨 예방 및 개선

⑤ AMPK활성화 → 근육에서 당 흡수 촉진 → 공복 시 혈당 저하 → 당뇨 예방 및 개선(AMPK활성화는 운동과 같은 효과를 냅니다)

※ R-A-A계와 AMPK에 대해서는 제3장 '2. 천연식초의 여러 가지 효능이 질병에 작용하는 메커니즘(p.117, 118)'에 상세하게 설명되어 있습니다.

천연식초를 섭취하면 이와 같은 원리에 의해 분명히 혈당을 개선하는 데 도움이 됩니다. 천연식초의 효과를 높이기 위해 초절임 식품과 함께 드시면 더욱 좋습니다(당뇨에 좋은 초절임 식품 만들기(p.305)).

6. 지방 섭취와 당뇨

당뇨가 있는 분들의 식사에 포함된 지방은 세포의 당 흡수를 방해해 혈액 속의 당 수치를 더 높이는 원인이 됩니다. 지방을 많이 함유한 고지방 식사가 인슐린 대사에 미치는 영향에 대한 실험 결과를 보면, 고지방식이 당뇨에 얼마나 많은 영향을 미치고 있는지를 알 수 있습니다.

실험에 참가한 건강한 의학도들에게 달걀노른자, 유지가 많은 크림, 버터 등을 포함한 고지방 식사를 하게 했는데 이틀 안에 모든 학생이 당뇨병으로 판정될 만큼 혈중 당도가 높았습니다.

실험을 통해 알 수 있는 바와 같이 지방을 많이 함유한 식품들은 인슐린 대사 작용을 방해합니다. 그래서 식사에 지방이 함유되어 있을 때에는 이를 극복하기 위해 췌장은 더 많은 인슐린을 만들어 내야 하는 시련을 겪습니다.

현대의료의 병폐점을 알고 있는 일부 의사들은 오늘날의 당뇨 환자 치료법을 의료 과오라고 지적하지만, 아직까지 그것이 치료의 기준입니다. 잘못된 식생활을 개선하고 적당한 운동만 하면 얼마든지 나아질 수 있는 기회를 현대의료가 빼앗고 있는 것은 아닌지 깊이 생각해 보아야 할 것입니다.

오늘날의 식생활은 과거의 식생활에 비교하여 5배가 넘을 정도로 많은 양의 지방을 섭취하고 있습니다. 지방은 미네랄과의 친화성이 활발하여 미네랄분자 표면에 쉽게 피막을 형성합니다. 반응계에서 지방의 차단막 형성은 아연미네랄과 친수성인 인슐린 간의 결합을 차단시키는 작용을 하여 인슐린의 활성을 떨어뜨려 당뇨병을 더 유발·악화시킵니다.

7. 설탕이 나쁘다고 하는 이유

설탕이 가지고 있는 당은 우리들이 매일 먹는 밥이나 과일에 들어 있는 당과 마찬가지로 인체에 필요한 에너지원입니다. 그런데도 설탕이 인체에 나쁘다고 하는 이유는 영양의 균형이 무너진 식품이기 때문입니다.

인체의 에너지원인 설탕이 하나하나의 세포 속에서 에너지가 되기 위해서는 여러 종류의 효소와 함께 비타민 B복합체(비타민B1, B2, B3 B5, B6 등), 그리고 마그네슘, 칼슘, 칼륨, 염소 등의 미네랄이 필요합니다. 또한 당분의 이동에 관여하는 인슐린도 아연이나 칼륨, 칼슘, 크롬 등의 미네랄이 있어야만 활성화됩니다.

대략 99.5%나 되는 고농도의 당으로 구성되어 있는 설탕은 에너지가 되기 위해 필요한 효소를 비롯하여 비타민과 미네랄이 턱없이 부족합니다. 설탕만으로는 절대 체내에서 에너지를 생산할 수 없습니다.

그래서 세포 속에서 당은 완전히 연소되어 에너지가 되지 못하고 불완전연소로 인해 세포 속에 노폐물만 많이 만들어 '세포 울혈 상태'를 만듭니다. 즉, 세포 속에 활성산소를 비롯하여 쓰레기와 같은 노폐물을 많이 축적시켜 생존 환경을 열악하게 만들고 결국 질병을 유발하는 요인은 더 많아지게 합니다. 이것이 바로 설탕이 몸에 나쁘다고 말하는 이유입니다.

사탕수수나 사탕무의 원액을 뽑아 가열하여 수분을 증발시킨 것이 원당(原糖)입니다. 이 원당은 에너지를 만드는 데 필요한 보효소(비타민, 미네랄)와 생리활성 영양소(phytochemical)도 함께 가지고 있지만 이것을 맛이라든가 보기 좋게 하기 위해, 그리고 상품 가치를 높이기 위해 원당의 지리고 비린 맛과 누런색을 제거하는 과정에서 원당이 가지고 있던 비타민B군(비타민B1, B2, B3 B5, B6 등)을 비롯하여 미량영양소(비칼로리 영양소)가 거의 상실되어 버렸습니다.

원당을 정백가공하면 셀레늄·비타민B·비타민E는 100%, 칼슘·마그네슘·아연은 98%, 철은 96%, 크롬은 93%, 망간은 89% 손실됩니다. 인체의 생존 환경에 반드시 필요한 이와 같은 보효소들이 거의 상실됐기 때문에 칼로리만 높은 정크 푸드가 된 것입니다. 물론 당연한 얘기지만 열을 가했으므로 효소는 전무합니다.

설탕의 당도는 100%, 꿀은 80%, 우리가 매일 주식으로 먹는 백미도 거의 꿀과 같은 75% 정도가 당입니다. 백미는 현미를 정백 도정하는 과정에서 설탕처럼 미량영양소들을 많이 상실했다는 것을 결코 잊어서는 안 될 것입니다.

한남대에서 실험쥐를 세 그룹으로 나누어 고지방 먹이, 고콜레스테롤 먹이, 고설탕 먹이를 각각 한 달간 먹인 뒤 일반 전분을 먹인 쥐와 체중 변화를 측정했는데, 고농도의 설탕을 먹인 쥐들은 평균 31g 체중이 더 증가하여 고지방이나 고콜레스테롤을 먹인 쥐보다 상대적으로 더 큰 체중 증가를 보였습니다.

지방간도 고농도 설탕을 섭취한 쥐가 더 많았고, 특히 중성지방의 증가가 컸습니다. 이를 통해 설탕은 혈액의 점도를 높여 혈압을 높이고 여러 가지 생활습관병(암, 당뇨, 고혈압, 심혈관계질환, 중풍 등)을 유발한다는 사실을 알 수 있습니다.

설탕은 청량음료에 12%, 케첩에는 25%, 콜라에는 11%, 햄버거세트에는 32g, 시리얼에는 35%, 짜장면과 탕수육에는 72g, 오이피클에는 28g이 들어 있습니다. 이들 식품들은 영양불균형 식품이라 아이들의 학교 매점에서는 다 쫓겨난 상태입니다.

청량음료 과잉 섭취자들에 의해 '페트병 증후군'또는 '캔 증후군'이라는 말까지 생겨났습니다. 왜 학교에서 청소년들에게 이런 것들에 대해 판매 금지 조치를 취했는지 잘 생각해 보시기 바랍니다.

청량음료에는 인체에 필요한 효소 · 보효소 · 생리활성 영양소는 거의 전무하고 이들을 소모 · 고갈시키는 설탕이 지나치게 들어 있기 때문입니다. 아래는 청량음료와 함께 아이들이 즐겨 먹는 아이스크림과 초콜릿, 초코파이 등에 설탕이 얼마나 많이 들어 있는지 학교급식 연구회의 어머니들이 아이들을 걱정해서 만든 자료이므로 참고해 봅시다(밥숟가락으로 한 스푼의 양은 대략 10g 정도입니다).

- 500㎖ 콜라 한 병: 설탕 50g
- 500㎖ 오렌지주스 한 병: 설탕 47g
- 380g의 아이스크림: 설탕 75.6g
- 25g의 초콜릿: 설탕 13.3g
- 38g의 초코파이: 설탕 24.7g

위의 설탕 함량을 보고 놀라지 않은 분은 한 사람도 없으리라 생각합니다.

　최근 설탕을 대신하여 액상과당을 많이 사용하고 있으므로 무설탕이라는 글자에 절대 속아서는 안 될 것입니다. 액상과당은 탄산음료, 과일주스, 아이스크림, 케첩, 사탕, 잼 등의 가공식품에 많이 들어 있습니다. 그런데 액상과당을 과당, 옥수수시럽, 콘시럽, 요리당 등 업체마다 제각각 다르게 표기하고 있다는 점도 유의하셔야 합니다.

제6장

천연식초의 다이어트 효과(비만과 천연식초)

비만의 원인이나 개선법은 누구나 대략적으로 알고 있는 내용이므로 삼가고, 여기서는 천연식초의 다이어트 효과에 대해서만 간략하게 설명해 드리도록 하겠습니다.

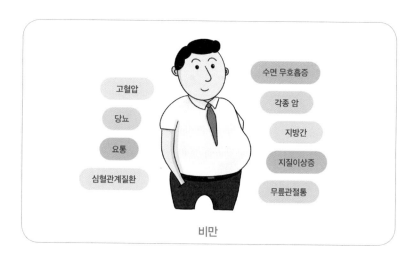

비만

비만은 당뇨, 지질이상증, 고혈압, 심혈관계질환 등의 생활습관병 뿐만 아니라 관절염이나 요통, 수면 시 무호흡증후군의 요인이 되기도 하므로 체중을 줄이는 것이 곧 질병을 예방하는 것이라 할 수 있습니다.

비만에 관한 천연식초의 생리 작용은 아래와 같습니다.

지질이상증

혈중 LDL콜레스테롤이나 중성 지방이 비정상적으로 높은 수치를 나타내는 한편 HDL콜레스테롤은 비정상적으로 낮은 수치를 나타내는 상태를 말합니다.

• 천연식초 섭취

① PPARα(퍼옥시좀 증식체 활성화 수용체)의 활성화 → 지방 연소 촉진, 중성지방 축적 억제, 콜레스테롤 합성 억제 → 비만 예방 및 개선

※ PPARα는 현재까지 세 종류(알파, 베타, 감마)가 발견되었습니다. 알파 수용체는 간, 콩팥, 심장, 근육, 지방조직 등에서 발현되고 세포 분화, 발생, 대사과정, 암 발생 등에서 매우 중요한 역할을 합니다.

② AMPK(아데노신1인산키나아제)활성화 → 지방 연소 촉진, 중성지방 축적 억제, 콜레스테롤 합성 억제 → 비만 예방 및 개선

※ AMPK에 대해서는 제3장 '2. 천연식초의 여러 가지 효능이 질병에 작용하는 메커니즘(p.117)'에 상세하게 설명되어 있습니다.

③ 산소 소비량과 에너지 소비량 증대 → 여분의 당과 지방 연소 → 비만 예방 및 개선

④ 근육에서 당 대사와 지방 대사 촉진 → 비만 예방 및 개선

⑤ 지방세포의 비대화 억제 → 비만 예방 및 개선

천연식초를 섭취하면 이와 같은 생리적 작용에 의해 다이어트 효과가 있습니다. 과학적인 연구와 더불어 임상시험에 의한 연구 데이터도 있으므로 참고해 봅시다.

BMI(체질량지수, 비만 측정법)가 평균 27kg/㎡ 정도의 비만자 175명이 참가하여 3군으로 나누어 임상시험(12주간 아침과 저녁 식후 섭취)을 했습니다.

[도움말] BMI(체질량지수)

키와 몸무게를 이용하여 지방의 양을 추정하는 비만 측정법으로 몸무게를

키의 제곱으로 나눈 값입니다. 예컨대 키가 170cm이고, 몸무게 70kg인 사람의 체질량지수는 70÷(1.7×1.7)=24.2kg/m²가 됩니다.

세계보건기구(WHO)의 비만 진단 기준에서는 BMI 30kg/m² 이상을 비만이라고 하지만 이는 서양인을 기준으로 한 것이며, 대한비만학회에서 발표한 아시아 태평양의 진단 기준은 23kg/m² 이상이면 비만으로 간주합니다(정상 BMI는 18.5~22.9kg/m²).

A군 1일 식초 15㎖ 섭취, B군 1일 30㎖ 섭취, C군 플라시보(가짜)로 시험을 한 결과 BMI는 물론 체중, 지방 면적에 있어서도 모두 식초 섭취량이 많을수록 효과가 높게 나타났습니다. 그리고 체중은 평균 2kg 감소했으며 플라시보군(식초가 아닌 가짜 섭취)은 전혀 감소하지 않았습니다.

체지방 감소(酢의 機能과 科學 참고)

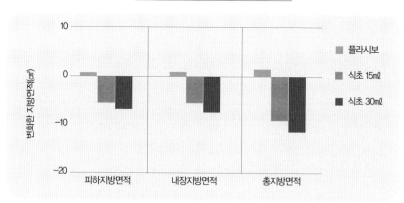

비만의 원인은 너무나 단순합니다. 먹는 칼로리 대비 소비하는 에너

지가 적어 체내에 남아 있는 칼로리가 살이 되고 여기에 체질적인 요인이 더해지기 때문입니다.

어쨌든 만병의 근원인 비만에서 벗어나기 위해서는 반드시 본인의 노력이 필요합니다. 칼로리 섭취는 좀 줄이면서 적절히 운동을 하고 여기에 천연식초를 하루 30㎖(작은 소주잔 정도의 양) 정도 섭취하면 앞의 도표에서 보는 바와 같이 건강하게 살을 뺄 수 있습니다. 식사와 운동요법에 대해서는 '제8장 암, 고혈압, 당뇨, 비만을 치유·개선하는 식사와 운동(p.268)'을 참고하십시오.

[도움말] 단식과 요요현상

단식을 하면 분명히 일시적으로 살을 뺄 수 있습니다. 하지만 굶주림이라는 위기 상태가 인체에 주어지면 인체는 생존을 위해 식욕 촉진 호르몬(그렐린)을 왕성하게 분비합니다. 그러면 강렬한 식욕에 의해 배고픔을 더 이상 견디기 어렵게 되고, 결국 식욕 촉진 호르몬에 굴복하여 마구 먹게 되는 요요현상으로 대부분 체중 감량에 실패하게 됩니다. 웬만한 의지만으로는 절대 단식을 할 수 없는 이유가 여기에 있습니다.

제7장
암의 원인과 자연치유

살아 있는 모든 생명체는 생존하고 번식합니다. 만물의 영장이라고 하는 인간을 비롯하여 동물, 식물, 그리고 미물인 미생물조차도 전부 이 법칙에 따라 살다가 자식을 낳고 죽습니다. 그런데 생존과 번식을 위해 애쓰는 가운데 어쩔 수 없이 질병이 발생합니다. 그 질병 가운데 암이라는 것도 있습니다.

미물인 세균들도 생존과 번식을 위해 부단히 노력합니다. 때로는 인간인 우리 몸에까지 들어와 생존과 번식을 위해 열심히 노력하며 살아갑니다. 그러면 인간은 그 세균에 의해 영향을 받습니다. 그래서 항생제를 투여합니다. 인간도 항생제라는 독에 영향을 받기는 하지만 그 정도는 간에서 분해하여 체외로 버릴 수 있을 만큼 덩치가 크기 때문에 크게 문제가 되지는 않습니다(자주 많이 사용하면 문제가 됨).

항생제라는 독에 의해 생존 환경이 어려워진 세균이 타격을 받아 죽기도 하지만, 일부 세균은 생존 메커니즘(생존을 위한 몸의 필사적인 노력)에 의해 항생제에 내성을 획득하여 항생제에도 죽지 않습니다. 이렇게 생존을 위해 내성을 획득한 세균이 자식을 낳으면 그 자식은 똑같은 항생제에 죽지 않는 힘을 이미 갖고 태어납니다. 지구상에 생존하는 모든 생명체는 이와 같이 어떤 열악한 환경이 주어지더라도 생존을 위해 자구책을 강구하며 최후까지 버티며 생존을 위해 노력합니다.

이와 마찬가지로 인체를 구성하는 하나하나의 세포들도 생존 환경에 어려움이 닥치면, 그 어려운 환경 속에서도 생존을 위해 모든 방법을 강구합니다. 세균처럼 열악한 환경을 극복하는 가운데 '산소를 이용하지 않고 에너지대사를 하면서도 생존하는 세포(암세포)'가 되기도 합니다.

햇빛이 강하게 내리쬐는 야외에서 활동을 하면 피부색이 짙어집니다. 강렬한 햇빛의 자외선은 생물의 DNA 손상을 가져오므로 생물체는 특히 자외선과 맞닿은 피부세포의 손상을 줄이고자 멜라닌 색소를 만들어 자외선으로부터 피부를 보호하기 때문입니다.

강렬한 햇빛의 자외선이라는 열악한 환경으로부터 살아남기 위해 생존 메커니즘에 의해 피부를 보호하면 멜라닌 색소에 의해 피부색이 반드시 짙어지듯이, '탄수화물'이 인체에 많이 들어오면 지나친 탄수화물로부터도 생존하기 위한 반응이 반드시 나타나고(당뇨), '지방'이 인체에 많이 들어오면 지나친 지방으로부터도 생존하기 위한 반응이 반드시 나타나게 됩니다(고혈압과 심혈관계 질환).

여기에 더하여 '비칼로리 영양소'가 부족한 열악한 환경(비칼로리 영양소가 부족하면 세포 내에서 에너지대사가 제대로 이뤄지지 않고, 에너지대사 후에 생성된 활성산소 등의 독소 분해가 제대로 되지 않음)이 주어지고,

비칼로리 영양소
효소, 보효소, 생리활성 영양소, 섬유질.

또 인체에 필요 없는 '독이 되는 물질(화학약품과 식품첨가물, 잔류농약, 발암물질, 환경오염물질, 항생제, 방부제, 술, 담배 등)'이 넘쳐나는 열악한 환경이 주어져도(이들을 분해하는 간 기능에 영향을 미치고, 미처 다 분해하지 못한 것이 인체에 대미지를 안기게 됨), 그리고 '스트레스'가 지

나치고, '운동'과 '휴식'이 부족한 열악한 환경이 주어져도 인체는 생존하기 하기 위해 생존 메커니즘에 의해 모든 방법을 강구합니다.

이와 같은 열악한 생존 환경이 인체에게 복합적으로 얼마나 강력하게, 그리고 또 얼마나 오랫동안 지속적으로 주어지느냐에 따라 생존 메커니즘에 의해 인체가 살아가기 위한 몸부림을 하는 가운데 질병이 부가적으로 발생할 뿐입니다. 여기에 유전적 요인이 더해지기 때문에 각 사람마다 질병의 종류도 다르고 질병이 발생하는 기간도 다르게 됩니다.

1. 암이 발생하는 원인

원인 없는 질병은 있을 수 없습니다. 다만 우리가 알려고 해도 원인을 잘 알 수 없거나, 질병의 원인을 굳이 알려고 하지 않을 경우를 제외하고는 질병의 원인은 반드시 있을 수밖에 없습니다.

오늘날에 만연하는 암을 비롯한 대부분의 '생활습관병들(암, 고혈압, 심혈관계질환, 당뇨, 통풍, 비만, 자가면역질환, 알레르기질환, 반건강인 등)'의 원인은 이미 그 단어가 뜻하는 바에서 알 수 있듯이 일상생활 속에서 비롯됩니다.

계곡이 깊으려면 산이 높아야 하듯 암과 같은 질병이 발병하려면 그만큼 질병을 일으킬 만한 원인(열악한 생존 환경)이 많고 강렬해야 합니다(여기에 유전적인 요소도 당연히 결부됩니다. 부모의 부모 세대부터 유전자가 압박을 받으면 더 빨리 암이 발병될 수밖에 없습니다).

제1장의 '2. 생존 메커니즘과 질병(p.21)'에서 본 바와 같이 우리 몸

은 절대 쓸데없는 일을 하지 않습니다. 인체가 생존하는 데 반드시 필요한 물이 부족해도 생존을 위해 최선의 방법을 강구하고(대장 내의 찌꺼기에서 물을 더 흡수하여 보충하고, 또 신장은 혈액을 걸러 소변으로 내보내는 양을 줄여서라도 인체에 부족한 물을 보충합니다), 인체가 생존하는 데 반드시 필요한 산소가 부족해도 생존을 위해 최선의 방법을 강구합니다(칼로리 식품 과잉 섭취, 비칼로리 영양소 섭취 부족, 독소 과잉, 지나친 스트레스, 운동 부족 등으로 혈액의 농도가 짙거나 혈관이 좁아져 혈액순환이 원활하지 않으면 인체를 구성하는 모든 세포는 산소 부족과 함께 이산화탄소가 많아서 생존에 위협을 받게 됩니다. 그래서 생존을 위해 혈압을 올려서 혈액순환을 빠르게 하여 산소를 공급하고 이산화탄소를 배출합니다). 인체가 생존을 위해 이와 같이 최선의 방법을 강구하는 가운데 어쩔 수 없이 질병은 2차적으로 발생할 뿐입니다.

암이라는 질병도 인체를 구성하는 세포가 열악한 생존 환경 속에서 생존을 위해 발버둥치는 가운데 생존 메커니즘(생존을 위한 몸의 필사적인 노력)에 의해 발생하게 되는 최종 산물일 뿐입니다(암의 원인을 보다 잘 이해하기 위해서는 반드시 제1장의 '1. 건강의 기본 원리'와 '2. 생존 메커니즘과 질병'을 보신 후 이 장을 보셔야 이해가 잘됩니다). 암을 유발하는 주요 압박의 원인(열악한 생존 환경)들은 다음과 같습니다.

1) 세포에 필요한 물질이 넘치거나 부족할 때

① 칼로리인 탄수화물 · 단백질 · 지방은 넘쳐서 잉여 칼로리가 독(지나친 칼로리, 중간 대사물질, 노폐물 등)이 되어 인체 전체의 생리 기능에 영향을 미칩니다. 인체를 구성하는 전신 세포들은 이런 환경 속에

서도 생리 기능을 수행하는 과정에서 생존 메커니즘에 의해 고혈압, 당뇨뿐만 아니라 암도 발생하게 됩니다. 이런 열악한 생존 환경을 세포가 견디며 10년, 20년, 아니 수십 년을 생존하면서 살아가는 가운데 생존을 위해 변이세포(암세포)가 되기도 합니다.

② 칼로리 영양소가 체구성 물질이 되고 에너지가 되도록 하는 효소·보효소·생리활성 영양소 등의 비칼로리 영양소는 늘 부족해서 인체의 생리 기능에 영향을 미칩니다. 인체를 구성하는 전신 세포들은 생리 기능에 반드시 필요한 물질이 부족한 생존 환경 속에서도 생리 기능을 수행하는 가운데 생존 메커니즘(생존을 위한 몸의 필사적인 노력)에 의해 암을 비롯한 여러 가지 만성질병이 발생하게 됩니다. 이를테면 세포의 에너지대사에 반드시 필요한 비타민과 미네랄, 생리활성 영양소, 산소, 물 등이 다소 부족해도 세포는 불완전한 에너지대사를 하면서 생존합니다. 그런 가운데 생존을 위해 변이세포(암세포)가 되기도 합니다.

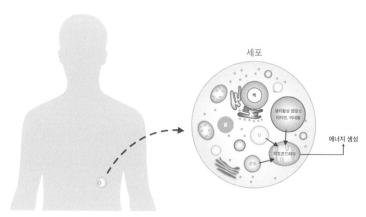

세포의 에너지대사

2) 세포에 필요 없는 물질이 많고 그것이 강렬할 때

① 외부에서 들어온 독소

㉠ 화학약품과 식품첨가물, 잔류농약, 발암물질, 환경오염물질, 항생제, 약의 남용, 방부제, 술, 담배 등

② 내부에서 생성된 독소

㉠ 잉여 칼로리와 잉여 칼로리 분해 대사물질(젖산, 호모시스테인 등), 노폐물 등

㉡ 장내 오염물질 흡수(육류, 생선, 계란, 우유, 인스턴트식품, 과자, 청량음료 등을 먹으면 장내에서 인돌, 스카톨, 니트로소아민, 트리 메틸아민, 메틸 메르캅탄, 활성산소, 유화수소, 암모니아, 히스타민 등의 장내 오염물질을 많이 만들게 됨)

㉢ 항원-항체 결합물질

인체를 구성하는 세포는 열악한 생존 환경 속에서도 생존을 위해 필사적으로 노력합니다. 필요한 물질이 넘쳐도 잉여 물질을 처리하기 위해 노력하고, 필요한 물질이 모자라도 부족한 대로 생존을 위해 필사적으로 노력하고, 유독물질이 인체에 쌓여 정상적인 세포의 생리 기능을 방해하고 자극과 염증을 일으켜도 생존 메커니즘(생존을 위한 몸의 필사적인 노력)에 의해 생존을 위해 필사적으로 노력합니다. 이러한 과정에서 생존을 위해 암도 발생하게 됩니다.

3) 가족력 또는 유전적 소인

앞의 1)과 2)에 더하여 부모의 영향에 의해 어릴 때부터 고칼로리 위

주의 식습관이 습관화되어 있다면 더 빨리 영향을 받을 수밖에 없습니다.

또한 면역력이 낮은 부모에게서 면역력이 높은 아이가 절대 태어나지 않습니다. 이는 마치 인삼 씨앗에서 산삼을 기대할 수 없는 것과 같은 이치입니다. 같은 씨앗이지만 인삼 씨앗과 산삼 씨앗이 다르듯이 유전적으로 영향을 받기 때문에 다음 세대를 위해서라도 몸을 잘 관리하는 것은 가장 기본적인 의무이기도 합니다. 내 몸이 다음 세대에게 고스란히 그대로 전달되기 때문입니다.

한약재인 당귀를 재배하는 농가에서는 좋은 당귀를 얻기 위해 산에서 자생하는 당귀의 씨앗들을 채취합니다. 또한 산양삼을 재배하는 농가들도 장뇌삼이나 산양삼의 씨앗을 산에 파종합니다. 그 이유는 유전적 영향을 받기 때문입니다.

4) 지나친 스트레스

1)과 2), 3)에 더하여 스트레스까지 추가되면 인체의 모든 생리 기능에 또 엄청난 대미지를 안기게 되어 불난 집에 기름을 붓는 꼴이 되고 맙니다. 스트레스가 지나치면 스트레스호르몬(아드레날린, 코르티솔)에 의해 교감신경이 항진되어 소화기능이 떨어지고, 혈액순환과 림프순환이 잘 되지 않아 인체의 생존 환경을 더욱 열악하게 만듭니다. 생존 환경이 열악해져 인체의 모든 생리 기능이 떨어지면 면역력은 당연히 힘을 쓰지 못하게 되고 암은 더 잘 발생하게 됩니다.

우리들이 사회생활을 하는 동안 지나치게 스트레스를 많이 받으면 교감신경을 항진시켜 다음과 같이 인체의 여러 가지 생리 기능에 나쁜 영향을 미쳐 질병이 발생하기 쉬운 몸이 됩니다.

① 스트레스 ⇨ 부신수질 ⇨ 아드레날린 분비 ⇨ 혈관 수축 ⇨ 혈압과 혈당이 상승되고 혈행(혈액순환)이 나빠지며, 소화 기능이 위축되어 혈액에 문제가 발생합니다.

② 스트레스 ⇨ 부신피질 ⇨ 코르티솔 분비 ⇨ 백혈구인 림프구가 용해되어 면역력이 떨어지고 질병에 대한 저항력이 약해집니다.

③ 스트레스 ⇨ 혈중 피브리노겐의 농노를 높여 혈전이 생기기 쉽게 하는 등 여러 가지 피해가 발생합니다.

④ 스트레스 ⇨ 교감신경 항진 ⇨ 부교감신경 저하 ⇨ 림프구의 수가 줄고 기능이 저하하여 면역력이 떨어집니다.

앞의 1), 2), 3)에 더하여 스트레스까지 추가되면 인체는 더 이상 견딜 수 없는 상태가 됩니다. 이런 열악한 생존 환경 속에서 생존을 위해 어쩔 수 없이 암세포가 되기도 합니다.

5) 운동 부족

여기에 더하여 스트레스를 해소하고, 잉여 칼로리를 태우고, 순환(혈액순환과 림프순환)과 전신 생리 기능을 원활하게 하는 데 도움을 주는 운동도 부족하면 인체의 생리 기능이 조금도 회복되지 못하므로 건강은 더욱 어려운 환경으로 내몰리게 됩니다. 이런 환경 속에서도 인체를 구성하는 전신 세포들은 살기 위해 최선의 노력을 강구합니다.

[도움말] 사람은 식물이 아니라 동물

미국 항공 우주국(NASA)에서 20대 군인들을 3주간 누워 있게 하여 검진하는 실험을 했는데, 그 결과 50대 나이와 같은 몸이 되어 있었다고 합니다. 움직이지 않고 병상에 누워만 있으면 절대 치유가 되지 않습니다. 체력, 면역력, 저항력은 내가 움직여야만 기를 수 있는 것입니다.

6) 휴식 부족

이러한 상황에서 정신적·육체적으로 회복을 위한 적절한 휴식(특히 숙면은 다음 날의 활동을 위해 에너지를 저축하고, 세포나 각 장기, 뼈, 혈액 등 인체의 구석구석 모든 부분을 재생하거나 회복·치유하는 시간)마저 부족하다면 정상적으로 되돌리기 위한 인체의 마지막 발버둥의 기회조차 빼앗기게 됩니다.

이제 인체의 정상적인 생리 기능으로는 더 이상 생존이 어려울 때, 세포는 생존을 위해 위기극복능력을 발휘합니다. 즉, 생존 메커니즘(생존을 위한 몸의 필사적인 노력)에 의해 그런 환경 속에서도 살 수 있는 세포로 적응하게 됩니다.

인체는 여러 가지 어려운 환경 속에서도 적절한 휴식을 취하면 그래도 원래대로 되돌리기 위해 노력합니다. 그래서 우리가 낮 동안 열심히 일을 하고 지쳐도 밤에 푹 자고 나면 인체의 모든 생리 기능이 회복되어 또 앞날과 같이 일할 수 있는 것입니다. 그런데 회복에 필요한 쉼이 계속 부족하면 인체는 몸살을 앓아서라도 인체를 쉬게 만듭니다. 그러나 이런 일이 반복되면 어느 날 인체를 구성하는 세포는 생존을 위해 다른 길을 택하게 됩니다.

이런 어려운 환경 속에서도 인체를 구성하는 하나하나의 세포는 최후까지 생명을 유지하기 위해 자신의 일을 합니다. 앞의 여섯 가지 열악한 생존 환경에 놓인 세포가 생존을 위해 발버둥을 치는 과정에서 세포는 위기극복능력에 의해 그런 환경에 조금씩 적응해 갑니다. 생존을 위한 세포의 위기극복능력이 쌓이고 쌓여 10년, 20년, 30년, 40년이 되면 그런 환경 속에서도 생존하는 세포, 즉 변이세포(암세포)가 됩니다(열악한 유전적 요인이 많이 쌓여 있을수록 기간은 짧아질 수밖에 없습니다).

세포의 생존 환경이 어려워져 에너지대사를 하는 데 반드시 필요한 산소가 부족해지면 세포는 생존을 위해 산소가 부족한 가운데서도 에너지를 만들면서 젖산을 대량 생성하게 되고 이 젖산이 암을 유발·악화하는 도화선이 됩니다.

암은 세포에게 주어진 열악한 생존 환경(앞의 6가지), 아니 지옥과 같은 이런 생존 환경의 누적 속에서 생존을 위해 발버둥을 치는 과정 속에서 이렇게 발생되는 것입니다(암세포는 산소가 부족한 환경 속에서도 살고, 또 생존하기 위해 '세포분열 억제 유전자'와 '자살유도 유전자'를 바꾸고, 생명시계인 텔로미어를 계속 유지시키면서 영원히 죽지 않는 세포가 되어 증식합니다).

[도움말] 텔로미어(Telomere)와 텔로머라제(Telomerase)

모든 생물은 그 생물의 기관마다 세포의 분열 횟수가 정해져 있으므로 분열이 끝나는 최후에는 세포가 노화해 죽습니다('세포분열 억제 유전자'와 '자살유도 유전자'에 의해). 세포가 한 번 분열할 때마다 염색체 끝에 있는 생명시계인 텔로미어가 조금씩 짧아지다가 그 생명시계의 길이가 다하면 세포는 분열(세포의 분열은 부모가 자식을 낳는 것과 같다고 생각하면 됨)을 멈추고 죽습니다.

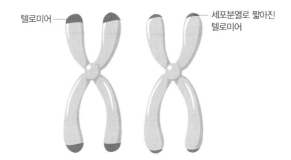

텔로미어

세포분열로 짧아진
텔로미어

그런데 소실되는 텔로미어를 복구하는 텔로머라제라는 효소가 존재하는데, 암세포는 생존 메커니즘에 의해 텔로머라제가 활성화되어 텔로미어가 계속 복구되기 때문에 죽지 않고 계속 분열·증식하며 생존합니다.

앞에서 보는 바와 같이 우리는 삶을 살아가는 가운데 어쩔 수 없이 암이 발생할 수밖에 없는 이런 생존 환경(앞의 6가지) 속에서 삶을 영위하고 있습니다. 그런데도 암이 조기에 발생하는 사람이 있는가 하면 천수를 누리는 사람도 있습니다.

암의 주요인

암의 주요인은 여섯 가지이지만 사람마다 생존 환경이 다르기 때문에 어느 요인이 더 강렬하게 작용했는지는 각 사람마다 다릅니다.

누구나 알고 있듯이 모든 사람들이 다 암에 걸리지도 않고, 또 암이 발병하는 연령도 다 다릅니다. 이유는 앞의 여섯 가지 생존 환경이 사람마다 다 다르기 때문입니다.

앞의 여섯 가지 열악한 생존 환경이 인체를 구성하는 100조 개나 되는 세포의 생리 기능에 조금씩 영향을 미쳐 처음에는 가벼운 질병을 만들고 최종 단계에서 생존 메커니즘에 의해 암도 발생되는 것입니다. 물론 질병은 당연히 힘든 부위에서, 그리고 상대적으로 약한 부위에서 먼저 발생합니다.

하지만 우리가 적당한 휴식이나 목욕, 운동, 산행 등을 하면 긴장이 풀립니다. 이때는 부교감신경이 우위가 되어 혈액과 림프의 순환이 좋아집니다. 체내에 발암물질이 들어오거나 암이 생기려고 할 때 이와 같이 혈액과 림프(p.58)의 흐름이 좋아지면 독소들을 보다 빨리 분해하여 배설할 수 있고, 또 혈액과 림프의 원활한 흐름에 따라 혈액과 림프 내의 면역세포들도 암세포를 더 잘 처리할 수 있습니다. 아무리 내게 암이 발생하기 쉬운 인자가 많아도 인체가 끊임없이 이와 같이 버티고 있기 때문에 그나마 우리가 암에 잘 걸리지 않는 것입니다.

인체가 건강하기 위해서는 인체의 모든 생리 기능이 원활해야 합니다. 생리 기능이란 인체가 생명 활동을 영위하는 데 필요한 모든 기능을 말합니다. 이를테면 호흡(폐호흡과 세포호흡), 심박동과 혈액순환, 체온 유지, 혈당량 조절, 산·알칼리의 균형, 혈압 조절, 일정한 체액유지, 일정한 호르몬 분비, 항체와 백혈구 수 조절, 적혈구 수 조절, 지치면 피곤을 느끼고, 에너지원이 부족하면 배가 고프고, 물이 부족하면 갈증을 느끼고, 상처가 나면 치유하고, 늙고 노화한 세포는 분해하고, 새 세포를 만들고, 암세포가 생기면 퇴치하는 등….

다시 말해 폐의 기능, 심장의 기능, 간의 기능, 소화기의 기능, 신장의 기능, 면역 기능, 이를 통괄하는 뇌의 기능과 자율신경 등이 인체의 생리 기능입니다.

인체의 생리 기능이 제 역할을 다하기 위해서는 반드시 필요한 '생존 환경'이 있습니다. 그런데 이 생존 환경이 적합하지 않은 상태에서 오랜 기간 생명을 유지하기 위해 생리 기능이 작동되는 가운데 질병이 발생할 뿐입니다. 앞에서 본 바와 같이 생존 메커니즘(생존을 위한 몸의 필사적인 노력)에 의해 발생되는 고혈압이나 당뇨와 같은 이치로 암도 발생되는 것일 뿐입니다.

앞에서 열거한 열악한 생존 환경(여섯 가지)이 많으면 많을수록 또 강렬하면 강렬할수록 질병은 더 빨리 발발하고, 부모 세대에서 누적되어 자식 세대로 이어지면 발병은 더더욱 빨라지게 됩니다.

7) 현대의료의 3대 암 치료(수술, 항암, 방사선치료)

앞의 6가지 열악한 생존 환경에 더하여 치료를 위한 현대의료의 3대 암 치료도 의도하는 바와는 달리 암을 더욱 악화시키는 원인이 됩니다.

암은 열악한 생존 환경을 견디는 가운데 생존을 위해 발버둥치는 생존 메커니즘에 의해 발생한다고 했습니다. 그런데 수술을 하거나 항암제를 투여하고 방사선을 쪼이는 등 공격적인 치료를 하면 인체를 구성하는 세포의 생존 환경이 더욱 열악해져 의도하는 바와는 달리 한편으로는 암세포를 더욱 악성화하고 또 새로운 암을 유발하게 합니다(너무나 중요하므로 '6. 현대 의학적 3대 암 치료법으로 암을 치유할 수 없는 증거(p.208)'에서 상세하게 설명합니다).

결론은 '암을 비롯한 당뇨, 고혈압 등의 생활습관병(生活習慣病)들은 표면에 나타난 증상만 다뤄서는 절대 치료가 안 된다'는 것이며, '질병이 생기게 된 원인(열악한 생존 환경)을 제대로 파악하여 그 원인을 제거(열악한 생존 환경 개선)하여 인체 전체의 생리 기능을 회복하면 얼마든지 치유가 가능하다'는 것입니다.

다만 흐트러진 인체의 생리 기능이라 하
더라도(암으로 인체의 생리 기능이 많이 파괴
된 상태에서 현대의료의 3대 암 치료법으로 인
체의 생리 기능이 거의 바닥난 상태) "다시 되
돌릴 수 있는 최소한의 건강이 허락되는가"
와 "본인이 생리 기능을 회복하기 위해 생
존 환경을 얼마나 잘 개선하느냐"가 암에서 해방될 수 있느냐 없느냐
의 갈림길이 될 수 있습니다.

회복의 한계점
자동차의 배터리에 비유하자면
배터리의 힘이 남아 있어 실내
등을 켤 정도는 되지만 시동을
걸 만큼의 힘이 없는 것과 같은
상태를 회복의 한계점으로 보면
됩니다.

의사이면서 자연의학자인 거슨 박사는 생리 기능이 많이 무너진 말
기 암 환자라도 50%는 치유했다고 했습니다. 그러면서 그는 치유되지
않은 50%의 암 환자들이 거슨요법을 더 잘 실천했다면 더 많은 사람
을 치유할 수 있었다고 했습니다. 그의 치유법은 앞의 6가지를 철저하
게 개선하는 것이었습니다.

앞에서 말한 6가지 원인들이 세포의 생존 환경을 열악하게 만들어
생존 메커니즘에 의해 결국 암을 유발·악화하는 주요 인자들입니다.
거기에 공격적인 현대의료의 3대 암 치료가 의도하는 바와는 달리 인
체를 구성하는 모든 세포의 생리 기능을 극도로 파괴하여 암 환자를
더욱 어렵게 만듭니다. 원인을 제거하지 않는 치료만으로는 낙타가 바
늘구멍 들어가는 것보다 어려운 것이 오늘날의 암 치료 현실입니다.

정상세포의 생존 환경이 어려워져 인체의 생리 기능이 파괴되고 암
세포가 되는 주요 원인을 한눈에 볼 수 있도록 간략하게 요약하면 다
음과 같습니다.

① 칼로리 영양소 과잉 섭취(인체가 생존하는 데 반드시 필요한 물질이지만 넘치면 이를 분해해서 버려야 하기 때문에 인체에 오히려 독이 됩니다. 그래서 과유불급(過猶不及)이라는 말이 나오게 된 것입니다)

② 칼로리 영양소가 체구성 물질이 되고 에너지가 되도록 할 뿐 아니라 인체에 쌓여 있는 독소를 분해하는 데도 필요한 효소 · 보효소 · 생리활성 영양소의 부족(이들 비칼로리 영양소가 부족한 가운데도 생리 기능을 완수하면서 조금씩 인체에 나쁜 영향을 미치게 됩니다)

③ 과도한 독소(식품첨가물, 환경 오염물질, 발암물질, 항원-항체 결합물질, 항생제를 비롯한 모든 약물, 장내에서 생성된 여러 가지 독소 등이 체내효소를 소모하고 물질대사를 방해하고 인체 생리 기능을 방해합니다)

④ 지나친 스트레스(교감신경 항진 → 생리 기능 저하 → 면역력 저하)

⑤ 운동 부족(체온을 떨어뜨리고, 혈액순환과 림프순환의 기능을 떨어뜨립니다)

⑥ 휴식 부족(휴식이 부족하면 회복을 위한 재충전이 되지 않습니다)

⑦ 여기에 더하여 현대의료의 3대 암 치료의 부작용(인체를 구성하는 모든 세포들의 생존 환경이 더욱 열악해지고, 전신 생리 기능을 파괴시키기 때문)

위의 ①~⑦이 인체를 구성하는 하나하나의 세포에게 미칠 영향을 생각해 보십시오! ①~⑦이 세포를 압박하면 세포가 죽거나 이 압박에도 생존하는 세포가 되어야만 생명을 유지할 수 있습니다. 이 압박을 견뎌 낸 세포를 정상세포가 아니라는 차원에서 변이세포, 즉 '암세포'라 합니다.

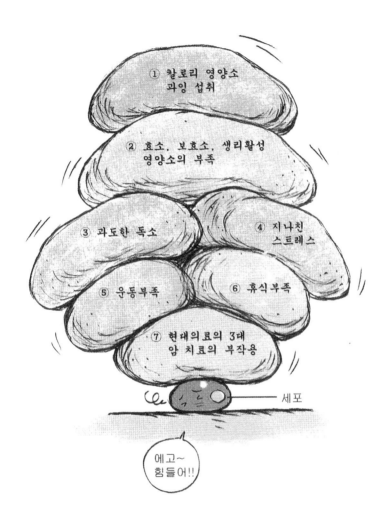

암은 체내에서 유발된 엄청난 압박, 즉 열악한 생존 환경(①~⑥)에 의해 전신 생리 기능이 무너져서 발병이 시작됩니다. ← **최초 단계**(이런 열악한 생존 환경 속에서도 세포가 살아남기 위해 견디는 가운데 세포나 조직이 변합니다)

$$\Downarrow$$

손상되고 변형된 세포의 수리 · 정비 등 세포를 원상태로 돌려줄 수 있는 재생 시스템이 한계에 달하면 세포의 변이는 더욱 진행됩니다. ← **중간 단계**(세포 속에는 열악한 생존 환경을 극복하는 위기 극복의 유전자가 있으므로 열악한 생존 환경을 극복하는 세포로 변화합니다. 즉, 위기 극복의 유전자가 발현됩니다)

$$\Downarrow$$

암세포로 변화되는 비정상세포를 면역세포들이 처리하지 못할 때 암이 되고 성장합니다. ← **최종 단계**(생존을 위해 열악한 생존 환경을 견디는 최종 단계에서 암이 되고 성장합니다. 정상세포가 아니라는 차원에서 변이세포, 암세포라고 하지만 사실 열악한 생존 환경을 견뎌 내는 슈퍼세포가 된 것입니다)

$$\Downarrow$$

암세포가 된 상태에서도 계속 열악한 생존 환경(①~⑦)이 주어지면 더욱 악성의 암으로 진행됩니다. ← **재발 · 전이 단계**(암세포에게 더욱 열악한 생존 환경이 주어지면, 즉 항암제 등을 투여하고 방사선을 쪼이면 위기 극복 유전자에 의해 '반항암제 유전자'가 발현되어 슈퍼암세포가 됩니다. 이는 마치 병원에서 내성이 생긴 슈퍼박테리아와 같습니다. 이렇게 되면 걷잡을 수 없이 암이 성장하여 침윤하고 전이합니다)

$$\Downarrow$$

진행 중인 암을 억제하고 암을 극복하기 위해서는 반드시 전신 생리 기능의 회복과 면역 기능의 회복이 필요합니다. ← **회복 단계**(전신 생리 기능이 회복되지 않는 한 암의 극복은 영원히 어렵습니다. 전신 생리 기

능을 회복하기 위해서는 먼저 열악한 생존 환경이 개선되어야 합니다)

하늘에 먹구름이 잔뜩 끼어 있으면 비 올 확률이 높아지고, 거기에 대기가 불안해지고 천둥과 번개가 치면 비 올 확률은 점점 더 높아지듯 암에 걸리는 원인(①~⑦)이 많고 강렬하면 암에 걸리고 또 더 악화할 수밖에 없습니다.

먹구름이 더 짙을수록 쏟아 내야 할 비의 양도 많아지고 대기가 불안정할수록 천둥과 번개는 더 요란합니다. 하늘에 쌓여 있는 먹구름과 불안정한 대기가 걷혀야 청명한 하늘이 되듯이 우리 몸에 쌓여 암의 원인이 되는 것들(열악한 생존 환경)도 다 걷어 내야 몸이 청명해집니다. 즉, 생리 기능이 원활해져 암이 사라집니다.

[도움말] 면역 기능을 교란하고 무력하게 만드는 암세포의 수단(암세포도 살기 위해 생존 메커니즘에 의해 갖은 방법을 다 강구합니다)

암세포도 생존을 위해 면역 기능을 교란하고, 무력하게 하는 방법을 강구합니다. 인체의 생리 기능과 면역력이 떨어지면, 암세포의 다양한 방법을 억제하는 면역세포의 힘이 약해집니다.

① 암세포에는 면역세포가 감지할 수 있는 항원표적물(Antigen)이 돌출되어 있는데, 이 표적물을 감지하지 못하도록 피브린(Fibrine) 단백질로 덮어씌워 면역세포의 공격을 피합니다(백혈구는 암세포의 항원표적물을 감지하는 감지단백질 MHC-Ⅰ,Ⅱ에 의해 암세포를 공격합니다. 면역력이 떨어지면 감지단백질이 제대로 발현되지 않습니다).

② 암세포는 생존을 위해 암세포 표면에 형성된 항원표적물을 잘라서 없애

버려 항체가 감지하지 못하도록 합니다.

③ 면역 기능이 활발할 때는 항원표적물을 잘 감지하다가 면역력이 떨어지고 암세포가 커지면 그냥 방치합니다.

④ 암세포들은 면역 기능을 방해하는 독성 물질을 분비하여 면역세포들이 암세포를 감지하지 못하게 합니다.

⑤ 면역 기능 저하로 적과 아군의 식별 감지체계(MHC-Modulation) 기능들이 정상적인 수행을 못 합니다.

⑥ 염증을 촉진하는 프로스타글란딘이 과잉 분비됩니다.

⑦ 염증을 촉진하는 사이토카인(TGF-β , IL-10 등)이 과잉 분비됩니다.

⑧ 위에 설명한 ①, ②, ④, ⑥, ⑦을 비롯하여 체질을 산성화시키는 산성촉진 단백질(Acid proteins)이 대량 분비됩니다.

⑨ 많은 숫자의 암세포들이 왕성하게 증식하면 약해진 면역력으로는 암세포의 빠른 증식을 바로 제거하지 못합니다.

[도움말] 면역 기능을 방해하는 산성물질

① LF-1: 백혈구들의 암세포 감지 기능을 방해하는 단백질

② LF-3: 암세포의 항원표적물을 없애 백혈구의 공격을 피하는 단백질

③ CD-44: 새로운 장기로 전이할 때 발현되는 단백질

④ ICAM-1: 항원에 대한 항체들의 반응 시 면역 신호 전달 물질들을 교란시키는 염증단백질

⑤ VCAM-1: 암세포가 혈관 벽을 용해시켜 다른 장기로 뚫고 퍼져 나갈 때 생성되는 단백질

이들 물질들이 많으면 많을수록 암은 더욱 커지고 전이가 용이해집니다. 이와 함께 이들 항원에 대한 항체가 반응하게 되므로 인체는 항원-항체 결합물(IC)에 의해 혈액이 뭉쳐 그 결과 면역 기능은 더욱 악화되고 이들로 인해 인체는 더욱 산성화됩니다.

그러므로 이들로부터 인체를 지키기 위해서는 전신 생리 기능을 원활하게 하여 면역력·항산화 작용·독소 분해 능력을 높여야 하고, 체질을 약알칼리화해야 합니다. 그러기 위해서는 '효소·보효소(비타민과 미네랄)·생리활성 영양소'가 풍부한 과일, 야채, 천연식초(생리활성 영양소가 풍부한 천연식초), 발효효소(설탕 덩어리로 만든 엑기스가 아닌 자연의 산나물로 만든 식초같이 시큼한 발효효소)를 섭취해야 합니다.

[도움말] 암표지자 수치

암세포가 만들어 내는 물질로서 암의 진단이나 추적 관찰에 지표가 되는 항원이나 종양 관련 단백질을 '암표지자'라 합니다. 암이 있으면 이들 물질이 혈액 속에 많이 나타나게 되므로 혈액검사에서 그 수치가 높아지면 암이 있을 확률이 높습니다.

생리 기능을 파괴하고 면역력을 떨어뜨려 암이 발생하게 되는 원인들(열악한 생존 환경, ①~⑦)이 많고 강렬할수록 정상세포가 암세포로 변화는 속도는 빨라집니다. 또 이미 진행된 암세포는 더욱 악성화돼 성장 속도가 빠를 뿐만 아니라 전신으로 퍼져 나갑니다.

가만히 생각해 보십시오! 인체는 인체를 구성하는 모든 세포에게 닥친 열악한 생존 환경으로부터 생존하기 위해 주야로 노력할 것입니다. 이 '열악한 생존 환경(①~⑦)'이라는 압박의 양이 적고 인체가 이것을 해결할 수 있을 경우에는 건강에 크게 영향을 미치지 않으나, 압박의 양이 많고 강력할수록 인체는 이것을 해결하기 위해 더 많은 노력을 해야 합니다. 인체가 생존을 위해 이렇게 발버둥치는 과정에서 생존 메커니즘에 의해 고혈압이나 당뇨뿐만 아니라 암도 발생하게 되고 더 성장·악성화됩니다.

질병(암을 비롯한 고혈압, 당뇨, 비만 등의 생활습관병)이란 이와 같이 인체에 가해진 문제를 해결하는 과정 중에 생기는 것입니다. 암도 인체에 가해진 계속된 압박(①~⑦)을 해결하는 가운데 얻게 되는 산물에 지나지 않습니다.

인체에 가해진 압박(열악한 생존 환경)을 견디며 생존하는 가운데 양성종양이 생기거나 암이 생기면 인체는 이를 해결하기 위해 최선의 노력을 기울입니다. 하지만 인체가 최선을 다해 해결할 수 있는 양보다 압박의 양이 더 많고 강력하면 양성종양은 암(악성종양)으로, 암은 더 큰 암으로 성장하고 전이(사실 이 정도가 되면 전이가 아니라 여기저기에 암이 생길 수밖에 없는 몸이 됩니다)됩니다. 이렇게 생존을 위해 발버둥치는 최종 단계에서 암은 발생하고 더 성장합니다.

누구에게나 매일 수천 개의 암세포가 생기지만 암세포가 계속 성장하지 못하는 것은 인체의 모든 생리 기능(면역세포의 생리 기능 포함)이 인체에 가해진 압박을 해결하고 있기 때문입니다. 하지만 인체에 가해진 압박(열악한 생존 환경)의 양이 인체가 해결할 수 있는 양보다 더 많으면 어쩔 수 없이 질병은 생길 수밖에 없고 그 최종 단계로서 암이 발병되는 것입니다.

인체의 생리 기능을 원활하게 하는 분모는 턱없이 부족하고, 질병을 일으키는 원인물질들인 분자가 많으면 반드시 질병의 형태로 나타나게 됩니다.

$$질병 = \frac{칼로리\ 영양소\ 과잉 + 불필요한\ 물질\ 과다 + 스트레스\ 과잉}{비칼로리\ 영양소\ 부족 + 적당한\ 운동과\ 휴식\ 부족 + 온욕과\ 취미\ 활동\ 부족}$$

하지만 회복을 위해 뒤의 '7. 암을 극복하는 자연치유의 원리(p.242)'를 잘 숙지하여 그대로 실천하면 살아남기 위해 변화된 세포(암세포)를 원래대로 되돌릴 수 있습니다. 그러나 열악한 생존 환경을 개선하지 않으면서 공격적인 현대의학적인 치료법만으로는 암세포는 영원히 회복되지 않는다는 것을 꼭 기억하시기 바랍니다.

2. 암세포의 성장과 젖산

평소보다 운동이나 육체적인 노동을 많이 하면 다음 날 온몸이 쑤시고 아픕니다. 이 근육통을 유발하는 주 원인은 운동 에너지를 생산하는 과정에서 생긴 젖산입니다. 젖산은 세포의 에너지원인 당이 세포 안에서 분해될 때 만들어지는 물질입니다. 그런데 산소가 부족한 저산소 상태에서 당이 불완전 연소하면 그 부산물로 젖산이 대량 생성됩니다.

소화·흡수　　혈액순환　　　　분해　　　　　　　　　산소　　　효소·보효소
　　↓　　　　　↓　　　　　　↓　　　　　　　　　　↓　　　여러 유기산
탄수화물　→　혈중 포도당　→　세포내 포도당　→　피루브산　→　미토콘드리아　→　구연산사이클　→　에너지 생산
　　　　　　　　　　　　　　　　　　산소 부족 └→ 젖산 생성 → 암 성장 및 악화

공교롭게도 인체의 여러 가지 원인에 의해 발생한 암세포도 저산소 상태에서 에너지를 생성하면서 증식합니다. 일반적으로 정상적인 세포에서는 NDRG3(젖산을 인식하는 단백질)이 생성됐다가 세포 성장 촉진 등의 기능을 하고 바로 분해돼 없어지지만, 암세포의 저산소 환경에서 젖산이 대량 생성되면 NDRG3이 젖산과 결합해 분해되지 않고 축적되면서 암세포의 성장과 악성화를 유도합니다.

- 정상적인 세포 → NDRG3(젖산을 인식하는 단백질) 생성 → 세포 성장 촉진 → 분해
- 암세포 → 저산소 환경 → 젖산 대량 생성 → NDRG3 + 젖산 = 결합 → 축적 → 암세포 성장·악성화

젖산과 암세포 성장의 상관관계를 세계 최초로 규명한 생명공학연구원 염영일 박사는 "암 및 염증 질환을 효과적으로 치료하려면 젖산의 생성을 조절하는 것이 무엇보다 중요하다."고 하였습니다.

염 박사는 나아가 암세포가 NDRG3에 의존해 자신을 성장시킨다는 사실을 실험을 통해서도 확인하였으며, 또한 젖산 인자를 배제하자 이

들 암세포의 성장 능력이 현저하게 떨어지는 것도 확인하였습니다.

암세포의 젖산 생성을 이해하기 위해서는 '암세포의 대사 과정'에 대한 이해도 필요하므로 다음 페이지의 내용을 참고하면서 이해의 폭을 넓히기 바랍니다. 에너지대사가 이렇게 되는구나 하는 정도로만 이해하면 됩니다.

[도움말] 천연식초의 젖산 분해

천연식초를 먹으면 혈중 피로 지표물질인 젖산, 암모니아, 무기인산 등의 수치가 확연하게 줄어드는데, 젖산이 줄어드는 원리는 '천연식초가 체내에 쌓여 있는 젖산을 피루브산으로 환원(젖산을 피루브산으로 환원시키는 효소(LDH)의 활성화에 의해)시켜 인체의 에너지원으로 재사용하는 작용을 하기 때문입니다.'

• 참고 논문

① Production of novel vinegar having antioxidant and anti-fatigue activities from Salicornia herbacea L. J Sci Food Agri 2015. 3

② 「감식초 투여가 장시간 운동 시 산소운반 및 피로회복능력에 미치는 영향」, 한국체육학회지, 1997, 제36권, 제3호, pp102~113

③ 「食醋의 体內代射 및 健康」, 식품과학과 산업, 1984, 3 pp51~59

천연식초가 젖산을 분해한다는 과학적인 증거는 수십 년 전부터 밝혀져 왔습니다. 이 논문뿐만 아니라 수많은 연구와 실험에 의해 식초가 체내에 쌓여 있는 젖산을 분해한다는 것은 이미 너무나 많이 밝혀진 사실입니다.

---

3. 암세포의 대사 과정

노벨생리의학상 수상자인 독일의 생화학자 오토 바르부르크(Otto Heinrich Warburg) 박사는 정상세포와 암세포의 대사 과정의 차이점을 증명한 과학자입니다. 그의 제자인 크렙스(Hans Adolf Krebs)가 크렙스 사이클, 즉 구연산회로(구연산사이클)를 발견하여 뒤에 같은 노벨생리의학상을 수상하기도 했습니다.

이 두 세포(정상세포와 암세포)는 생존을 위해 모두 포도당을 이용하여 에너지를 생산합니다. 하지만 정상세포가 포도당을 이용하여 에너지를 생산할 때 산소를 이용하는 데 반해 암세포는 산소를 이용하지 않고 포도당을 분해하면서 포도당 분자 하나당 정상세포가 만들어 내는 에너지의 19분의 1밖에 얻지 못합니다.

암세포가 에너지를 얻는 데 이처럼 비효율적인 방법을 택한 이유는 산소가 부족하기 때문입니다. 산소를 공급하는 모세혈관 내의 혈액이 식품첨가물, 화학물질, 젖산과잉, 칼로리 영양소 과잉, 해로운 노폐물질 등으로 가득하면 혈액 내 산소는 부족해집니다. 또한 혈관이 콜레스테롤 등으로 좁아져도 혈액 내 산소는 부족해지고, 산소를 실어 나르는 적혈구의 기능(적혈구 속 헤모글로빈의 2가철이 3가철이 되면 산소 결합 능력이 떨어짐(p.194))이 떨어져도 산소가 부족해집니다. 이런 연유로 결국 산소를 먹고 사는 세포도 산소가 부족해지면 그런 환경에서도 생존하는 세포, 즉 변이세포(암세포)가 될 수밖에 없습니다.

암세포가 생존을 위해 산소를 이용하지 않고 에너지를 생산하면 정상세포가 산소를 이용하여 에너지를 생산할 때에 비해 암을 유발·악화하고 체질을 산성화하는 노폐물질인 '젖산'이 대량으로 생성됩니다.

이와 같은 암세포의 대사 과정을 이해하기 위해선 정상세포의 대사 과정도 간략하게나마 이해해야 합니다.

에너지원인 포도당이 세포질에 들어오면 에너지를 만드는 장소인 미토콘드리아로 들어가기 위해 먼저 분해되어야 합니다. 포도당은 분자가 너무 커서 미토콘드리아로 바로 들어갈 수 없기 때문입니다.

포도당이 미토콘드리아로 들어가기 위해 1차적으로 분해되는 과정을 '해당'이라 합니다. 포도당 1분자가 분해되어 2분자의 '피루브산'이 만들어집니다(구연산회로 p.100).

해당 과정을 거쳐 만들어진 피루브산은 미토콘드리아로 들어가고 미토콘드리아에서 구연산회로와 전자전달계 과정을 거쳐 36ATP가 생성됩니다.

ATP
ATP는 에너지의 기본 단위로서 배터리와 같다고 생각하면 됩니다.

포도당 1분자가 분해되어 총 38ATP가 생성되는데 해당 과정에서 2ATP, 미토콘드리아 내 구연산회로에서 2ATP, 전자전달계에서 34ATP가 생성됩니다. 즉 미토콘드리아에서 산소를 이용하여 만들어지는 에너지가 36ATP로 포도당 한 분자당 에너지의 대부분이 미토콘드리아에서 산소를 이용해서 만들어집니다. 대신 미토콘드리아 밖에서 산소를 이용하지 않는 과정에 의해 만들어지는 에너지는 2ATP에 불과합니다. 정상적인 세포가 산소를 이용하여 에너지를 만드는 과정은 이와 같습니다.

그러나 암세포는 산소가 부족하기 때문에 피루브산이 미토콘드리아로 들어가지 못하고 젖산으로 변화합니다. 이렇게 되면 정상세포에서는 포도당 1분자당 38ATP의 에너지가 만들어지는 것이 암세포에서는 2ATP밖에 만들어지지 않습니다. 정상적인 세포라면 포도당 1분자만 있으면 만들 수 있는 에너지를 만들기 위해 암세포는 포도당 분자 19개를 사용하여야 한다는 결론이 나옵니다.

암세포는 이렇게 매우 비효율적인 에너지 생산 과정을 통해 살아가기 때문에 아주 많은 양의 포도당을 필요로 합니다. 그래서 주변의 정상세포가 사용해야 할 포도당까지 끌어다 쓰기 때문에 암 환자는 말기 암으로 갈수록 영양 결핍으로 점점 마르게 됩니다(이것을 두고 암세포가 당을 더 좋아하고, 또 당을 먹고 더 성장한다고 표현하지만 실상은 에너지 효율이 떨어지기 때문이며, 당이 많거나 적거나 상관없이 암세포는 생존을 위해 당을 더 끌어갑니다).

암세포는 세포 내 미토콘드리아에서 산소를 이용하여 에너지를 생산하지 않고 무산소 해당 과정을 통해 비효율적인 에너지 생산을 하면서 젖산을 대량으로 생성합니다. 이 넘쳐나는 '젖산'이 암을 유발하고 또 더욱 악화시키는 것입니다.

4. 천연식초(힐링식초)는 암을 치유 · 개선하는 데
   도움이 되는가

앞의 내용을 통해 특히 "암세포는 산소가 부족한 상태에서 젖산을 대량 생성하고 그 젖산을 매개로 성장하고 더욱 악성의 암이 된다는 것(p.187)"과 "암세포는 면역세포로부터 생존하기 위해 여러 가지 방어물질(산성 물질)을 만들며 생존한다(pp.183~185)"는 중요한 사실을 알 수 있었습니다. 암세포의 이런 점에 중점을 두고 천연식초의 효능을 보도록 하겠습니다.

① 체내에 쌓인 젖산을 분해 · 배출하여 암의 예방 · 개선을 도움

종이를 태우면 재가 남는 것처럼 식사에 의해 체내에 들어온 탄수화물이 소화 · 흡수되어 에너지원으로서 연소되면 연소 찌꺼기가 생깁니다. 그 연소 찌꺼기는 이산화탄소, 물, 피루브산 3종류입니다.

이산화탄소는 호흡에 의해, 물은 소변이나 땀으로 체외로 배출됩니다만 나머지 피루브산(초성 포도산)은 피루브산 탈수소효소에 의해 아세틸CoA를 거쳐 구연산이 되어 구연산사이클(구연산회로)에 들어갑니다. 이 피루브산이 구연산사이클에 의해 에너지가 될 때는 좋은 것이지만, '산소가 부족'하거나 구연산사이클에 필요한 여러 '유기산이 부족'하면 젖산만 대량으로 생성하게 됩니다.

젖산은 앞에서도 말씀드린 바와 같이 인체에서 젖산을 많이 생성하면 암세포의 성장과 악성화를 유도하게 됩니다. 따라서 젖산 생성을 줄이고 생성된 젖산을 보다 빨리 분해하기 위해서는 에너지대사에 필요한 산소 공급을 원활하게 해야 하고, 또 에너지대사에 필요한 여러 유기산을 체내에서 충분하게 생산하도록 해야 합니다. 그래야만 구연산사이클을 정상적으로 잘 작동시켜 젖산 생성을 줄일 수 있습니다.

그런데 구연산사이클에 필요한 구연산을 비롯한 여러 유기산은 체내에서 생성되는 물질이긴 하지만 스트레스나 과로, 운동 부족, 영양소의 언밸런스, 만성질환 등의 마이너스 요인이 많아지면 부족해집니다. 그러면 인체에 젖산이 많이 축적되어 인체를 구성하는 세포의 생

리 작용에 여러 가지 문제가 발생됩니다.

구연산사이클(구연산회로)을 정상적으로 잘 작동시키기 위해서는 구연산사이클에 필요한 여러 유기산(초산, 구연산, 호박산, 푸마르산, 사과산, 알파-케토글루타르산, 옥살로초산 등)을 많이 함유한 천연식초를 먹으면 많은 도움이 됩니다. 천연식초에 많이 함유된 초산을 비롯한 여러 유기산이 세포 내에서 구연산사이클이라 불리는 화학반응을 통해 젖산을 무해한 물과 탄산가스로 분해하는 데 도움을 주기 때문입니다([도움말] 천연식초의 젖산 분해(p.189)).

② 미네랄의 기능을 100% 발휘하도록 해 암의 예방·개선을 도움

식초의 주 성분인 초산은 대사에 관여하는 모든 미네랄과 결합하여 초산화합물을 만들므로 미네랄이 물에 쉽게 용해될 수 있도록 합니다. 즉, 미네랄의 기능을 100% 발휘하도록 하는 대단히 중요한 일을 합니다.

또한 스트레스와 노화로 인해 금속화(金屬化)되어 기능을 상실한 미네랄을 재생하여 기능을 부활하는 작용을 합니다. 이를테면 체내에서 기능을 발휘하는 철은 2가철(Fe^{++})로 헤모글로빈(적혈구 속에 존재)에 존재하면서 산소를 운반합니다. 그런데 헤모글로빈의 2가철은 체질이 산성으로 변하면 헤모글로빈에서 이탈하여 무기태의 3가철(Fe^{+++})로 전환됩니다.

헤모글로빈의 2가철을 3가철로 전환하게 하는 산은 인산입니다(인이 암 조직에 정상조직보다 100~1,400배나 많다는 것은 2가철과 반응하여 인산화철($FePo4$)을 생성하기 때문입니다). 인산은 3가 음이온으로, 2가

철을 3가철로 전환하여 물에 용해되지 않는 금속화된 무기태로 암 조직에 고정하게 됩니다. 여기에 천연식초를 섭취하면 3가의 무기태 철이 2가의 수용성 철로 환원되어 철 이온의 기능이 회복됩니다(지성규 박사의 『분자생명건강학』 참고). 철 이온의 기능 회복은 곧 산소를 운반하는 적혈구의 기능이 개선된다는 것을 뜻합니다.

[도움말] 헤모글로빈

우리 몸의 세포들은 매 순간 에너지를 생산하면서 살아가는데, 에너지 생산에는 반드시 산소가 필요합니다. 산소의 공급은 혈액 속에 있는 25조 개나 되는 적혈구가 담당하고 있습니다.

적혈구 하나에는 대략 2억5,000만 개 정도의 헤모글로빈이 들어 있습니다. 이 헤모글로빈 하나하나에는 또 2가철(Fe^{++}) 원자가 4개씩 들어 있으며 철 원자 하나당 산소 1분자를 실어 나릅니다. 고로 하나의 적혈구가 10억 개의 산소분자를 운반할 수 있습니다.

그런데 적혈구 속에 있는 헤모글로빈의 철이 산화하여 이탈하면 적혈구의 기능을 상실하여 산소 공급에 차질을 빚게 됩니다. 그러면 세포들은 산소 부족으로 결국 젖산을 많이 생성하게 되고 이 젖산이 암을 유발하고 더 악화시키는 원인이 될 수 있습니다.

인체를 구성하는 전신 세포가 대략 100조 개인데 그중 산소(또는 이산화탄소)를 운반하는 적혈구가 25조 개 정도나 된다는 것은 그만큼 인체의 생존에 산소가 중요하다는 것을 뜻합니다.

철분과 천연식초를 동시에 공급할 수 있는 가장 좋은 방법은 철분이 풍부하게 들어 있는 비트를 초절임해서 먹는 것입니다. 비트초절임을 만들어 식사와 함께 드시면 암을 예방·개선하는 데 많은 도움이 될 것입니다. 값비싼 산삼이나 상황버섯, 아니 아무리 좋은 약이 있다고 해도 이들의 역할을 대신 하지는 못합니다(비트초절임 만들기(p.311)).

③ 항산화 작용과 생리활성 영양소의 도움으로 암의 예방·개선을 도움

천연식초의 여러 유기산은 강력한 항산화 작용으로 암을 예방하고 개선하며 암에 대한 면역력을 높여 줍니다. 또한 여과하지 않은 천연 식초(unfiltered vinegar)는 항암 성분인 파네졸을 비롯하여 베타시토스 테롤, 스쿠알렌 등의 생리활성 영양소를 더 함유하고 있어 세포의 정 상적인 생리 기능을 돕고 면역력을 높여 줍니다.

④ 소화 기능 개선 및 독소 배출을 도와 암 환자의 저항력을 높임

암 환자는 암이 더 진행될수록 소화 기능도 떨어져 결국 체력과 면 역력이 바닥나서 더욱 힘들게 됩니다. 천연식초의 냄새와 여러 유기 산이 소화기의 신경을 자극하고 식품의 소화·흡수를 높이며 장의 활 동을 좋게 합니다. 또한 식초의 살균력이 장내 환경을 개선하여 유해 균들이 만드는 독소(활성산소, 인돌, 스카톨, 니트로소아민, 트리메틸아 민, 메틸 메르캅탄 등의 발암물질)의 생산을 억제할 뿐 아니라 분해·배 출하는 데에도 효과를 발휘합니다.

⑤ 체내 산화물의 처리 촉진, 체액의 약알칼리화로 암의 예방·개선 에 도움

인체는 체온이 36.5℃ 정도이고 혈액이 약알칼리성인 pH7.4를 유지할 때 가장 이상적으로 생명 활동을 합니다. 천연식초는 체액을 약알칼리화하여 인체를 구성하는 모든 세포의 생리 기능을 원활하게 합니다(인체의 생존 환경이 개선되기 때문). 이것은 생명 활동에 불가결한 수천·종류의 체내효소가 가장 활동하기 쉬운 체내 환경이기 때문입니다(인체의 생리 기능은 효소에 의해서만 이뤄집니다. 『생로병사는 효소에 달려 있다』 참고하세요).

효소는 체온과 페하(pH)의 변화에 굉장히 민감하므로, 저체온이나 체액의 산성화에 가장 먼저 손상을 입는 것이 효소의 작용입니다. 효소의 작용이 원활하지 않으면 원활하지 않은 만큼 인체의 생명 활동에 장애가 초래되고 결국 질병을 유발·악화시키게 됩니다.

혈액을 비롯한 체액의 산성도를 높이는 것으로는 암세포들이 분비한 대량의 산성 촉진 단백질(pp.183~185)을 비롯하여 칼로리 위주의 식사, 효소·보효소(비타민, 미네랄)·생리활성 영양소(phytochemical)의 섭취 부족, 에너지를 생산하는 과정에서 생성되는 찌꺼기인 젖산, 악취의 원인이 되는 알코올 분해물질인 아세트알데히드, 담배 속의 여러 독소, 스트레스 등 수없이 많습니다. 이들 산성화 물질의 분해와 체질의 약알칼리화에 천연식초(힐링식초)와 새콤한 발효효소의 성분이 많은 도움을 줍니다.

[도움말] 식초는 산성 식품인가 알칼리성 식품인가?

식품의 산성 혹은 알칼리성 판단은 주로 식품을 태우고 남은 재를 분석하여 얻은 결과입니다. 식품을 태워 재를 만드는 일은 섭취한 식품이 체내 대사

과정을 겪으면서 산화되는 것과 같습니다. 일반적으로 식품의 재에 염소(Cl), 황(S), 인(P), 질소(N) 등이 많이 들어 있으면 산성 식품으로, 반면에 칼륨(K), 칼슘(Ca), 마그네슘(Mg), 나트륨(Na), 아연(Zn) 등이 많이 들어 있으면 알칼리성 식품으로 분류합니다.

산성이라는 말에는 두 가지 뜻이 있습니다. 하나는 '주변을 산화시키는 성질'을 뜻하는 산성(이때 반대말은 알칼리성)이고, 다른 하나는 '신맛이 나는 성질'을 뜻하는 산성(이때 반대말은 염기성)입니다. 그러니까 두 가지 산성은 전혀 다른 의미를 나타냅니다.

오렌지, 사과 등은 유기산을 포함하고 있어서 먹으면 시큼합니다. 그래서 산성식품이라고 생각하기 쉽지만, 재를 분석하면 이들은 알칼리성 식품으로 분류됩니다. 식초도 신맛을 내는 '산성'이지만 동시에 주변을 환원시키는 '알칼리성'입니다. 그러나 빙초산(희석식초)은 반대로 산성체질로 만듭니다.

⑥ AMPK의 활성화로 암세포 증식을 억제

AMPK(p.117)는 암 억제 유전자 p53을 활성화하여 암세포 증식을 억제합니다. 한편 p53의 활성화는 AMPK를 활성화하기도 하므로 AMPK와 p53은 상호작용하여 암을 억제하게 됩니다.

유전자
p53유전자는 세포의 이상증식이나 돌연변이가 일어나지 않도록 막아 주고, 암세포가 사멸되도록 유도하는 역할을 담당하는 유전자입니다.

제대로 된 천연식초만 매일 먹어도 암 발병률을 낮추고 암을 개선하는 데 도움을 줄 수 있다고 하는 이유는 '식초의 젖산 분해 작용, 미네랄의 환원 작용(특히 산화철 환원으로 적혈구의 산소공급능력 회복)과 체액을 약알칼리화하는 작용, AMPK의 활성화 작용, 그리고 항산화 작용과 생리활성 영양소의 도움 등이 있기 때문'입니다. 이 모든 작용을 한 단어로 요약하면 인체의 '생존 환경 개선'에 많은 도움이 된다는 것입니다.

이 정도만으로도 천연식초를 먹을 만한 충분한 명분이 되지 않을까요. 그렇다면 항암제를 투여하는 것이 치료 효율이 높을까요? 아니면, 천연식초(힐링식초)를 매일 먹는 것이 치료 효율이 높을까요?

똑같은 암에 걸리게 한 실험쥐에게 A군 100마리(수술 후 항암제 투여), B군 100마리(수술 후 항암제 투여와 방사선 조사), C군 100마리(자연치유만 하면서 천연식초 먹음)로 나누어 한 달, 세 달, 1년 후 추적 조사를 하면 그 답을 쉽게 알 수 있으므로 공개적으로 국립암센터에 연구 의뢰를 하면 어떨까요? 2013년 『암, 효소로 풀다』라는 책을 통해서도 필자가 질의를 한 적이 있는데 여러분의 생각은 어떠신지요? 어느 쪽이 더 건강한 삶을 살 수 있을까요?

유튜브나 인터넷 등에서 일부 사람들이 식초는 백해무익하고 혈액을 썩게 만든다고 하면서 구구절절이 예를 들어가면서 설명하기도 하지만 수많은 연구 논문과 동물실험, 사람을 통한 임상시험, 그리고 실제 사례 등을 통해서 이미 천연식초는 하나의 발효식품으로서 건강에 분명히 도움을 주고 있다는 것은 부정할 수 없는 사실입니다.

다음 단원에서는 '세포를 파괴하는 현대의료의 3대 암치료(수술, 항암, 방사선)가 정말 암치료에 도움이 되는가?'에 대해서 너무나 중요한 부분이므로 충분한 시간을 갖고 말씀드리고자 합니다. 인체의 생존 메커니즘(p.21)에 대한 이해가 된 분이라면 이미 그 답을 알고 있을 것으로 생각합니다만, 다음의 내용들을 보면 이래도 되나 할 정도로 치를 떨지 않을 수 없을 겁니다.

5. 세포의 본질과 항암제가 듣지 않는 이유

세포의 수

분석과학의 발달에 따라 세포의 수는 대략 100조 개로 확인되고 있습니다.

산다는 것은 인체를 구성하는 100조 개의 세포를 계속 유지하는 것입니다. 즉, 낡은 세포는 죽고 새 세포가 그 자리를 대신하는 반복의 연속입니다. 평생을 살아가는 동안 세포에게 나쁜 영향을 미치는 환경이 많고 강렬할수록 세포는 살아남기 위해 변하고, 복제에 의해 다음 세포에 전달됩니다.

모든 생명이 그렇지만 인체를 구성하는 세포도 본질적으로 생존 환경이 나빠지고 어려워질수록 그런 환경 속에서도 생존하기 위해 생존 메커니즘에 의해 능력을 발휘합니다.

암의 발생도 '세포가 생존 메커니즘(생존을 위한 몸의 필사적인 노력)에 의해 생명 존속의 위기적 상황(열악한 생존 환경)을 극복하는 가운데 유전자의 변화(변이)의 축적이 최대 요인'이라는 것은 부인할 수 없는 사실입니다.

우리의 유전 시스템 속에는 DNA 복제(낡은 세포가 죽고 새 세포가 그 자리를 대신할 때 DNA 복제에 의해 이뤄짐)에 어떤 어려움이 생길 때 그것을 처리하는 장치가 갖춰져 있지만(다양한 '암 억제 유전자'에 의해 암세포가 증식하는 여러 단계에서 제동을 걸고, 그래도 암세포가 되면 면역세포가 처리합니다. 암 억제 유전자와 면역세포가 처리할 수 없는 단계가 되면 암세포가 되고 성장합니다), 유전자에 쌓이는 결함의 원인이 많고 강렬할 뿐 아니라 그것이 계속 반복되면 유전자는 생존 메커니즘에 의해 그런 여건 속에서도 살아남기 위해 변화합니다. '변화의 축적이 곧 암'일 뿐입니다.

　대부분의 질병이 그렇지만 암 또한 나이가 들수록 더 많이 발생하는 것은 '유전자 변화의 축적'이 나이가 들수록 더 많아지기 때문입니다. 또 나이가 들수록 모든 생리 기능과 함께 회복력이 떨어지고 면역력이 약해지는 탓이기도 합니다.

　모든 생물은 살아남기 위해 적응하는 능력을 갖추고 있습니다. 인체를 구성하는 세포 속의 유전자도 세포를 살리기 위해 온갖 방법을 동원합니다. 세포의 생존 환경에 어려운 상황이 주어지면 세포는 유전자에 내재되어 있는 위기극복능력에 의해 그것을 해결하는 세포로 점차 변합니다. 어떤 환경인가에 따라 좋은 쪽으로 변할 수도 있고 나쁜 쪽으로 변할 수도 있습니다. 변화는 내가 마음

위기극복능력
세포에 위기 상황이 계속 주어지면 위기 극복을 담당하는 유전자가 자극을 계속 받기 때문에 위기극복능력이 발현됩니다.

대로 좌지우지할 수 없어도 변하게 만드는 환경은 나에 의해 결정되는 것이므로, 결국 암은 발생할 수도 있고 또한 개선할 수도 있는 것입니다.

　어쨌든 암의 발생은 유전자에 쌓이는 여러 가지 압박(열악한 생존 환경)이 원인이고, 필자는 그 압박의 주원인을 7가지(p.180)로 요약했습니다.

[도움말] 유전자

하나하나의 세포 속에는 핵이 있고 이 핵 속에 46개의 염색체가 있고, 염색

체 속에 나선형 구조의 DNA가 있고, 이 DNA에 수많은 유전자(유전 정보가 저장된 DNA 상의 일정부위)가 입력되어 있습니다.

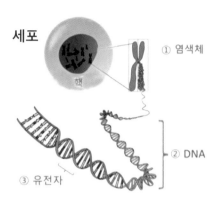

세포에게 가해진 여러 가지 압박에 의해 정상세포가 암세포가 되는 변화를 의학적 용어를 빌려 표현하면 다음과 같습니다.

단백질

유전자는 단백질을 만드는 지도이므로 유전자와 단백질을 같은 개념으로 사용하기도 합니다.

암을 억제하는 유전자(p53 단백질)의 손상이나 기능이 상실되고, 이어 암 전이를 억제하고 암세포에게 영양소를 공급하는 신생 혈관의 생성을 억제하는 유전자(Nm23 단백질)의 기능이 상실되면서 암세포가 되고 전이가 이루어집니다.

세포의 생존 환경이 열악해지면 세포는 살아남기 위해 유전자를 변화(변이)시켜 변이세포(암세포)가 됩니다. 하지만 열악한 세포의 생존 환경을 개선하면 유전자들이 원래대로 되돌아오게 되므로 얼마든지 암에서 벗어날 수도 있습니다.

이제부터 항암제조차도 무용지물로 만드는 암세포의 위기극복능력에 대해 말씀드리도록 하겠습니다.

　암은 수술로 잘라 내고 항암제와 방사선으로 아무리 파괴하거나 부수어도 좀체 항복하지 않고(현대의료의 3대 암 치료법으로는 절대 100% 암을 제거할 수 없습니다) 대부분 얼마 지나지 않아 재발합니다. 그 이유는 인체를 구성하는 모든 세포 속의 유전자에 오랜 세월 동안 생명 유지에 수없이 많은 위기적 상황을 극복하면서 진화(여기서 말하는 '진화'란 한 종이 다른 종으로 진화하는 것을 뜻하는 게 아니라 생명체가 환경에 적응하면서 살아가는 가운데 획득하는 것을 말합니다)해 온 역사가 입력되어 있기 때문이며, 세포에게 생존에 위기적 상황이 주어지면 유전자에 입력되어 있는 위기극복능력이 발현되기 때문입니다.

　생명은 자신의 모든 능력을 총동원해서 살아남기 위해 필사적으로 노력합니다. 그런 가운데 획득한 것이 유전자에 고스란히 내장되어 있기 때문에 항암제조차도 극복하는 방법을 금방 획득합니다. 이것을 현대의학에서는 '반항암제 유전자'라고 표현합니다. 생명 유지에 위기 상황이 오면 세포는 위기극복능력을 발휘하기 때문에 항암제가 처음에는 조금 듣는 듯하다가 반항암제 유전자에 의해 금방 무용지물이 되고 맙니다.

　하지만 이때 정상세포는 타격을 받기 때문에 정상세포의 일부는 죽고, 또 일부 정상세포는 견뎌 내는 가운데 생존하기 위해 암세포가 되기도 합니다. 그래서 인체의 모든 생리 기능과 회복력이 항암제에 의해 파괴되고 면역력도 떨어져 암이 더욱 빨리 진행됩니다.

　항암제가 강하면 강할수록 위기를 극복하는 시스템도 점점 더 강해지기 때문에 살아남은 암세포는 더욱 흉포해집니다. 사과나무 밑에 은박지를 깔고 햇볕을 반사시키면 사과나무가 사과 속의 씨앗과 사과를 자외선으로부터 보호하기 위해 사과의 밑면도 붉게 만들 듯이, 암세포도 살아남기 위해 온갖 수단을 강구합니다. 그래서 더욱 악성이 됩니다.

세포에 가해진 여러 가지 압박(열악한 생존 환경=①~⑦(p.180))에 의해 정상세포는 살아남기 위한 생존 메커니즘에 의해 암세포가 되기도 하고, 또 그 암세포가 점점 증식해서 종양이 커지면 암세포는 또 생존 메커니즘에 의해 '혈관신생인자(혈관신생인자만 하더라도 발견된 것만 10종류가 넘습니다)'를 통해 신생혈관을 만들어 산소와 영양소를 공급받으며 증식합니다(운동으로 근육이 커지면 더 많은 산소와 영양소가 필요하기 때문에 정상세포들도 신생혈관을 만듭니다).

그래서 똑똑하다고 하는 인간들이 혈관신생인자를 막아 암세포를 죽이고자 '항혈관신생약'을 개발하여 환자에게 투여합니다. 그러자 생존 메커니즘(생존을 위한 몸의 필사적인 노력)에 의해 암세포는 다른 유사 물질을 방출해 또 다른 혈관을 만들어 냅니다. 그럼 똑똑한 인간들이 다시 다른 약을 만들어 사용하면, 암세포는 또다시 살기 위해 또 다른 물질을 방출하여 혈관을 만듭니다.

그런 한편 암세포의 성장에 필요한 혈관이 그래도 부족하면 암세포는 금방 신생혈관을 만들어 내지만, 다른 방법도 강구하여 HIF-1이라는 유전자가 발현됩니다.

혈관이 부족하여 저산소 상태가 되면 그 상황에서도 살아갈 수 있도록 HIF-1유전자(저산소 유도인자)가 활성화되어 저산소 상태에 적응하도록 합니다. 마치 동면하는 개구리와 같이 대사와 소비 에너지를 떨어뜨린 상태에서 꼼짝 않고 있거나(이를 두고 의사들은 항암제로 암세포가 성장을 멈췄다고 표현합니다), 적혈구 수를 늘려서 산소 운반에 효율성을 높이는 등 생존 메커니즘에 의해 온갖 대책을 강구해서 살아남습니다(산소가 부족한 고산지대에 사는 사람들도 이와 같이 적혈구 수를 늘려서 부족한 산소를 보충하듯이 암세포들도 필요에 따라 적혈구 수를 조절하며 생존합니다). 그래서 수술이나 항암제와 방사선으로는 암을 원천적으로 파괴할 수 없는 것입니다.

암세포의 생존 환경이 점점 더 열악해질수록 암세포는 살기 위해 옆 세포 속으로 침윤(암의 악화)하여 도망가고, 그래도 더 열악해지면 생존을 위해 혈류나 림프관을 타고 살 만한 먼 곳으로 이사를 가게 됩니다(더 악화. 이를 '전이'라고 합니다). 항암제와 방사선에도 견디며 되살아난 암세포는 반드시 더욱 강력한 약제내성, 방사선 내성을 획득한후, 더욱 강력해져 걷잡을 수 없이 사나워집니다(병원의 내성균이 슈퍼박테리아가 되는 것처럼 강력해집니다).

암세포도 정상세포와 마찬가지로 인체가 생존을 위해 환경에 적응하면서 획득한 진화의 역사가 그대로 유전자에 존재합니다. 따라서 암세포의 생존에 위협을 가하면 암세포는 살아남기 위해 온갖 수단과 방법을 강구하고 더욱 강해집니다.

그래서 공격적인 현대의학의 3대 암 치료는 결과적으로 암세포를 죽이기는커녕 암세포의 생존 본능을 자극하여 더 강하게 만드는 원인이 됩니다. 거기에 더하여 공격적인 현대의료의 3대 암 치료는 한편으로는 정상세포를 암세포화하고, 또 인체의 모든 생리 기능과 회복력을 파괴하여 암 환자의 삶의 질을 떨어뜨리다가, 결국에는 죽음으로 몰고

가게 합니다.

이와 같은 이유에 의해 일본 게이오대학 의학부 방사선치료과의 곤도 마코토 의사는 항암제의 강한 독성이 암세포를 죽이기는커녕 오히려 인체의 모든 생리 기능과 회복력을 파괴하고 면역력을 떨어뜨려 암 환자를 더욱 힘들게 만들기 때문에 '암과 싸우지 마라'며 항암제의 남용에 경종을 울렸고, 후나세 슌스케 씨는 『항암제로 살해당하다』라는 책을 통해 항암제를 남용하고 있는 의료당국과 이를 묵인하는 국가를 상대로 항변하는 고발서를 썼습니다.

하지만 진짜 암과 싸우지 말아야 할 이유는 앞에서 누누이 말했듯이, 생존 메커니즘(생존을 위한 몸의 필사적인 노력)에 의해 세포의 생존 본능인 '살아남기'가 유전자(pp.201~202)에 입력되어 있으므로 암세포를 죽이기 위해 강력한 무기를 사용하면 할수록 암세포가 더욱 강력해지기 때문입니다. 게다가 독가스와 같은 항암제에 인체의 정상세포가 무차별 공격을 당하면 항암제에 죽거나 일부 견디고 살아남은 세포는 암세포가 되기 때문입니다.

인체를 구성하는 100조 개의 세포가 살아가는 가운데 암의 원인(①~⑦(p.180))이 많고 강력하면 불가피하게 암이 발생합니다. 그렇게 불가피하게 생겨난 첫 암세포소(癌細胞巢)를 '원발소(原發巢)'라고 합니다. 암 환자의 대부분은 원발소 암에 의해 죽는 것이 아니라 전이한 암이 악성으로 진행되어 죽음에 이르게 됩니다.

[도움말] 암세포소

암은 세포가 2배, 4배, 8배로 계속 증식을 거듭하여 30번 거듭되면 세포 수는 10억 개가 되고, 크기가 직경 1cm, 무게 1g 정도로 검진에서 감지됩니다. 이렇게 자라는 데 적어도 10~20년이 걸립니다. 그러나 인체의 생리 기능과 면역력이 떨어지면 훨씬 더 빨리 성장합니다.

암세포가 생존을 위해 반항암제 유전자에 의해 약제에 내성을 획득하는 한, 항암제는 아무리 새로운 약이 등장해도 듣지 않게 되고 내성을 획득한 암세포는 더욱 강해져 악성화됩니다. 이는 세포 속의 유전자(pp.201~202)가 본질적으로 환경에 적응하여 살아남는 위기극복능력을 가지고 있기 때문입니다. 모든 생명체는 그 능력 덕분에 지금까지 생명을 유지하고 있는 것입니다.

아무리 효과가 뛰어난 신약을 개발해도 일부 암세포는 죽고, 또 일부 암세포의 유전자는 곧 '약제내성 능력'을 발휘하여 생명을 유지합니다. 암세포는 출발부터 유전자의 서바이벌 게임에 의해 살아남기 위한 변화의 축적에 의해 슈퍼세포(암세포)가 된 것입니다.

슈퍼세포가 된 암세포에 항암제를 투여하고 방사선을 쪼이면 생존을 위해 살아남은 암세포는 더 무시무시한 괴물로 진화하여 악성세포가 됩니다.

암세포를 비롯하여 인체를 구성하는 모든 세포에게 위기 극복의 유전자가 내재해 있

슈퍼세포
병원에서 항생제의 내성을 획득하여 슈퍼박테리아가 탄생한 것과 같은 원리에 의해 슈퍼세포(암세포)가 됩니다.

다는 것을 무시한 치료가 현대의료에서 이루어지고 있는 '3대 암 치료법'입니다. 세포가 살아남기 위해 변화(이것을 현대의학에서는 '변이'라고 표현합니다)를 일으키는 능력은 생명체의 본질이므로 우리가 어떻

게 할 수 없습니다. 그래서 '항암제는 의도하는 바와는 달리 생명체의
생존 본질을 자극하여 괴물세포로 만드는 기폭제가 되기도 합니다'.

　항암제를 투여하기 전에 의사에게 앞의 내용(요약하면 항암제가 정상
세포를 파괴할 뿐 아니라 한편으로는 정상세포를 암세포화하고 또 암세포
의 생존본능을 자극하여 더 악성의 암으로 만드는 것)에 대한 답변을 듣고
난 후에 항암제 투여를 할 것인지 말 것인지를 결정해야 합니다. 그래
도 항암제를 투여하는 것이 환자에게 도움이 된다고 판단될 때에만 암
환자에게 사용해야 합니다.

　앞의 내용을 제대로 이해했다면 과연 지금처럼 항암제를 쉽게 인체
에 투여할 수 있는 암 환자는 몇 퍼센트나 될까요?

　우리가 중요한 결정을 내릴 때 가장 안심하고 믿을 수 있는 것은 수
천 년, 수억 년 동안 내려온 '자연의 섭리'이지 검증도 덜된 과학의 탈
을 쓴 치료 방법이 아님을 알아야 한다는 것입니다.

　오늘날 우리가 과학적이라고 하는 것이 경우에 따라서는 너무나 편
협하고 때에 따라서는 왜곡되어 있는 경우가 허다합니다. 그러나 자연
의 섭리를 통한 보편타당한 진리는 절대 왜곡된 적이 없습니다. 그래
서 필자는 자연의 섭리를 바탕으로 한 부작용이 전혀 없는 완벽한 치
유 방법을 여러분에게 소개하는 것입니다.

　6. 현대 의학적 3대 암 치료법(수술, 항암, 방사선)으로
　　암을 치유할 수 없는 증거

　현대의료의 암 치료의 보편적인 방법은, 아니 교과서적인 방법은 수

술 → 방사선 → 항암 요법입니다. 수술, 방사선, 항암, 이 요법은 생존에 위기 상황적 요인이 있을 때에만 해야 하지 않을까요.

항암제와 방사선, 수술로 암을 치료할 수 있을까요? 없습니다. 그렇다면 왜일까요?

대부분의 항암제, 아니 모든 항암제는 강력한 '독극물'입니다. 이 독은 환자의 전신에 영향을 미쳐 머리카락이 빠지고, 심한 구토와 설사 등 인체의 여러 가지 생리 기능에 무서운 부작용을 일으킵니다. 이 독으

암 진단의 기준
암세포가 아직 주위의 림프계에 건너가지 않은 시기를 제1기. 암이 진행되고 림프절에 건너가 있을 때를 제2기와 제3기. 그리고 확실히 구분할 수 있는 전이가 있는 때를 제4기라 합니다.

로 인체를 구성하는 하나하나의 세포들이 비명을 지르고 절규합니다 (암세포는 정상세포가 살기 위해 변한 것입니다. 그래서 암세포에 효력이 있는 항암제는 정상세포에도 반드시 영향을 미치므로 많은 양을 투여하면 정상세포가 더 많이 죽습니다).

암세포도 이 독에 놀라 움찔하며 조금 오므라들지만 얼마 지나지 않아 다시 증식합니다. 암세포가 일시적으로 줄어드는 것도 고작 10명 가운데 1명 정도가 줄어들면 효과가 있다고 판단합니다(의사들 간의 약속일뿐이지 과학은 아닙니다). 부작용은 차치하고라도 말입니다.

그런데 왜 의사들은 불과 10명 가운데 1명 정도, 그것도 4주 사이에 조금이라도 암이 줄면 효과가 있다고 판정할까요. 그 이유는 4주가 지나면서 '반항암제 유전자'에 의해 줄어들었던 암이 다시 증식하기 때문에 6개월이나 1년 정도의 시간을 두면 효과가 있다고 판단할 수 없기 때문입니다. 다시 말해, 항암제의 독으로 인해 일시적으로 줄어든 암세포를 4주보다 더 오랜 기간을 두고 관찰하면 또다시 증식하기 때문

입니다.

[1]암 연구에서 성공의 기준은 사망률의 감소가 아니라 암세포의 크기가 줄어드는 것에 있습니다. 설령 치료 대상이 된 대부분의 환자가 사망했다고 하더라도 죽기 전에 일시적으로 암세포가 줄어들었다면 그 연구는 엄청난 성공으로 묘사되기 때문입니다.

그런 식의 접근법은 너무나 비과학적일 뿐 아니라 비윤리적이고 오히려 인체에 고통만 안겨 줄 뿐입니다. 이미 몸 안의 생리 기능과 면역 체계가 제대로 발휘되지 못하는 수많은 암 환자들에게 항암치료나 방사선치료는 매우 치명적인 결과를 초래할 수 있기 때문입니다.

미국 미네소타 주 로체스터에 있는 메이오 클리닉(Mayo Clinic)의 저명한 암 전문의인 찰스 모어텔(Charles Moertel) 박사는 "우리가 치료하는 대부분의 암치료법들은 수많은 위험과 부작용 그리고 현실적인 문제들로 가득 차 있으며 아주 극소수의 환자들만이 일시적으로 좋아지는 반응을 보이는데, 이마저도 완치된 것은 아니었다."고 했습니다.

암 환자들 중에서 평균적으로 7%만이 완치되고 있다고 현대의료에서는 말하고 있습니다. 7%라는 치료 성공률초차 병원에서 제공한 치료의 결과라는 증거는 어디에도 없습니다. 병원의 치료가 없었더라도 그 정도의 치료율은 나올 수 있기 때문입니다. 실제로 암 치료를 했을 때보다 아무 치료도 하지 않았을 때 오히려 완치율이 더 높습니다.

일시적으로 암세포가 줄어드는 약물 치료는 믿을 만한 치료법이 아닙니다. 그것은 오히려 환자들의 생명을 담보로 하는 너무나 위험한 도박에 가깝다고 『암은 병이 아니다(CANCER IS NOT A DISEASE)』의

----

1   안드레아스 모리츠, 『암은 병이 아니다』

저자 안드레아스 모리츠(Andreas Moritz)는 말합니다.

세포의 유전자(pp.201~202)에 내재되어 있는 반항암제 유전자(ADG: anti drug gene)에 의해 항암제에 내성이 생기면 그 항암제는 효과가 없어집니다(모든 세포는 생존을 위해 원래 '위기극복능력'이 유전자에 내재해 있습니다. 세포에 항암제 투여라는 위기가 닥치면 이를 극복하기 위해 생존 메커니즘에 의해 유전자가 발현되는데, 이를 의학적 용어로 '반항암제 유전자'에 의해 내성이 생겼다고 표현하는 것입니다). 그러면 다른 종류의 항암제를 투여하고, 암세포는 또 반항암제 유전자(위기극복 유전자)에 의해 내성이 생깁니다. 이렇게 해도 듣지 않으면 더 강력한 방법으로 다종류의 항암제(항암제를 복합적으로 병용하므로 '다제 병용 요법' 또는 '칵테일 요법'이라 합니다)를 동시에 투여합니다.

이런 극한 상황에서도 암세포는 또 반항암제 유전자에 의해 이를 극복하면서 더욱 악랄한 암세포로 변하고 일부 암세포는 반드시 살아남습니다(항암제를 계속 투여할 수 없기 때문에 살아남은 암세포가 다시 증식하여 커지는 것은 시간문제일 뿐입니다). 마치 병원에서 항생제에 내성이 생긴 슈퍼박테리아가 생기는 원리와 같습니다.

그런데 더 큰 문제는 암세포를 죽이기 위한 항암제가 오히려 인체의 모든 생리 기능과 면역력을 떨어뜨려 암 환자를 더욱 기진맥진하게 만든다는 것입니다. 그러면 약해진 전신 생리 기능과 면역력으로는 암세포를 저지하지 못하게 되고, 또한 내성이 생긴 더욱 강렬해진 암세포는 더 활발하게 증식하게 됩니다.

항암제의 효과?

항암제에 의해 특정한 종류의 암이 줄어드는 것은, 그것이 몸 안의 모든 곳에서 엄청난 파괴 행위를 하고 있기 때문이라는 사실을 꼭 명심해야 합니다.

^{2}1985년 미국 국립암연구소(NCI)의 데비타 소장이 미국 의회에서 이런 증언을 했습니다. "지금까지 암세포에 항암제를 사용함으로써 암을 퇴치시킬 수 있다고 생각해 왔습니다. 그러나 암세포 속의 반항암제 유전자의 발현(위기극복 유전자에 의해 항암제를 무용지물로 만드는 힘이 발휘되는 것을 '반항암제 유전자의 발현'이라고 표현한 것임)으로 항암제를 무력화시킨다는 것을 알게 되었습니다."

또한 1988년 동 연구소가 발행한 「암의 병인학」이라는 보고서에서는 "항암제는 암에 무력할 뿐 아니라 강한 발암성으로 다른 장기 등에 새로운 암을 유발시킨다."고 했습니다. 결국 항암제를 투여하면 환자의 몸에는 항암제의 부작용만 남게 된다는 것입니다.

이는 '항암제로는 암을 치료할 수 없을 뿐 아니라 항암제에는 강렬한 발암성이 있어 항암제를 암 환자에게 투여하면 다른 부위에도 암이 발생할 수 있다'는 것이고, 또한 생존 메커니즘에 의해 '암세포는 곧바로 항암제에 내성을 갖게 돼 항암제를 무력화게 만든다'는 명백한 증거입니다.

이와 함께 더 무서운 것은 '항암제의 강렬한 부작용으로 인해 인체의 모든 생리 기능과 면역력이 바닥난 상태에서 암세포가 곧바로 항암제에 내성을 가지면 항암제를 무력하게 만들 뿐만 아니라 더 기승을 부리게 된다'는 것입니다.

암 환자가 현대의료적인 암 치료에 의해 인체의 모든 생리 기능과 면역력·저항력·체력을 떨어뜨리지 않으면, 그나마 남아 있는 인체의 면역력·저항력·체력으로 어느 정도 암세포의 횡포를 막을 수 있

----
2   김동석, 『자연치유혁명』

습니다.

하지만 항암제 등 현대의료의 3대 암 치료(항암제를 비롯한 방사선, 수술)를 받으면 인체의 모든 생리 기능과 면역력이 떨어지고 또 항암제에 의해 내성이 생긴 암세포로 인해 재발과 전이가 더 빨리 일어날 수 있습니다.

그런데도 의사들은 '효과가 있다'며 항암제를 투여하고 있습니다. 앞에서 본 바와 같이 명확한 증거(미국 국립암연구소 데비타 소장의 국회증언과 동 연구소의 보고서)가 있는데도 말입니다.

2006년 미국 국립암연구소(NCI)의 해럴드 바머스 소장이 발표한 「사이언스」지 기고문에서조차도 "암은 막대한 암 연구투자와 암세포의 유전적·생화학적·기능적 변화에 대한 많은 발견에도 불구하고 다른 발병과 비교했을 때 약으로 치유하기 가장 어려운 병"이라며 "중대한 생활문화적 변화가 일어나지 않으면 인류 역사상 암 치료의 진보는 성취되기 어렵다."고 했습니다. 그런데도, 독자 여러분은 현대의학적 암 치료를 과학적이라며 이 치료에 매달리겠습니까?

미국 국립암연구소의 데비타 소장의 국회 증언과 해럴드 바머스 소장의 발표, 그리고 동연구소의 보고서를 요약하면 "항암제로는 암을 고칠 수 없다.", "항암제에는 강렬한 발암성이 있다.", "항암제를 맞아도 암세포는 얼마 안 가서 내성이 생기고 더 흉포해져 증식한다.", "항암제를 맞으면 인체 모든 생리 기능이 떨어지고 면역력이 바닥나기 때문에 암세포가 더 잘 증식한다.", "옛날이나 지금이나 암 치료의 진보는 거의 없다."는 것입니다. 이를 압축하면 '항암제는 백해무익하다'는 말이 됩니다. 그래서 일본의 후나세 슌스케 씨는 "항암제로 살해당

했다."고 거침없이 표현하고 암 환자가 죽으면 신고하라고 했지만 현대의료에 몸담고 있는 그 누구한테서도 고발당한 적이 없었습니다.

위의 내용을 읽은 후 이렇게 말할 수도 있습니다. 그것은 아주 옛날 이야기일 뿐이고 10년도 더 지난 오늘날에는 의료 기술의 발달에 의해 엄청나게 달라졌다고 말이지요. 하지만 안타깝게도 2020년 글을 쓰고 있는 지금까지 현대의료의 암치료에 대한 진전은 그때나 지금이나 별반 다를 게 없는 실정입니다.

[3]"우리는 암과의 전쟁에서 실패한 것인가?"라는 CNN 방송 칼로쉘(Carl Rochelle) 기자의 질문에 시카고메디컬센터의 엡스타인 박사(Dr. Samuel Epstein)는 "네, 우리는 암과의 전쟁에서 완전히 패했습니다. 지난 40년 동안 암 발병이 오히려 엄청나게 증가했을 뿐입니다."고 대답했습니다. 닉슨 대통령이 암과의 전쟁을 선언한 1971년 이후, 엄청난 예산을 암 연구에 투자했음에도 불구하고 전체적인 암 사망률은 오히려 증가했습니다.

오늘날에 왔어야 미국 국립암연구소(National Cancer Institute)의 의사들도 **"우리가 먹는 방식을 바꾸면 암을 예방할 수 있다. 그 첫 번째가 지방(육식)을 줄이는 것이고 두 번째는 과일과 채소의 양을 늘리는 것이다."**라고 발표했으니 말입니다. 이것은 인체를 구성하는 세포의 열악한 생존 환경을 바꾸지 않고서는 예방은 물론 절대 암을 극복할 수 없다는 것을 뜻합니다.

암을 치료하는 것을 주 목적으로 세워진 암연구소에서 병의 가장 큰 원인으로 음식을 꼽았습니다. 그런데도 사람들은 이런 내용에는 귀를

---

3   하비 다이아몬드, 『나는 질병 없이 살기로 했다』

기울이려고 하지 않고 인체의 생존 환경을 더 어렵게 만드는 치료제만 찾고 있습니다. 이렇게 된 데는 의약계의 책임이 무엇보다 크다고 하지 않을 수 없습니다.

항암제의 정체를 알려면 '의약품 첨부 문서'를 보면 알 수 있습니다. 의약품 첨부 문서란 그 약의 용법, 용량, 효능, 적용 외에 사용상 주의, 금기, 중대 부작용, 예방과 회피 방법 등을 명기한 것입니다.

모든 항암제는 맹독이므로 이 독이 몸속에 들어오면 온갖 고통스러운 중독 증상이 나타납니다. 대부분의 항암제는 그 맹독성으로 인해 암세포를 못살게 굴기도 하지만 정상세포에게도 다음과 같은 더 심각한 부작용을 수반합니다.

① 구역질, 구토, 식욕 부진, 변비 또는 설사 등의 소화기계통 장애로 체력이 급격하게 떨어집니다. 체력이 떨어지면 면역력은 기대할 수 없습니다. 항암제의 독에 의해 급성췌장염으로 복통을 일으킬 수도 있습니다.

② 백혈구, 적혈구, 혈소판 감소 등 혈구세포의 감소로 면역력이 떨어지고 빈혈을 일으키고 출혈이 발생합니다. 면역력 저하로 암세포가 다시 증식할 빌미를 제공하고, 폐렴 등의 감염병에 걸리기 쉽게 만듭니다. 또한 혈소판 감소로 코피나 혈뇨, 소화기 출혈 등이 발생합니다.

너무나 중요하므로 좀 더 구체적으로 알아보도록 하겠습니다. 항암제의 가장 심각한 부작용 중의 하나가 조혈 기능이 있는 골수세포의 파괴로 적혈구, 혈소판, 백혈구가 초죽음을 당하는 것입니다. 인체를 구성하는 세포의 수는 대략 100조 개인데 이 가운데 적혈구의 수는 20~30조 개쯤 됩니다. 혈액 1㎜ 안에 있는 적혈구의 수는 400만~500만 개(㎣)이므로 인체에 있는 혈액량이 대략 5~6ℓ임을 감안하면 적혈구(수명은 120일 정도)의 수만 하더라도 인체를 구성하는 세포의 4분의 1이 넘습니다. 그런데 항암제를 한 차례 투여하면 2조~3조 개 정도가 사라지므로 심각한 빈혈 상태가 됩니다.

혈액 내에 있는 혈소판은 15만~40만 개(㎣)이므로 인체 전체로 보면 대략 1조 개쯤 됩니다. 그런데 항암제를 한 차례 투여하면 혈소판(수명은 7~10일 정도)은 거의 사라져 2만~5만 개(㎣) 수준까지 떨어져 출혈이 쉽게 일어납니다. 작은 혈관 안에서 출혈이 쉽게 일어나고 동시에 응고되면 혈전다발에 의한 인체 전체의 생리 기능에 심각한 장애를 일으킬 뿐만 아니라 여러 장기에도 장애를 일으켜 다장기장애(多臟器障碍)로 사망하는 경우도 적지 않습니다(암전문병원의 무나카타 히사오 의사).

그리고 마지막으로 면역세포인 백혈구에 대해 알아보겠습니다. 백혈구는 크게 과립구(65%), 림프구(30%), 대식세포(5%)가 있습니다. 그중 과립구가 200억~300억 개 정도입니다. 그런데 항암제를 투여하면 골수가 파괴되어 백혈구의 한 종류인 과립구(수명은 6시간~2일 정도)의 수가 순식간에 줄어들어 폐렴 등에 걸리기 쉽습니다. 그래서 곰팡이균이나 진균 등에 감염되면 항생제를 또 투여합니다. 항생제와 항암제 등에 의해 장내 세균의 균형이 무너지면 '장관면역(파이어스패치: 장관연관림프조직)'에 큰 타격을 받아 인체 전체의 면역력이 또 떨어집니다.

또한 인체 면역의 주역인 림프구(100~150억 개 정도)도 엄청난 타격을 받아 림프구의 수가 뚝 떨어집니다. 림프구의 수가 떨어지면 암세포는 무방비 상태로 증식할 수 있습니다. 항암제의 부작용에 의해 백혈구의 감소에 따른 감염증이나 혈소판이 감소해 출혈사하는 등 치료의 부작용으로 죽을 가능성도 높습니다.

③ 심근 이상을 일으켜 심장마비가 올 수 있습니다.

④ 신장기능장애는 물론 급성신부전으로 요독증을 일으킬 수 있습니다.

⑤ 경련, 의식장애를 동반하기도 합니다.

⑥ 급격한 혈압저하, 호흡곤란 등으로 생명의 위험도 있습니다.

⑦ 간 기능 손상을 일으킵니다. 간은 체내에 들어온 모든 '독'을 해독합니다. 인체에 강력한 독으로 작용하는 항암제가 체내에 주입되면 간은 필사적으로 그것을 해독합니다. 이 과정에서 간이 손상을 입어 간 기능장애를 일으키게 됩니다. 한약을 먹으면 간이 손상된다고 절대 못 먹게 하면서 독극물인 항암제를 투여하는 것은 도대체 무엇으로 설명해야 될지 모르겠습니다.

⑧ 이외에 단백뇨, 부종, 운동실조, 갑상선기능 항진, 장관마비, 장관천공, 대장염, 소장염, 탈모, 사지 저림, 관절통, 근육통, 요통, 체중감소, 월경이상, 임포텐츠, 전해질 이상 등 인체 전체의 생리 기능에 나쁜 영향을 미칩니다. 이런데도 항암제로 치유할 수 있다고 생각하십니까?

⑨ 이런 주의 사항도 있습니다. '이 약은 세포독성이 있으므로 조제 시 피부에 닿았을 때는 다량의 흐르는 물로 씻어야 합니다. 정맥 내 링

거를 주사할 때 약이 혈관 밖으로 새면 주사 부위에 응어리가 생기고 괴사를 일으키므로 약이 혈관 밖으로 새지 않도록 투여해야 합니다.' 피부에 닿아도 곧바로 물로 씻어 내라고 주의하는 독을 암 환자의 혈관에 주입하다니 얼마나 끔찍한 일인가요. 그리고 보면 설사, 구토, 통증 등이 발생하는 것은 당연한 일이겠지요.

인체에 내재해 있는 자가치유능력(자연치유)을 무시한 의료만으로는, 그리고 질병의 원인을 제거하지 않는 현대적인 의료만으로는 암을 영원히 극복할 수 없습니다. 원인을 무시한 현대의료의 수술, 항암제, 방사선 치료는 마치 잔디밭에 난 잡초를 제거하는데 뿌리는 그대로 두고 위에 나와 있는 잎과 줄기만 자르는 것과 같다고 할 수 있습니다. 잡초의 뿌리가 남아 있는 한, 싹이 올라오는 것은 시간문제일 뿐입니다.

[도움말] 항암제를 사용하기에 앞서

항암제를 투여하기 전에 반드시 첨부 문서를 달라고 해서 읽어 보시기 바랍니다. 모든 약에는 사용 설명서가 있습니다.

그 설명서에는 반드시 효율이 퍼센트(%)로 명기되어 있습니다. 여기서 '효율'이라 함은 암의 '치료'가 아니라 4주 이내에 암의 수축 및 축소가 관찰되면 효율로 집계합니다. 그다음에 더 커지거나 전이를 하더라도 그건 그때의 문제일 뿐입니다.

예로 항암제의 약 효율이 자궁경부암 9.5%라고 적혀 있으면 100명 중 9.5명에게만 그것도 4주 이내에 암의 수축 및 축소의 효율이 있다는 것이며, 4주

이후에 더 커지거나 전이가 일어나더라도 효율은 그대로입니다. 더 무서운 것은 100명 중 90.5명에게는 4주 동안에 암의 수축이나 축소도 전혀 없을 뿐만 아니라 항암제의 부작용만 나타난다는 것입니다.

　항암제의 부작용을 요약하면 '**항암제의 강렬한 독에 의해 인체의 생존 환경이 극도로 열악해져 전신 생리 기능이 파괴되어 생명에 지장을 준다**'는 것입니다.

　따라서 항암제 치료는 암 환자에게 효과도 없는 '맹렬한 독'을 투여하는 행위나 마찬가지입니다. 독의 부작용은 암 환자의 몸을 구성하고 있는 하나하나의 세포를 망가뜨려 인체 전체의 생리 기능을 무너뜨리고 암세포와 싸우는 면역세포도 무너뜨려 암세포에게 무방비 상태를 만듭니다.

　암세포에게 항암제를 투여하면 생존을 위해 발버둥치는 가운데 일부 암세포는 죽고 또 일부 암세포는 생존 메커니즘에 의해 더욱 강한 암세포가 됩니다(투여한 항암제에 의해 암세포는 위기 극복의 유전자가 발현되면 내성을 키우기 때문에 더욱 흉포(凶暴)해집니다). 한편 인체의 모든 세포와 면역세포는 항암제에 의해 맥을 못 추게 되고, 일부 세포는 생존 메커니즘에 의해 그런 환경에서도 생존하기 위해 견뎌 내는 과정에서 암세포가 되기도 합니다.

　결국 항암제는 의도하는 바와는 달리 암을 더욱 악성화하고, 또 한편으로는 인체의 모든 생리 기능과 면역력을 떨어뜨려 환자를 더욱 힘들게 만듭니다.

　항암제를 투여하면 대부분의 암세포들이 2~3개월 내로 공격을 피하기 위해 세포분열을 멈추고 약물이 없어질 때까지 휴식기로 들어가 잠복합니다. 이것을 '항암약물 내성체계가 생긴다(생존 메커니즘에 의해 반항암제 유전자 발현. 즉 위기극복능력이 발휘되는 것입니다)'라고 표현합니다. 특히 전이된 암은 위기극복능력에 의해 내성체계가 더욱 빨리 만들어져 항암제로 인한 효과는 매우 미미하게 나타납니다. 반면에 투여된 항암제는 건강한 세포들을 무차별적으로 공격해 전신의 생리 기능을 파괴하여 암 환자를 더욱 어렵게 만듭니다. 약물의 부작용이 병 자체보다 더 무섭다는 것을 보여 줍니다.

앞의 내용들은 필자가 암 환자에게 불안을 가중시키고 삶의 희망을 빼앗기 위해서 적은 것이 결코 아닙니다. 항암제 등의 공격적인 현대 의료의 암 치료법으로는 인체를 구성하는 전신세포의 생존 환경을 더 열악하게 만들고, 세포의 위기극복능력을 자극하기 때문에 치료가 어렵다는 것을 알리기 위해서입니다.

암이라는 것은 정상세포가 여러 가지 위기 상황(열악한 생존 환경 ① ~⑦(p.180))을 겪으며 살기 위해 변한(변이) 것인데 세포의 생존 환경을 더욱 열악하게 만들 뿐 아니라 세포를 파괴하는 항암제로 어떻게 암을 치료할 수 있겠습니까.

항암제의 부작용 중 표면적으로 가장 심한 증상 중에 하나가 구토와 구역질일 것입니다. 그래서 일부 암 환자들이 항암제의 부작용 때문에 힘들어 항암제를 거부하자, 이 부작용을 숨기면서 필요한 항암제를 충분히 투여할 수 있는 약도 나왔습니다.

그리고 또 부작용을 줄이면서 필요한 약을 충분히 투여하기 위해 소량으로 자주 투여하는 방법을 시도했습니다. 그저 암세포가 활개 치지 못하도록 적당히 억누르면 된다는 것입니다. 이 방법은 한 번에 많은 양을 투여할 때보다 더 많은 양을 투여할 수 있습니다.

이렇게 조금씩 지속적으로 사용하면 암 환자도 토하거나 구역질을 하는 등의 부작용이 표면적으로는 줄어들기 때문에 현재 이 방법이 많이 사용되고 있다고 하니, 눈 가리고 아웅 하는 식이라 하지 않을 수 없습니다. 이런 식으로 치료를 받는 사이 조혈 기능은 손상을 입어 림프구는 줄고, 면역계가 약해지고 인체 전체의 생리 기능이 조금씩 파괴되어 생명을 갉아먹게 됩니다.

[도움말] 항암제의 부작용을 가볍게 하는 약

구역질 예방에는 '진토제(구토 방지제)', 백혈구 감소증의 대책에는 '백혈구 증다제', 알레르기 반응 예방에는 '스테로이드제' 등 부작용의 출현을 예방하거나 줄이는 약을 이용합니다. 그래서 의사들은 '항암제의 부작용이 가볍다'고 말하지만 그 말을 액면 그대로 받아들여서는 절대 안 됩니다. 항암제의 독성을 줄인 것이 아니라 단지 항암제의 독성으로 나타나는 반응만 약으로 경감시킨 것이기 때문입니다.

세포를 죽이는 독성을 그대로 유지하면서 백혈구 증다제를 사용하면 항암제를 잇달아 더 많이 투여하게 되므로 감염증의 위험이 더 커지고, 스테로이드제를 빈번히 사용하면 스테로이드의 부작용에도 시달리게 됩니다. 어쨌든 또 다른 약으로 부작용의 반응을 억누르면 환자들은 항암제를 투여하는 데 힘이 덜 들므로 치료 횟수가 늘어나고 투여량도 증가하여 항암제의 독성에 의한 피해는 더 커지게 됩니다.

"항암제 치료를 받은 사람 중에 암을 치료한 사람도 많지 않느냐? 이것이 항암제 치료가 효과가 있다는 증거이다."라고 의사와 일부 환자들은 반론할지도 모릅니다. 하지만 어디까지나 암을 극복한 것은 항암제가 아닌 "항암제에도 견뎌 낸 환자가 본래 가지고 있던 생리 기능과 면역력이 암과 싸워 이겼기 때문"이라는 것은 그 누구도 부정할 수 없는 진실입니다.

결국 '독'인 항암제는 '효과가 있다'고 하더라도 암세포를 일시적으로 줄이는 작용밖에 없으며, 오히려 강한 부작용으로 환자의 생명과도 같은 모든 생리 기능과 면역력을 현저하게 떨어뜨립니다. 그리고 항암제에도 살아남은 암세포를 더욱 강력하게 만들 뿐 아니라 일부 정상세포도 암세포화하는데, 어떻게 암이 나을 수 있단 말입니까?

암을 고치기 위해서는 기본 체력을 갖게 하여 면역력을 높이는 방법이 훨씬 과학적이고 합리적이라는 사실에 반론할 수 있는 의사가 있다면 나와서 반론해 보라고 하십시오. 일본의 야야마 도시히코 의사와 아보 도오로 교수도 이렇게 말했습니다.

현대의료의 3대 암 치료법으로 치료하다 환자가 더 이상 치료를 받을 수 없는 상태가 되면(암 자체가 더 심해진 것도 원인이기는 하지만 3대 암 치료법으로 인체의 전신 생리 기능이 바닥나고 암세포를 더욱 강력하게 만든 것이 큰 원인이 됩니다), 의사들은 "가능한 모든 방법을 다 썼지만 환자의 체력이 너무 쇠약해져 더 이상 어떻게 할 수 없다."고 합니다. 그 누구도 "항암제의 부작용에 의해 인체의 모든 생리 기능이 파괴되어 체력이 바닥났다."고 말하지 않습니다. 이런데도 항암제에 목숨을 걸어야겠습니까?

일본 게이오대학의 곤도 마코토(近藤誠) 의사는 "항암제 치료의 90%는 효과가 없다고 했습니다. 그렇지만 실제 현장에서는 효과(효과란 치료를 뜻하는 것이 아닙니다 (p.218))가 없는 고형암(백혈병 등 혈액암을 제외한 일정한 경도와 형태를 지니고 있는 암으로 간암 · 폐암 · 위암 · 대장암 등 대부분의 암이 고형암입니다)에도 항암제가 남용되고 있다고 했습니다. '만약을 위해서'라는 말과 함께. 효과가 없는 것뿐이라면 모를까, 앞의 내용에서 알 수 있는 바와 같이 상상을 초월한 부작용에 치를 떨지 않을 수 없습니다.

고형암 (solid cancer, 固形癌)

뇌종양, 두경부암, 갑상선암, 비소세포형 폐암, 식도암, 위암, 간암, 담낭암, 담관암, 췌장암, 결장암, 직장암, 부신암, 신암, 요관암, 전립선암, 자궁경부암, 자궁체암, 난소암, 유방암, 피부암 등.

그리고 독일에서 14년 동안 암에 관련한 전공 및 연구 과정을 거친 호서대학교의 최옥병 박사는 『기적의 암 치료제 환상에서 벗어나야 암은 다스려진다』는 책에서 "전체적으로 보아 단지 4% 정도의 암 환자들만이 항암제 치료 효과를 나타내고, 전이된 고형암의 경우 항암제 치료를 통해 생명 연장이 2년 이상 나타나는 경우는 불과 3%에 불과하다."고 했습니다. 다른 장기나 인근의 임파구로 전이되었을 경우 5년 생존율은 더욱 희박하다고 했습니다.

최 박사는 또 "암 환자는 원발소(原發巢) 암으로 죽지 않고, 90% 이상이 전이된 암으로 죽는다."고 했습니다. 미국을 비롯한 선진국의 의학적 통계에 의하면 암 환자의 90%는 영양실조 증세를 보이고, 이 중 상당수는 영양실조에 따른 사망으로 보고 있습니다.

현대의료의 3대 암 치료의 부작용들은 정상적인 생리 기능에 크나 큰 대미지를 안기고 영양 섭취를 더욱 어렵게 만들어 결국 심각한 영양실조와 면역력 저하를 일으킵니다. 암 환자 사망 원인의 65%를 차지할 만큼 암 환자의 생명을 위협하는 가장 큰 요소가 영양결핍으로 인한 지나친 체중 감소와 면역력 저하입니다.

현대의료의 3대 암 치료에 의해 암 크기를 줄인다 하더라도 전신 생리 기능이 회복되지 않으면 암 크기를 줄이느라 애써 고생한 것이 아무런 의미가 없어집니다. 현대의료의 공격적인 암 치료에 의해 인체의 생리 기능이 무너져 몸이 극도로 쇠약해진 상태에서는 영양대사의 심각한 불균형과 결핍 현상이 두드러지게 나타나고, 그 결과 빠른 속도로 암은 다시 원위치되고 재발 · 악화됩니다.

정상적인 대사를 방해하는 현대의료의 항암제, 방사선, 수술은 심각한 '물질대사 장애'를 일으켜 섭취한 음식이 에너지로 전환되는 데 어려움을 겪게 만들어 체력 · 면역력 · 저항력을 떨어뜨립니다. 현대의학은 암을 이겨 내는 힘의 근본이 되는 영양과 면역을 너무나 무시했습니다. 체력 · 면역력 · 저항력이 떨어지면 그 누구도 건강할 수 없습니다. 그런데 이들을 떨어뜨리는 암 치료법(항암, 방사선, 수술)으로 생명을 살릴 수 있다고 하니 이치적으로 앞뒤가 맞지 않는 것입니다.

최 박사는 암 환자가 꼭 실천해야 할 원칙으로 다음과 같은 것들을 제시했습니다.

첫째, 체질을 바꿔라(암체질, 질병체질을 바꿔라).

둘째, 면역력을 최대로 강화시켜라.

셋째, 독소 물질을 신속히 배출시켜라.

한마디로 요약하면 결국 '열악한 생존 환경을 개선하라'는 것입니다.

그는 아무리 현대의료에 의존하더라도 이것만은 반드시 하라고 강조합니다. 효소, 비타민, 미네랄들을 충분히 공급하여 영양의 균형을 맞춰 줌으로써 환자들의 생명 연장과 삶의 질을 높이고 면역력을 높여야 한다고 했습니다. 왜냐고요? 인체의 생리 기능에 반드시 필요한 물질이기 때문입니다(생리 기능 조절물질에는 효소, 보효소인 비타민과 미네랄, 그리고 생리활성 영양소들이 있습니다).

방사선 요법은 항암제보다 더 무시무시합니다. 방사선은 인체의 수호신인 면역세포를 죽이고 기도 펴지 못하게 하는데, 항암제와는 비교가 되지 않을 정도로 강렬합니다. 방사선 치료의 위력은 원자폭탄에 피폭된 것이나 마찬가지임을 알아야 합니다.

실험용 쥐에게 암이 생기게 하려면 암세포를 100만 개 이상 주사해야 합니다. 10만 개 정도로는 쥐의 림프구(면역세포)가 퇴치하므로 암에 걸리지 않기 때문입니다. 반면 방사선을 쐬어 림프구의 수가 줄어든 쥐는 불과 암세포 1,000개로 암이 발생합니다. 그런데도 체내 림프구를 죽이는 방사선 치료를 받아야 하는지에 대해 아보 도오루 교수는 강한 의문을 제시하고 있습니다.

X-선을 촬영하면 실제 어느 정도 인체에 해가 미치는가를 검증한 결과가 보고되었습니다. 그것에 의하면 단순한 흉부X-선 촬영에 의한 수명 단축은 1.5일이지만 위 투시에 의한 수명 단축은 1.5년에 이른다고 했습니다. 위 투시의 경우 바륨을 마시고 여러 방향으로 X-선 촬영을 하기 위하여 많은 양의 방사선을 조사하기 때문입니다.

하지만 암 치료의 방사선 조사량은 그것에 비할 바가 아닙니다. 항암제와 마찬가지로 방사선에 의해 암세포를 태우는 것과 정상세포에 피해를 주는 것 중 어느 쪽이 큰가 하는 문제이지만, 부작용이 지나치게 크다고 의학박사 이소노 니로우(磯野二郎)는 말합니다.

항암제와 방사선 치료는 물론 수술도 가능하면 받지 않는 것이 좋습니다. 현대의료의 3대 암 치료는 전부 인체의 면역력을 떨어뜨리고, 저항력을 떨어뜨리고, 체력을 떨어뜨리기 때문입니다. 궁금하면 담당 의사에게 질문해 보십시오!

면역력·저항력·체력이 떨어지는데도 건강할 수 있는 사람이 있을까요? 만일 있다고 하는 의사가 있다면, 그는 의사의 자질이 없는 사람임에 틀림없습니다. 아니, 사기꾼이므로 112에 신고해야 할 것입니다.

수술은 암에 의해 인체의 다른 장기가 장애를 받거나 통증이 너무 심해 견딜 수 없을 때만 받아야 합니다. 즉, 암 덩어리가 너무 커져서 목을 막아 음식물을 삼킬 수 없다거나 기관지를 폐쇄시켜 호흡에 장애가 있을 때, 또 장을 막아 변을 볼 수 없을 때 수술이 필요합니다. 그렇지 않을 경우에는 받을 필요가 없습니다.

물론 수술 시에도 전이를 우려해 암 부위보다 크게 도려내거나 주변 조직까지 도려내서는 안 됩니다(암 부위만 정확하게 잘라 낸다는 것은 애초에 힘들고, 수술 후 주변 조직에 대한 침윤 방지를 위해서라도 건강한 부분까지 넉넉하게 잘라 내는 것이 기본입니다. 복숭아의 상한 부위만 오려낼 수 없기 때문에 넉넉하게 잘라 내는 것과 같습니다).

암을 치료하려고 칼을 대지만, 칼을 댈수록 상태는 더욱 악화됩니다. 수술을 하면서 신경을 자르고, 모세혈관을 자르고, 림프관을 자르면 순환이 되지 않아 인체의 생리 기능과 면역력이 떨어집니다. 생리 기능과 면역력이 떨어지면 암세포가 다시 생길 수밖에 없습니다.

일각을 다투는 긴급 수술의 경우를 제외하고는 정말로 수술은 받지 않아야 합니다. 수술 후 폐렴 등의 합병증이 발생하는 것은 면역력이 떨어졌기 때문입니다. "항암제가 잘 들어서 암이 축소되고 있었는데, 갑자기 폐렴이 심해져서…."라는 말은 실은 항암제 부작용으로 면역력이 떨어져 감염으로 사망한 것입니다. 수술은 항암제의 폐해에 미칠 바는 아니지만 인체의 생리 기능을 무너뜨리고 면역력을 떨어뜨려 암 환자를 더욱 힘들게 만듭니다.

일본 사가현립병원 외과부장을 지낸 야야마 도시히코 의사는 수술 솜씨로 이름을 떨쳤던 의사였습니다. 하지만 그는 메스를 버렸습니다. 이유인즉 아무리 잘라 내고 또 잘라 내도 병은 낫지 않았기 때문입니다. 그는 14년 전에 수술 메스를 버리고 자연치유를 기본으로 한 통합의학(자연의학＋동양의학＋서양의학)으로 환자를 치유하고 있습니다.

그는 또 이런 말도 스스럼없이 합니다. "자신의 의사 경험 가운데 항암제로 암이 완치되었다는 사람을 단 한 번도 본 적이 없다. 일시적으로 작아진 적은 있지만 재발하는 경우가 대부분이다."라고 말입니다.

이런 말을 듣게 되면 아마 대부분의 사람들은 속으로 무슨 얼토당토 않는 말을 하고 있나 하며 강한 의구심을 가질 것입니다. 그런데 깊이 생각해 보면 수긍이 가지 않을 수 없습니다.

현대의학의 장점인 수술과 약으로 고혈압이나 당뇨를 고쳤다는 얘기를 들어 본 적이 있습니까? 고혈압과 당뇨가 이러한데 이보다 질병의 정도가 훨씬 더 심각한 암을 현대의학적인 3대 암 치료법으로 치료했다고 한다면 그것은 기적이 아닐 수 없습니다.

암이라는 것은 생존에 위협을 받은 세포가 생존 메커니즘에 의해 살아남으려고 변이한 것(열악한 환경에서 생존을 위해 견디는 가운데 세포가 변화한 것)인데 세포를 손상시키고 면역력을 떨어뜨리는 수술이나 항암제, 방사선 등 생존에 위협을 가하는 치료법으로 어떻게 환자를 치료할 수 있겠습니까. 이런 이유로 유명한 수술의(手術醫)가 칼을 버리고 통합의학(자연의학 + 동양의학 + 서양의학)으로 환자를 돌보고 있는 것입니다.

암에 걸리는 원인이 무엇인지(오늘날 미국 국립암연구소에서조차 암의 가장 큰 원인은 음식물이라 했습니다), 암이 자꾸 증식하여 크지는 원인이 무엇인지, 생존 메커니즘이 무엇인지를 모르면 죽었다 깨어나도 암을 치유할 수 없다는 것이 필자의 생각입니다.

[4]일본 유명 대학병원의 의사가 미국 암학회에서 발표를 했습니다. 그는 암 수술로 수술 부위를 가장 작게 하여 이 부분도 저 부분도 모두 성공적으로 제거했다며 자신 있게 설명했습니다. 그때 한 참석자가 "그 환자는 몇 년이나 더 살았습니까?"라고 질문했습니다. 그러자 그가 "1개월 뒤에 사망했습니다."라고 대답해 발표회장은 폭소에 휩싸였다고 미요시 모토하루 의사는 전합니다. '환자가 1개월 뒤에 죽었는데도 수술은 대성공!'이라니 어이가 없습니다.

위에 암세포가 있으면 위를 잘라 내고, 간에 암세포가 있으면 간을 잘라 내고, 신장에 암세포가 있으면 신장을 잘라 내고, 대장에 암세포가 있으면 대장을 잘라 내고…. 그러면서 수술이 성공적이라며 치료가 잘되었다고 합니다. 그런데 만약 우리의 손가락에 상처가 좀 덧났다면

---

4   후나세 슌스케, 『항암제로 살해당하다』

손가락을 그처럼 쉽게 잘라 내려고 하지는 않을 것입니다.

우리가 살아오면서 손가락이나 팔, 다리에 난 상처는 수도 없을 것입니다. 그를 때마다 손과 팔을, 다리를 하나씩 잘라 내면서 다른 방도가 없다고 말하면 과연 누가 그렇게 쉽게 손과 팔, 다리를 함부로 자르라고 내놓겠습니까? 하지만 눈에 보이지 않는다고 우리의 장기를 여기저기 마구 잘라 내면서 이 방법밖에 없다면서 치료를 하고 있다니….

'아픈 사람을 위해 이것이 최선인가?', '이 환자가 나라면 나는 어떻게 할 것인가?'를 먼저 고민하고 수술을 결정해야 합니다. 아무리 수술을 하더라도 암의 원인까지 제거할 수 없다는 것을 환자도 의사도 잊고 있습니다.

항암제와 방사선으로 인체의 생리 기능이 무너지면 무너질수록 건강을 회복할 수 있는 기회는 그만큼 줄어들고, 수술의 부작용은 영원히 돌이킬 수 없다는 것 또한 잊고 있습니다(수술로 장기를 자르고 나면 영원히 복구할 수 없음).

현대의학적 치료 방법인 수술, 항암, 방사선요법은 전체 암의 90% 이상을 차지하는 성인 상피암들에게 치료 효과가 매우 미미하다고 세계 암 학회에서도 밝히고 있습니다.

[도움말] 상피암

몸속의 점막질 피부를 '상피'라 하고 그 상피에 생긴 암을 '상피암'이라 합니다. 살 부분에 생기는 육종과 뼈 부분에 생기는 골종, 그리고 혈액암 외에 피부, 혀, 타액선, 구강, 부비강, 인후두, 갑상선, 유선, 식도, 폐, 기관지, 늑막,

위, 췌장, 간장, 담낭, 소장, 대장, 직장, 항문, 자궁, 난소, 부신, 신장, 방광, 음경, 전립선, 고환, 뇌 등 대부분의 암은 상피암입니다.

방사선이나 항암제 치료로는 그 어떤 경우에도 100% 암세포를 죽일 수 없기 때문에(100% 죽이고자 하면 생명이 위험합니다. 논밭의 해충을 다 죽이고자 약을 강하게 치면 농작물이 죽는 것과 같습니다) 방사선이나 항암제로 99.9%를 제거했다고 하더라도 남은 0.1%의 암세포가 다시 원위치되는 데는 그리 오랜 시간이 걸리지 않습니다. 0.1%는 백만 개 정도의 암세포로 방사선치료나 항암제치료를 통해 휴식기에 들어간 암세포는 전혀 반응하지 않습니다. 그래서 단지 0.1%만 남아 있다하더라도 6개월에서 1년 안에 면역력이 떨어지면 100% 원위치 됩니다. 면역력의 저하는 곧 암의 재발과 악화를 의미합니다(호서대 최옥병교수).

암은 정상적인 세포(장기나 조직 등) 속에 파묻혀 있습니다. 그렇기 때문에 정상세포를 절제하지 않으면서 수술하는 것은 애초에 불가능하며, 방사선 치료에서도 정상적인 부분을 조사하지 않고 암만을 조사하는 것은 불가능합니다. 따라서 방사선 조사량을 높이면 장기와 조직의 심각한 장애로 인해 사람은 죽게 됩니다.

항암제가 암세포에 작용하기 위해서는, 인체를 구성하는 모든 정상세포도 항암제의 공격을 받아야 하므로 그 부작용으로 생명에 위협을 겪게 됩니다.

좋아질 것이라고 생각하며 목숨을 담보로 고통스러운 치료를 애써 참으며 받았는데, 나중에 후회하게 된다면 너무나 허무하고 슬픈 일이 아닐 수 없습니다.

더 이상 다음의 기회가 주어지지 않는 암 치료에 있어서 후회하지 않기 위해서는 암 치료의 현재 상황을 정확하게 이해하고 암의 본질 (제7장 '1. 암이 발생하는 원인(p.168)')을 깊이 통찰할 필요가 있습니다. 암과 싸우면 싸울수록 생존 메커니즘에 의해 암세포의 생존 본능을 더욱 자극하여 암을 더욱 악화시키고 자신의 인체는 더욱 고통스럽게 만든다는 것을 빨리 깨닫는 것이 암 치료의 지름길입니다.

[도움말] 암세포를 공격하는 핵심 면역세포들

면역세포들의 합동작전이 전개될 때 비로소 암세포가 활개를 치지 못합니다. 이러한 합동작전은 면역세포들의 생리 기능이 원활해야 가능합니다. 그런데 현대의료의 3대 암 치료를 받으면 면역세포의 생리 기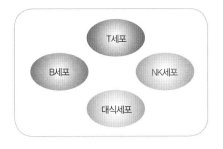능은 극도로 떨어져 면역력이 떨어집니다. 면역력 저하는 곧 암의 재발과 악화를 의미합니다.

현대의료의 3대 암 치료법인 수술과 항암, 방사선요법은 하면 할수록 암과 싸우는 인체의 모든 생리 기능과 면역력은 떨어지고 암세포는 생존을 위해 더욱 강해져 기승을 부리게 됩니다.

[5]미국 유방암재단의 담당국장인 안드레아 마틴(Andrea Martin)은 "수

----

5   하비 다이아몬드, 『나는 질병 없이 살기로 했다』

술, 항암제, 방사선요법 등으로 몸을 찢고 독약을 주입하고 태우는 것이 암 치료의 정석으로 자리 잡고 있는데 그것들은 단지 암을 키울 뿐이다."라고 비판했습니다.

이 요법으로 설사 암을 완전히 치료했다고 하더라도 심한 부작용에 의해 다른 질병으로 사망할 수 있다는 것을 절대 잊어서는 안 됩니다. 항암제를 비롯한 현대적인 암 치료에 의해 전신의 생리 기능과 면역력이 떨어지면, 면역력이 떨어지지 않을 때에 비해 다시 암에 걸릴 확률은 훨씬 더 높아집니다. 의심이 들면 의사에게 문의해 보십시오. 의사가 얼버무리고 대답을 못하면 한시라도 빨리 병원을 도망쳐 나와야 당신의 목숨을 부지할 수 있습니다(앞에서 방사선을 쬐인 실험쥐들이 그렇지 않은 실험쥐들에 비해 너무나 쉽게 암에 걸리는 것을 통해 이미 확인했습니다(p.225)).

[도움말] CD-44

[6]방사선이나 항암제에 의해 혈관 벽이나 림프 벽에 호르몬 유사물질들이 분비되면 암세포는 이런 물질들의 도움을 받아 CD-44라는 물질을 만들어 타 장기로 쉽게 전이한다고 합니다. 이런 심각한 부작용을 감수하고라도 병원에 목을 매는 것은 불나방이 불에 뛰어드는 것과 무엇이 다르겠습니까?

혈중에 있는 CD-44라는 단백질을 분해하기 위해서는 효소와 보효소인 비타민과 미네랄, 그리고 생리활성 영양소가 절실하게 필요합니다. 그래서 효소·보효소·생리활성 영양소를 충분하게 공급해야 합니다. 이들 영양소들은 과일과 야채, 그리고 발효식품(좋은 원료를 사용하여 잘 발효시킨 발효효

----

6   최옥병, 『암은 다스려진다』

소와 천연식초)에 풍부하게 들어 있습니다.

현대적인 암 치료에 의해 면역력과 생리 기능이 떨어져 암이 재발하거나 전이하여 다른 암으로 죽더라도 앞에 치료한 암을 완치했다고 할 수 있습니까?

[7]일본에서 초월의식연구소 데라야마 신이치로 소장이 271명의 의사에게 "당신이 암에 걸린다면 항암제를 쓰겠는가?"라고 물었더니, 270명이 단호하게 "노!"라고 대답했다고 합니다. "하지만 항암제 치료를 그만두면 병원이 유지가 안 되니까."라는 말을 했다니, 무서운 일이 아닐 수 없습니다.

그는 또 "유방암 환자의 암세포와 정상세포에 각각 항암제를 10%로 희석시킨 것을 주입하면 어느 것이 먼저 죽을까? 정상세포가 먼저 죽는다. 암세포는 죽지 않는다. 항암제는 건강한 세포를 먼저 죽인다. 그래서 항암제를 투여한 많은 암 환자들이 그 부작용으로 죽어 간다."고 말했습니다. 그런데도 아직 암 치료를 위해 현대의료에 의지할 수밖에 없다고 하면 등에 기름을 지고 불에 뛰어드는 것과 무엇이 다르겠습니까.

이런 의사도 있습니다. [8]암에 걸린 도쿄대학 의학부의 교수 네 사람이 항암제 투여를 거부하고 식사요법 등의 자연요법으로 암을 치유했다고 합니다(건강정보신문 편집장 우와베 가즈마). 그러면서 자신의 암 환자가 식이요법 등의 자연요법으로 암을 치료하겠다고 하면 절대로 안 된다고 하며 항암제를 투여합니다. 그러면서도 의사라고 하니 어처

---

7   후나세 슌스케, 『항암제로 살해당하다』
8   후나세 슌스케, 『항암제로 살해당하다』

구니가 없습니다(자연요법으로 인체를 구성하는 세포의 생존 환경을 개선해 주었기 때문에 암도 치유할 수 있는 것입니다).

[9]미국에서도 암수술 전문의사와 종양학자들에게 만일 본인이나 가족들이 암 선고를 받으면 항암제를 투여하겠느냐는 질문에 75%의 의사들이 '아니요'라고 대답했다고 합니다.

이러한 자료들을 보면 현대적인 암 치료 요법이 암 환자를 위해서가 아니라 의사, 병원, 제약회사를 위해 존재하는 것이 아닌가 하는 강한 의구심이 드는데, 여러분의 생각은 어떠한지요?

이와 같이 의사들은 환자에게 항암제를 투여하면서 막상 자기가 암에 걸리면 항암제를 사용하지 않으려고 합니다(효과는 미미하기 짝이 없고 부작용은 너무나 심각하다는 것을 알기 때문). 그런데도 여러분은 여전히 항암제에 기대를 거시겠습니까? 항암제의 정체는 맹독을 암환자에게 투여하고 그냥 낫기를 바라는 것에 지나지 않는다고 하면 너무 지나친 말일까요.

그런데도 어째서 맹독인 발암물질을 인체의 모든 생리 기능과 면역력이 떨어져 있는 암 환자에게 투여하는 것일까요? 후나세 슌스케 씨는 그의 책 『항암제로 살해당하다』를 통해 병원도 의사도 그만둘 수 없는 것은 '돈'때문이라고 했습니다. 그는 또 현대의료의 암 치료에 대해 '암 치료라는 이름의 살인 행위'라고도 했습니다.

여러분의 생각은 어떠하신지요? 서서히 목숨을 빼앗기고 돈을 빼앗기면서 의사에게 고맙다고 해야 할까요? 일본의 곤도 마코토 의사도 그의 책 『암 치료 '상식'의 거짓』에서 일본에서 항암제가 다량 사용되는

---

9   하비 다이아몬드, 『나는 질병 없이 살기로 했다』

이유 중 하나가 돈이라고 밝혔습니다.

이러한 사실을 두고 볼 때, 결국 현대의료의 3대 암 치료는 과학적이라는 탈을 쓰고 암 환자의 삶을 빼앗으면서 돈을 벌고 있다는 얘기 밖에 더 이상 힐 말이 없습니다.

인간은 누구든 체내에서 매일 수천 개의 암세포가 만들어지고 있습니다. 그런데도 암에 걸리지 않고 건강하게 살 수 있는 것은 인체의 모든 생리 기능이 정상적으로 활동하고 또한 NK(natural killer)세포 등 면역세포가 매일 암세포를 물리치고 있기 때문입니다.

최신 암 검진은 세포 단위로 암을 발견합니다(몇 ㎜ 단위까지). 건강한 사람이라도 매일 수천 개의 암세포가 발생하므로(인간의 몸은 24시간에 약 1조 개의 세포를 만들고 그 가운데 약 3,000~5,000개는 암세포가 된다고 합니다) 조기 검진에 의한 조기 치료가 행해지면 '암 3대 요법'에 의해 몸은 더 빨리 망가질 수 있습니다.

그래서 일본 게이오대학의 곤도 마코토(近藤誠) 의사와 일본 면역학의 대가인 아보 도오루(安保徹) 교수는 "암 검진은 받아서는 안 된다."고 단언합니다. 또 아보 교수는 "암을 낫게 하는 유일한 방법은 체내 면역력을 키우는 것"이라고 덧붙였습니다.

그는 면역력을 키우기 위한 방법도 제시했는데, 그 방법은 식사를 개선하고(영양의 밸런스야말로 인체의 가장 기본이 되는 면역입니다. 이를 '영양면역'이라 할 수 있습니다), 몸을 따뜻하게 하고(체온을 올리면 체내효소 활성화로 인체의 모든 생리 기능이 원활해지면서 면역력도 올라갑니다. 체온이 1℃ 올라가면 면역력은 5~6배나 올라갑니다. 이는 '생리 기능 면역'이라고 표현할 수 있습니다. 체온을 올리기 위해서 매일 적당한 운동과 온욕이 필요합니다), 웃는 것이라고(스트레스를 해소하고, 기쁨 호르몬에 의해 인체 면역력을 향상시킵니다. 이를 '정신면역'이라 할 수 있습니다) 했습니다.

[도움말] 최근 암의 5년 생존율이 눈에 띄게 향상하고 있다는 말의 진의(眞意)

옛날에는 적어도 센티미터 이상이 되어야 암을 발견할 수 있었습니다. 그러나 진단 기술의 발전(양전자방사 단층촬영장치)으로 밀리미터 단위의 암도 발견할 수 있게 되어 암 환자로 인정됩니다. 이 시점의 암 환자는 아직 인체의 생리 기능이 극도로 무너지지 않았으므로 저절로 회복될 수도 있고, 암의 성장 또한 아주 느릴 수도 있습니다. 암의 조기 발견이 암의 5년 생존율을 높이는 것이지, 암치료기술이 향상된 것은 아닙니다. 단지 암의 검진기술이 발전한 것에 지나지 않습니다. 빨리 발견될수록 5년 생존율은 높아질 수밖에 없다는 것은 삼척동자도 알 것입니다.

'조기암이 6~7년 정도 변화하지 않는 건 전문가에겐 상식이다'라고 곤도 마코토 의사는 말합니다. 그리고 곤도 의사는 암의 성장 속도는 의외로 느린 편이며, 일례로 직경 1㎝의 암이 직경 10㎝가 될 때까지 걸리는 평균 기간은 15년에서 그 이상이라고 합니다. 그렇다면 암을 조기에 발견했지만 아무 치료를 받지 않아도 5년 생존할 확률은 자연히 높아질 수밖에 없지 않겠습니까.

[10]『살 안 찌고 사는 법』과 『어느 채식의사의 고백』의 저자이자 양심의사인 존 맥두걸 박사(Dr. John Mcdougall)는 이렇게 말했습니다. "매년 암증가율

---

10 하비 다이아몬드, 『나는 질병 없이 살기로 했다』

은 현미경을 사용해야 보일 정도로 숨겨져 있고, 조기검진이 사람의 생명을 살리는 데 성공하지 못했다는 사실을 숨기고 있다. 솔직히 말해서 조기검진으로 이익을 얻는 대부분의 사람들은 의사들이고 병원들이다. 조기검진은 더 빨리 더 자주 병원과 의사를 찾아가도록 유인한다. 당신은 선한 뜻으로 가면을 쓴 이 시스템을 통해서 더 짧은 삶을 살게 될 것이고 더 고통스런 삶을 지탱할 뿐이다."

그리고 미국 국립암연구소에서 조기 검진 및 종양학을 담당하고 있는 배리 크래머 박사(Dr. Barry Kramer)도 "조기 검진만이 문제의 유일한 해답이라고 단언하는 경향을 단호히 배제해야 한다."고 했습니다.

암을 치료하는 것은 질병의 원인이 되는 인체의 생존 환경을 얼마나 잘 개선하느냐에 달려 있는 것이지, 항암제·방사선·수술에 달려 있지 않습니다. 이들 현대의료의 3대 암 치료법은 인체의 생리 기능을 파괴하고 생리 기능의 하나인 면역력도 심하게 파괴하는 한편 세포의 생존 본능을 자극하여 암세포를 더욱 강한 암세포로 만들므로 치유가 될 수 없습니다. 그 증거를 다시 간략하게 정리해 보겠습니다.

첫째, 1985년 미국 국립암연구소(NCI)의 데비타 소장이 "암세포 속의 반항암제 유전자(ADG: anti drug gene)의 발현으로 항암제를 무력화시키기 때문에 항암제로는 암을 고칠 수 없다."고 미국 의회에서 증언했습니다(세포가 살기 위해 생존 메커니즘에 의해 위기극복능력을 발휘하기 때문).

둘째, 1988년 미국 국립암연구소(NCI)에서 "항암제는 암에 무력할 뿐 아니라(세포가 열악한 환경에서도 생존하기 위해 생존 메커니즘에 의해 위기극복능력을 발휘하기 때문) 강한 발암성으로 다른 장기 등에 새로운 암을 발생시킨다."고 밝혔습니다(생존 환경을 극도로 열악하게 만들기 때문).

셋째, 여기에 더하여 1990년 OTA(미 의회 전문조사기관) 보고서에서 **"현대의학의 3대 암 치료법보다 비통상적인 요법인 자연치유법이 암을 낫게 한다.**"고 했습니다(세포가 생존하는 데 반드시 필요한 생존 환경이 개선되었기 때문). 이런 과정을 겪으면서 미국은 조금씩 자연치유에 눈을 뜨기 시작했습니다(하지만 미국 내의 암 환자들조차도 이 내용을 대부분 모르고 있는 것이 현실입니다).

'암에 대한 비통상적인 요법(Unconventional Cancer Treatment)'은 미국 의회 기술평가국(OTA, Office of Technology Assessment)이 1990년 9월에 발행한 보고서의 제목입니다.

넷째, 2006년 미국 국립암연구소의 해럴드 바머스 소장이 **"중대한 생활문화적 변화가 일어나지 않는 한 인류 역사상 암 치료의 진보는 성취되기 어렵다.**"고 했습니다(위기에 처한 세포가 생존 메커니즘에 의해 살기 위해 암세포가 된다는 것을 인지하지 못하기 때문).

다섯째, 시카고메디컬센터의 엡스타인 박사(Dr. Samuel Epstein)는 CNN 방송에서 **"1971년 닉슨 대통령이 암과의 전쟁을 선언한 이후, 지난 40년 동안 암 발병이 오히려 엄청나게 증가했을 뿐이다. 우리는 암과의 전쟁에서 완전히 패했다.**"고 했습니다(세포의 생존 환경을 더욱 열악하게 만드는 현대의학의 수술, 항암제, 방사선요법으로는 절대 암을 극복할 수 없기 때문).

여섯째, 오늘날에 와서야 미국 국립암연구소(National Cancer

Institute)의 의사들도 "우리가 먹는 방식을 바꾸면 암을 예방할 수 있다. 그 첫 번째가 지방(육식)을 줄이는 것이고 두 번째는 과일과 채소의 양을 늘리는 것이다."라고 했습니다.

일곱째, 미국 국립암연구소의 암예방연구소장인 피터 그린월드 박사(Dr. Peter Greenwald)는 "과일과 채소를 많이 먹을수록 각종 암에 걸릴 확률은 50% 이상 낮아진다."고 했습니다(세포의 생존 환경이 개선되기 때문).

이런 중요한 사실을 쉬쉬하면서 의학계, 제약회사, 그리고 언론까지도 함구하고 있습니다. 따라서 국민뿐만 아니라 암전문의들조차 이러한 사실을 알지 못하고 있는 경우가 많습니다. 그래서 무지하다 보니 빈대 잡겠다고 초가삼간 태우는 격으로 암세포를 때려 부수기 위해 몸 전체를 때려 부수고 있습니다.

왜 의과대학에서는 사람이 선천적으로 지닌 '자연치유력'에 대해서는 가르치지 않는 것일까요? 후나세 슌스케 씨의 말처럼 '돈이 되지 않는 것이기 때문'이라는 생각이 가장 먼저 떠오르는데, 여러분의 생각은 어떠한지요?

암을 비롯하여 모든 생활습관병(암, 고혈압, 심혈관계 질환, 당뇨, 통풍, 자가 면역 질환, 비만, 알레르기 질환, 반건강인 등)은, 기득권의 의학과 의료시스템으로는 영원히 치유할 수 없다는 것은 의료 현장에 있는 사람이라면 누구나 다 알고 있는 내용입니다. 그런데도 바꾸려 하지 않는 이유는 어디에 있을까요?

'약이 병을 고친다는 생각 아래 치료하고 있는 곳에서 자연치유력이란 현대의학을 뿌리째 뒤집어 버리는 것이 되므로 현대의학은 부정 아

닌 부정을 할 수밖에 없습니다.'

암 전문의로서 현대적인 암 치료법으로 환자에게 심각한 피해를 안기고 싶은 사람은 한 사람도 없을 것입니다. 하지만 이 치료법이 환자의 삶의 질을 떨어뜨리고, 또 환자가 자연치유 등의 다른 방법으로 나을 수 있는 길을 빼앗고 있는 것은 아닌지, 아니 치료라는 명분으로 후나세 슌스케(『항암제로 살해당하다』의 저자)의 말처럼 항암제로 암 환자를 살인하고 있는 것은 아닌지 가슴에 손을 얹고 깊이 반성해 보아야 할 것입니다.

현직 의사인 니가타대학 의학부의 아보 도오루(安保徹) 교수는 항암제, 방사선, 수술은 암 치료를 막는 최대의 원흉이라고 했습니다. 이유인즉, 인체의 생존 환경을 더욱 열악하게 만들어 모든 생리 기능과 면역 기능을 파괴하기 때문입니다. 그는 항암제로, 방사선으로, 또는 수술로 암이 작아지거나 암을 도려내도 면역세포인 림프구가 줄기 때문에 전체적으로 보면 이로울 게 하나도 없을 뿐 아니라 오히려 림프

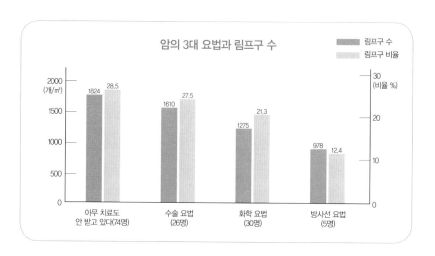

천연식초의 힘 천연식초로 암, 당뇨, 고혈압을 치유하다

구가 부족하기 때문에 암의 재발을 부추긴다고 했습니다. 하지만 자연 요법으로 체내 면역력을 높이면 얼마든지 치유할 수 있다고 스스럼없이 말합니다.

항암제와 방사선 치료가 듣지 않는 가장 큰 이유는 "인체를 구성하는 모든 세포(정상세포와 암세포)의 유전자 속에 생존 메커니즘에 의해 '위기극복능력'이 있기 때문"입니다. 그러므로 현대의료의 공격적인 치료는 의도하는 바와는 달리 암세포의 위기극복능력을 자극하여 암세포를 더욱 악성암(惡性癌)으로 만들고, 그리고 또 정상세포도 파괴하여 인체의 생리 기능을 무너뜨릴 뿐 아니라 암세포화하여 암 환자를 더 힘들게 만듭니다.

[도움말] BRCA유전자 검사

BRCA유전자 검사는 절대 믿어서는 안 됩니다. 유전자를 통한 진단 기준은 허구라고 미국 국립암센터에서 이미 밝혔습니다. 모든 유방암 환자 중 유전적 요인에 기인한 것은 3%에도 미치지 못한다고 합니다. 즉, 유전적 요인보다 환경적 요인(인체의 생존 환경)이 훨씬 더 중요하다는 것입니다.

유전자를 검사하여 사전에 근치적 유방절제술을 받고 항암제를 복용한 여성이나 일절 아무런 검사를 하지 않은 여성이나 유방암에 걸릴 확률은 동일합니다(허현회, 『병원에 가지 말아야 할 81가지 이유』).

6년 전 어머니를, 5년 전에는 외할아버지를 유방암으로 잃은 영국의 23살된 건강한 여성인 피오나러스컴은 유방암을 유발하는 BRCA2 암 유전자가 있다는 사실을 알고 고민 끝에 양쪽 유방을 절제하는 수술을 받았습니다.

결국 이 여성은 암이 오지도 않았는데 과학이라는 탈을 쓴 현대의료의 유전자 검사에 의해 3%에도 미치지 못하는 확률 때문에 수술로 가슴을 적출한 것입니다. 이는 97%나 되는 너무나 중요한 환경적 요인을 무시한 결과입니다.

이런 일이 현대의료에서 비일비재하게 일어나고 있는 일입니다. 국내에서 통합의학(양의학 + 한의학 + 대체의학)을 한다고 전면에 내세우는 분들조차도 유전자를 통한 진단을 마치 첨단의학인 것처럼 환자들에게 스스럼없이 권하고 있는 것을 보면, 자신의 가족에게도 그렇게 하느냐고 묻고 싶습니다(이름을 대면 누구나 알 수 있는 의사임).

97%의 환경적 요인이 필자가 말하는 "암이 발생하는 원인(p.180)"이므로 이 원인들만 잘 개선하면 아무리 내가 유전적으로 암이 발생할 요인을 많이 가지고 있다고 하더라도 절대로 유방암은 발생하지 않습니다.

암으로 인해 견딜 수 없을 정도의 통증이나 생명 위험 차원에서 수술을 하거나 항암제를 투여하고 방사선 치료를 하는 것은 필요합니다. 하지만 앞의 내용을 통해서 알 수 있는 바와 같이 지나친 남용이 너무나 큰 문제라는 것입니다.

이제부터 현대의료의 암 치료에 대한 분노를 삭이면서 어떻게 하면 암에서 해방될 수 있는지 자연치유의 위대함을 머리로, 가슴으로, 몸으로 확인해 보도록 합시다!

7. 암을 극복하는 자연치유의 원리

어떤 질병이든 질병의 원인을 제거하면 병을 고칠 수 있듯이, 암도 암의 원인을 알고 그 원인을 제거할 수 있다면 얼마든지 고칠 수 있습니다. 암의 원인에 대해서는 앞에서 충분히 말씀드렸습니다만 너무나 중요하므로 주요 원인을 간략하게나마 다시 한 번 확인한 후 본론으로 들어가겠습니다.

① 칼로리 영양소 과잉 섭취(인체가 생존하는 데 반드시 필요한 물질이지만 넘치면 이를 분해해서 버려야 하기 때문에 인체에 오히려 독이 됩니다. 그래서 생존 메커니즘에 의해 고혈압이나 당뇨가 발생하고 생존의 한계에 달하면 변이세포가 되기도 합니다)

② 칼로리 영양소가 체구성 물질이 되고 에너지가 되도록 할 뿐 아니라 인체에 쌓여 있는 독소를 분해하는 데도 필요한 효소 · 보효소 · 생리활성 영양소의 부족(이들 미량 영양소가 부족한 가운데 생리 기능을 완수하면서 조금씩 인체에 나쁜 영향을 미치게 되고 결국 질병을 유발하게 됩니다)

③ 과도한 독소(식품첨가물, 환경 오염물질, 발암물질, 항원-항체 결합물질, 항생제를 비롯한 모든 약물, 대사 중간물질, 장내에서 생성된 여러 가지 독소 등이 체내효소를 소모하고 물질대사를 방해하고 인체 생리 기능을 방해하여 질병을 유발합니다)

④ 지나친 스트레스(교감신경 항진 → 생리 기능 저하 → 면역력 저하)

⑤ 운동 부족(체온을 떨어뜨리고, 혈액순환과 림프순환의 기능을 떨어뜨립니다)

⑥ 휴식 부족(휴식이 부족하면 회복을 위한 재충전이 되지 않습니다)

⑦ 여기에 더하여 현대의료의 3대 암 치료의 부작용(인체를 구성하는 모든 세포들의 생존 환경이 더욱 열악해지고, 전신 생리 기능을 파괴시키

기 때문입니다)

지피지기(知彼知己)면 백전백승(百戰百勝)이라 하지 않습니까? 앞에서 말한 여섯 가지 원인들(열악한 생존 환경 ①~⑥)이 인체를 구성하는 모든 세포의 생존 환경을 파괴하고 생존 본능을 자극하여 암을 발생시키는 주요 요인들입니다. 여기에 더하여 현대의료의 3대 암 치료의 부작용이 인체를 구성하는 전신 세포의 생존 환경을 더욱 열악하게 만들고 또 의도하는 바와는 달리 암세포를 더 악성화하여 인체의 모든 생리 기능을 파괴하고 치유를 더 어렵게 합니다.

암에서 벗어나기 위해서는 인체를 구성하는 모든 세포의 생리 기능이 원활해야 합니다. 인체의 모든 세포의 생리 기능이 원활하기 위해서는 먼저 이들 세포의 생존 환경이 적합해야 합니다. 세포가 생존하는 데 가장 적합한 생존 환경을 만들어 주기만 하면 살기 위해 변화한 세포(변이 세포)가 생존 메커니즘에 의해 다시 원래의 모습으로 반드시 되돌아가게 됩니다.

세포가 생존하는 데 가장 적합한 생존 환경을 갖추기 위한 방법은 '자연 섭생법(p.39)에 맞게 먹고, 일하고(활동, 운동), 자고, 배설하면서 인체의 생존 환경을 개선하는 것'입니다. 이렇게 하면 일주일만으로도 몸은 엄청 변할 수 있습니다. 웬만한 고혈압이나 당뇨 정도는 이 기간만으로도 약을 끊을 수 있습니다(당연한 얘기지만 혈압과 혈당 수치를 먼저 확인하고 끊을 것).

암을 극복하기 위한 가장 좋은 방법은 앞에서 말한 암의 원인을 제거하는 것으로부터 시작됩니다.

1) 칼로리는 최대한 줄이고 효소·보효소·생리활성 영양소·섬유질을 충분히 섭취

그동안 칼로리인 탄수화물·단백질·지방은 많이 섭취하고, 이들 칼로리 영양소가 체구성 물질이 되고 에너지가 되도록 하는 데 필요한 비칼로리 영양소인 효소·보효소(비타민과 미네랄)·생리활성 영양소·섬유질은 늘 부족하게 섭취하게 되었습니다. 그래서 영양의 언밸런스에 의해 인체를 구성하는 모든 세포의 생존 환경을 열악하게 만들고 그런 생활이 누적되어 생존 메커니즘에 의해 암을 비롯한 만성 질병이 발생한 것입니다.

그러므로 치유를 위해서는 칼로리 영양소는 줄이고, 비칼로리 영양소는 풍부하게 공급해야 합니다. 암 치료를 위한 첫걸음은 암에 걸리게 된 체질, 즉 열악한 세포의 생존 환경을 개선하는 데서부터 시작되어야 합니다. 이를 위해서는 식사요법이 무엇보다 가장 절실하게 필요합니다. 앞에서 말한 '자연 섭생법(p.39)'에 따라서 음식물을 섭취하는 것이 무엇보다 중요합니다.

2) 인체에 독이 되는 것들을 분해·배출하기

질병은 어느 시점에 갑자기 나타나지만 그 원인은 열악한 생존 환경의 누적에 있습니다. 이를 개선하기 위해서는 체내에 쌓여 있는 독소를 분해·배출하는 작업이 무엇보다 절실하게 필요합니다. 체내에 쌓인 유해 물질(독소)에는 체내에서 생성된 것과 체외로부터 들어온 것 두 종류가 있습니다.

체내에서 생성된 것으로는 잉여 칼로리(탄수화물, 단백질, 지방)는 물론이거니와 영양의 불균형과 산소 부족에 의한 노폐물(에너지 생산 중 불완전 연소에 의한 노폐물. 특히 활성산소와 젖산), 칼로리 영양소 분해물질(요산, 암모니아, 호모시스테인 등), 자가 중독 물질(면역반응에 의한 항원-항체 결합물질. 성인의 몸에서는 매일 약 4g의 항체가 만들어진다고 합니다), 대장 내 미생물에 의한 분해물질(활성산소, 인돌, 스카톨, 니트로소아민, 페놀, 트리메틸아민, 메틸 메르캅탄, 유화수소, 암모니아, 요산, 히스타민 등), 암세포들이 만들어 낸 여러 물질('면역 기능을 교란하고 무력하게 만드는 암세포의 수단(p.183)', '면역 기능을 방해하는 산성물질(p.184)') 등이 있습니다.

체외로부터 들어온 것으로는 식품을 통해 들어온 여러 가지 식품첨가물, 잔류농약, 항생제, 방부제, 항암제, 그리고 물과 공기의 오염물질, 약 등에 섞인 독 등이 있습니다.

이산화탄소의 배출이 원활하지 못하면 인체를 구성하는 모든 세포가 질식하고, 요산을 빼내지 못하면 통풍과 심장병이 생기며, 단백질이 분해될 때 나오는 호모시스테인(독성 단백질 찌꺼기)을 없애지 못하면 치매와 심장병이 생길 수 있습니다. 그리고 앞에서 말한 여러 가지 독소를 그때그때 처리하지 못하면 인체는 염증에 혹사당하게 됩니다.

인체의 생존 환경에 나쁜 영향을 미치는 독소와 노폐물들을 제때에 분해·배출하기 위해서는 소화기의 에너지를 줄여야만 합니다. 소화기의 에너지를 줄이고 독소를 분해·배출하는 방법에 대해서는 제1장 '4. 하루 24시간을 3주기로 나눈 자연 섭생법(p.39)'에서 충분히 말씀드렸으므로 참고하시기 바랍니다.

과식을 하거나 식품첨가물이 든 음식을 먹거나, 스트레스를 받으면 인체에 많은 독이 생깁니다. 그리고 정상적인 생리활동 중에도 요산, 암모니아, 젖산, 호모시스테인(homocysteine; 단백질이 소화되는 과정에서 생기는 부산물) 등의 독이 생깁니다.

인체에 들어와 생존 환경을 열악하게 만들고 생리 기능을 파괴하는 독이 많으면 많을수록 필수영양소인 효소·보효소(비타민과 미네랄)·생리활성 영양소의 요구량은 더욱 늘어납니다.

담배 한 개비를 피우면 담배 속의 여러 독소들을 분해하는 데 비타민C만 하더라도 25㎎ 정도가 소모됩니다. 비타민C는 효소의 보효소로서 사용되므로 효소의 소모는 비타민C에 비할 바가 아닙니다. 비타민C의 하루 필요량이 30㎎인 점을 감안하면 체내의 독소들이 많으면 많을수록 비칼로리 영양소의 소모량은 더욱 증가하게 된다는 것쯤은 누구나 예측 가능한 것입니다.

그래서 인체의 모든 생리 기능을 교란시키고 파괴하는 독소들을 제거하기 위해서는 효소·보효소(비타민과 미네랄)·생리활성 영양소가 풍부한 '녹즙과 과일스무디'가 반드시 필요합니다. 그리고 질병의 정도가 심할수록 녹즙과 과일스무디의 효과를 높이기 위해 발효효소와 천연식초도 필요한 것입니다. 이에 대해서는 '제9장 암, 고혈압, 당뇨, 비만에 도움이 되는 여러 가지 천연식품(p.283)'을 참고하시면 됩니다.

3) 스트레스 해소를 위한 적당한 운동, 웃음, 취미 활동

비칼로리 영양소(효소·보효소·생리활성 영양소)를 풍부하게 공급하여 무너진 생리 기능을 회복하고 인체에 쌓여 있는 독소를 배출하면 생존 환경이 개선되어 인체는 원래대로 되돌아갑니다. 하지만 아무리 좋은 영양소를 공급하고 독소를 배출해도 스트레스가 지나치면 인체는 스트레스를 해결하는 데 급급하므로 인체의 생리 기능이 제대로 작동되지 않아 건강을 되찾을 수 없습니다.

지나친 스트레스나 부정적인 생각들은 교감신경 항진 → 혈중 코르티솔 상승 → 면역세포 감소(NK세포 감소) → 인체의 모든 생리 기능과 면역력을 저하(코르티솔은 단백질과 지방을 분해해 혈당치를 상승시키고 면역을 억제합니다. 스트레스를 최대로 받았을 때 혈중 농도는 20배 이상으로 증가합니다. 그 효과의 반감기는 8~12시간입니다)시킵니다. 이런 생활이 반복되면 질병에 걸리지 않을 수 없습니다.

앞서 말한 1)과 2)를 열심히 잘하고 있는데도 몸이 좀체 좋아지지 않는 환자들은 대부분 엄청난 스트레스를 가지고 있다고 해도 과언이 아닙니다(사랑하는 사람의 죽음이나 이별, 부부간의 갈등, 경제적 문제, 이혼, 삶에 대한 포기, 자식의 속 썩임, 일이나 공부 스트레스 등).

교감신경이 지나친 긴장을 일으키는 과잉스트레스와는 반대로 사물의 좋은 면을 보고, 긍정적으로 생각하고, 항상 웃고, 사랑하는 마음을 평소에 가지고 있는 사람은 부교감신경이 원활하게 작동하므로 β엔도르핀이 많이 분비되고 혈액순환과 림프순환이 좋아져 몸이 따뜻해지며, 백혈구의 활동도 촉진되어 면역력도 증가합니다.

스트레스 해소에는 적당한 운동(몸을 움직이면 거기에 집중해야 하므로 운동을 하면서 고민하지 못합니다)과 취미 활동, 믿음, 봉사, 사랑, 웃음 등의 여러 가지 방법이 있으므로 잘 활용하시기 바랍니다.

인간의 삶은 낮에는 교감신경이, 밤에는 부교감신경이 주로 활동합니다. 하지만 오늘날의 생활에서는 항상 교감신경을 지나치게 긴장 상태로 만드는 경쟁사회가 문제를 일으킵니다. 그래서 암을 비롯하여 고혈압이나 당뇨, 위궤양, 변비 등의 질병에 쉽게 걸리게 합니다.

세상살이가 힘들고 바쁠수록 내 몸과 내 이웃을 돌볼 수 있는 여유로운 삶이 오히려 부교감신경을 자극하여 나를 더 풍요롭게 만듭니다.

[도움말] 교감신경과 부교감신경의 밸런스를 조절하는 방법

① 아침에 일어나면 가벼운 운동이나 샤워로 체내 시계 재조정하기

잠자고 있을 때의 부교감신경 우위의 상태로부터 교감신경으로 전환하기 위해 간단한 운동이나 샤워, 일광욕 등이 필요합니다.

② 자기 전에 목욕하기

밤, 자기 전에 미지근한 물(체온과 비슷한 온도. 38℃ 정도)에서 목욕을 하여 낮 동안의 긴장으로 교감신경이 우위에 있는 것을 부교감신경으로 바꾸어 줍니다.

③ 과식하지 않기

과식하면 음식물을 위에서 소화하는 데 부교감신경이 지나치게 일을 해야 하므로 멍해져 졸음이 몰려오거나 피곤해집니다. 식곤증도 같은 원리에서 오는 것입니다(소화 기능이 떨어진 사람일수록 식곤증은 더 밀려오게 됩니다).

④ 적당한 운동과 취미 활동

운동이나 자기가 좋아하는 취미 활동을 하면 뇌 내 호르몬인 β 엔도르핀이 분비됩니다. 이것이 분비되면 기분이 좋아질 뿐 아니라 교감신경의 긴장을 풀어 부교감신경의 활동을 좋게 합니다. 그래서 운동을 하면 스트레스도 해소되고 면역력도 향상됩니다.

⑤ 크게 웃기

웃음은 명약 중에 명약입니다. 웃을 일이 없어도 억지로라도 하루에 여러 번 웃어야 합니다. 내 가슴을 조이는 우울한 모든 것을 날려 보내는 데는 웃음이 최곱니다.

⑥ 들숨보다 날숨을 더 길게 하기

호흡에 어떤 비밀이 숨어 있기에 정신을 수양하는 사람들이 중요시하는 걸까요? 우리가 공기를 들이마실(들숨) 때에는 교감신경이, 내쉴(날숨) 때에는 부교감신경이 지배합니다. 요컨대 들이마실 때에는 혈행이 나빠지고, 내쉴 때에는 혈관이 확장되어 혈행이 좋아집니다.

교감신경과 부교감신경은 어느 쪽이 지나치게 활동해도 인체에 좋지 않습니다. 양자의 밸런스가 무너지면 초조해하거나 불면증, 두통이나 어깨 결림, 냉증, 알레르기질환, 면역력 저하 등 여러 가지 자율신경 실조증을 호소하게 되고 최종적으로는 암과 같은 무서운 병에 걸릴 수도 있습니다.

숨을 깊게 들이마시고, 그리고 천천히 내쉬면 양쪽의 신경을 자극하므로 자율신경의 밸런스를 취하고 기분이 진정됩니다. 긴장했을 때 심호흡을 하면 마음이 진정되므로 지금 바로 한번 실천해 보시기 바랍니다.

긴장을 푸는 바른 호흡법은 3~5초에 걸쳐 깊게 들이마시고, 내쉴 때에는 5~7초에 걸쳐 천천히 내쉬는 것입니다. 이것을 의식적으로 하루에 여러 번 실시하고, 또 스트레스가 많아 짜증이 날 때도 이와 같은 호흡을 하면 부교감신경이 잘 활동하여 인체가 릴랙스되고(긴장이 풀어지고) 스트레스가 풀립니다. 면역력을 높이기 위해서라도 반드시 스트레스는 해소해야 합니다.

혈액이 깨끗해야 마음이 비워지고 머리가 맑아집니다. 소식하고 과일과 야채를 먹어야 혈액이 깨끗해집니다.

효소 · 보효소 · 생리활성 영양소가 부족한 칼로리만 잔뜩 들어 있는 음식을, 그것도 과식하면서 아무리 명상을 해도, 열심히 새벽기도를 다녀도, 밤새 목탁을 두드려도 마음은 좀체 비워지지 않습니다. 이유는 혈액이 탁하기 때문입니다.

4) 적당한 운동과 온욕으로 체온을 올려 면역력 높이기

적당한 운동으로 혈액순환과 림프순환(p.58)이 좋아지고 체온이 올라가면 체내효소가 활성화되어 인체의 모든 생리 기능이 원활해져 면역력을 증가시킵니다.

근육을 움직이면 그 사이를 흐르고 있는 혈관과 림프관도 수축과 확장을 하여 전신의 순환이 원활해집니다. 운동으로 근육에서 생긴 열이 혈관을 통해 전신에 전해지면 체온이 올라가고 효소의 반응이 활발해져 소변이나 땀을 통해 인체에 쌓여 있는 노폐물과 피로물질의 배설이 촉진되므로 인체의 모든 생리 기능이 좋아집니다. 물론 인체의 모든 생리 기능이 좋아지면 면역력도 증가하게 됩니다.

운동 중에 가장 좋은 운동은 산행입니다. 50분 정도의 산행으로 몸에 땀이 날 정도면 건강을 위해서는 충분한 운동량이 됩니다. 체력의 정도에 따라 천천히 걷다가 때로는 빠르게 걷고, 때로는 뛰기도 하면 됩니다. 체력이 약한 분은 운동 시간을 20~30분부터 시작하여 점차 늘려 가고, 장소가 여의치 않으면 동네를 한두 바퀴 돌면 됩니다(30

분간 걸으면 대략 체온이 0.7~1℃ 정도 올라가고, 소비되는 칼로리는 개인에 따라 다르지만 대략 130kcal 정도입니다. 조깅을 하면 소비 에너지는 260kcal 정도입니다. 라면의 칼로리만 하더라도 대략 500이 넘습니다).

 인체의 생리 기능을 원활하게 하기 위해 효소와 보효소를 비롯하여 생리활성 영양소가 풍부한 식품을 반드시 먹어야 합니다. 하지만 먹는 것만으로는 인체의 생리 기능을 크게 활성화시킬 수 없습니다. 이들 영양소를 충분히 보충한 뒤 적당한 운동과 목욕(온탕에 10~15분 정도 몸을 담그면 대략 체온이 1℃가량 올라갑니다. 온욕은 체력 정도에 따라 30분~1시간이면 됩니다. 물론 탕에 10~15분 있었다면 휴식을 한 후에 다시 탕에 들어가야 합니다. 온욕이든 운동이든 너무 지칠 정도로 하는 것은 절대 안 됩니다)으로 체온을 올려 인체의 생리 기능을 활성화시켜야 효율을 극대화시킬 수 있습니다.

 운동과 온욕으로 체온이 올라가면 혈액의 흐름(또는 림프의 흐름)과 체내효소의 활동이 활발해져 인체를 구성하는 100조 개의 세포의 생리 기능이 원활해지고 면역력이 향상됩니다.

 • 체온이 올라가면 면역력이 높아지는 이유

 ① 체온이 올라 혈액과 림프액의 흐름이 원활하면 혈액과 림프액 속의 면역세포가 몸속 이물질(암세포 포함) 제거에 빠르게 대처합니다.

 ② 체온이 높으면 높을수록 체내효소의 활동도 활발해집니다(면역력이 향상되는 한계 체온은 41℃ 미만입니다). 체온이 높아졌을 때 면역세포의 기능과 정밀도가 향상되는 원인도 면역세포 내의 효소(퍼포린과 그랜자임)의 작용이 활발해지기 때문입니다.

운동이나 목욕으로 체온이 올라가면 체내 효소의 반응이 그만큼 빨라지므로 면역력이 증가합니다. 우리의 체온이 0.5℃ 상승하면 면역력은 35%나 높아지고 체온이 1℃ 상승하면 체내효소가 더욱 활성화되므로 면역력은 5~6배나 증가합니다. 김치를 발효시킬 때 온도가 높으면 김치 속 유산균의 효소가 활성화되기 때문에 김치가 빨리 익는 것과 같은 원리입니다(운동이나 목욕으로 땀이 날 때 체온은 1℃ 상승합니다. 체온이 1℃ 상승할수록 맥박은 10번씩 증가합니다).

운동의 효능에 대해 좀 더 알아보도록 하겠습니다. 운동의 효능으로 혈액순환(또는 림프순환) 촉진과 체온 상승 외에 효소의 원활한 작용에 의해 다음과 같은 효과를 기대할 수 있습니다.

퍼포린(perforin)과 그랜자임(granzymes)

NK세포는 암세포나 감염 세포를 죽일 때 우선 '퍼포린'을 분비해 세포막에 구멍을 냅니다. 그런 다음 구멍 속으로 '그랜자임'이라는 효소를 넣어 세포를 녹여 버립니다. 체온이 높을 때 이들 효소가 활성화됩니다.

• **운동의 효과**

① 심폐의 기능이 강화되어 심장병과 호흡기 질환을 예방·개선합니다.

② 뼈를 튼튼하게 합니다(운동으로 뼈에 부하가 가해지면 칼슘을 더 많이 축적하므로 뼈의 골밀도가 높아집니다).

③ 인체에 쌓여 있는 노폐물과 여분의 칼로리(당과 지방)를 연소하여 혈압과 혈당을 조절합니다.

④ 체열이 올라가 인체의 모든 생리 기능이 활발해집니다.

⑤ 근육 속에 모세혈관이 신생(新生)되므로 혈관의 저항이 줄어들고

혈압이 조절됩니다(에너지를 만들기 위해 영양소가 더 필요하면 새로운 혈관을 만듭니다).

⑥ 좋은 콜레스테롤이 증가하여 고혈압, 중풍 등의 심혈관계 질환을 예방·개선합니다.

⑦ 체온 조절 능력이 발달해 추위와 더위에 대한 내성이 생겨 감기에 잘 걸리지 않습니다.

⑧ 스트레스에 강한 체질이 됩니다.

⑨ β엔도르핀의 분비가 촉진되어 기분을 상쾌하게 합니다.

⑩ 자율신경의 밸런스가 좋아집니다.

한마디로 요약하면, 인체의 모든 생리 기능이 좋아져 면역력도 향상된다는 것입니다.

[도움말] 암이 악화되면 악화될수록 체온은 떨어진다

암세포는 암성(癌性)이 악화될수록 체온을 떨어뜨리는 '네옵테린(Neopterin; 혈액검사나 소변검사로 알 수 있습니다. 체온을 떨어뜨릴 뿐 아니라 암이 전이되거나 재발될 때 그 생성량이 평소보다 수백 배에 달하는 염증촉진물질입니다)'이라는 물질을 분비하여 체온을 조절하는 중추신경의 기능을 마비시켜 체온을 떨어뜨립니다. 이유는 체온을 떨어뜨림으로써 면역세포들의 공격을 피하기 위해서입니다.

체온이 낮으면 인체의 모든 생리 기능에 작용하는 효소가 제 역할을 하지 못합니다. 면역세포 역시 면역세포 내의 효소가 원활하게 작동하지 못하고, 면역세포 간 활성물질인 사이토카인도 활발하게 작동하지 못하며, 면역세포의 하나인 NK세포의 효소인 퍼포린(perforin)과 그랜자임(granzymes)도 제 역할을 하지 못하게 되므로 암세포가 활개를 치게 됩니다.

그러므로 매일 적어도 1~2회 체온을 올려야 면역력을 활성화시킬 수 있습니다. 인체는 저체온일 때 신진대사(생리 기능)가 둔해지고, 반대로 암세포는 35℃대의 저체온일 때 가장 활발하게 증식합니다.

---

5) 적절한 휴식과 수면으로 치유 에너지 높이기

해가 있는 낮 동안에는 먹은 음식물을 소화시키고 왕성하게 활동하는 데 많은 에너지를 사용해야 하므로 상대적으로 치유에너지는 부족해집니다.

하지만 밤에 자면서 푹 쉬면 호흡도 잦아들고 심박동도 느려집니다. 이와 같이 인체는 인체에 사용하는 모든 에너지를 줄이고(생명에 필요한 기초대사만 함) 오로지 인체를 회복·재생·치유하는 데 모든 에너지를 쏟아붓습니다. 치유에너지를 높이기 위해서는 인체에 사용하는 다른 에너지를 최소화해야만 합니다.

그러므로 늦은 시간에 음식물을 먹거나 TV를 보거나 컴퓨터를 하면 치유에너지에 사용할 에너지를 빼앗기게 되므로 밤 10시 정도에는 수면을 취하는 것이 좋습니다.

6) 복부 찜질로 면역력 높이기

찜질팩으로 장을 따뜻하게 하면 장관이나 장 점막에 있는 모세혈관의 혈액순환(또는 림프순환)이 향상되어 소화·흡수 활동은 물론 장내의 오염물질들을 더 잘 분해·배설케 합니다.

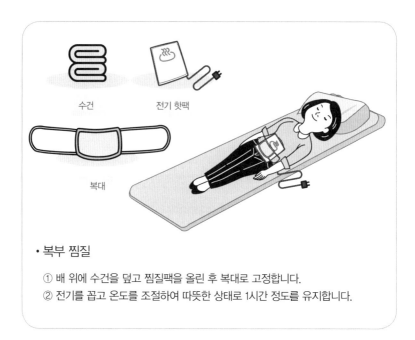

수건　　　전기 핫팩

복대

• 복부 찜질

① 배 위에 수건을 덮고 찜질팩을 올린 후 복대로 고정합니다.
② 전기를 꼽고 온도를 조절하여 따뜻한 상태로 1시간 정도를 유지합니다.

　장은 단순히 소화·흡수·배설의 기능만 하는 것이 아니라 면역 기능을 담당하는 최대의 장기이기도 합니다. 면역 기능을 담당하는 것은 소장이지만 대장에 서식하는 유익균이 우세할 때 면역력이 높아지므로 소장과 대장을 합하여 '장이 인체 최대의 면역 장기'라고 하는 것입니다.

　그러므로 하루에 1시간 정도 복부 찜질로 장의 생리 기능을 원활하게 하여 면역력을 높이도록 합시다. 복부 찜질은 운동 후나 목욕 후 휴식 시간을 이용하면 됩니다(찜질팩은 인터넷을 검색하면 여러 종류를 찾아볼 수 있습니다).

　소화관 벽에는 많은 림프구가 분포해 있으나 특히 소장의 끝 부분에 있는 10㎝ 정도의 장관에 오톨도톨한 돌기로 많은 림프구가 모여 림프 조직을 형성하고 있습니다. 이것들이 파이어스 패치(peyer's patch)라고 하는 '장관연관림프조직'입니다.

파이어스 패치는 5% 정도만이 항상 활동합니다. 나머지 95%는 불활성 상태로 있습니다. 이 불활성 상태의 장관 면역을 활성화시키면 면역력을 강력하게 향상할 수 있으며 암세포도 괴사시킬 수 있는 열쇠가 됩니다. 이를 활성화시키기 위해 복부 찜질과 장내 유익균을 많게 해야 합니다.

7) 장내 유용미생물로 면역력 높이기

장의 면역력은 대장 내 서식하는 '세균의 무리(腸內細菌叢, 장내세균총)' 중 유익균이 더 우세해야 면역력이 향상됩니다.

장내 유익균의 수를 늘리고 유익균이 증식하기 좋은 환경을 만들기 위해서는 그들이 좋아하는 과일과 야채를 풍부하게 먹고 우리 고유의 전통 발효식품을 먹어야 합니다(과일·야채·발효식품이 유익균의 먹이가 되어 기하급수적으로 증식합니다. 시중에 나와 있는 프로바이오틱스들은 동결 건조하여 분쇄한 것이라 별로 힘을 쓰지 못합니다. 테스트하는 방법은 우유에 넣어 배양해 보면 금방 알 수 있습니다).

대장에 서식하는 유익균은 장관연관림프조직과 긴밀한 관계를 갖고 있습니다. 건강한 장내세균총(유익균〉유해균)은 인체를 수호하는 면역계가 바로 방어 태세에 돌입하지 않고 항상 준비 태세를 갖출 만큼만 자극 상태를 유지합니다. 이 때문에 온갖 종류의 감기 바이러스와 세균, 독소들에 대하여 적절하게 방어하면서 면역에 중요한 역할을 합니다.

하지만 장내세균의 밸런스(유익균〉유해균)가 무너지면 쉽게 감기에 잘 걸리고 잘 낫지도 않습니다. 유해균이 계속 대장을 점령하는 상태가 되면 장관연관림프조직이 항상 긴장 상태에 있으므로 약간의 자극물질에도 항상 과민 상태가 됩니다. 이런 사람들은 전신에 걸쳐 염증과 알레르기 반응을 나타내기 쉽습니다(장의 생태계가 회복되지 않는 한 아토피 등의 알레르기 치료는 어렵습니다).

'과일과 야채, 그리고 발효식품(발효효소, 천연식초)'을 풍부하게 먹으면 장내 환경을 개선할 뿐 아니라 다음과 같은 효과가 있습니다.

• 과일과 야채, 발효식품 섭취 시 효과

① 오감의 기능이 회복됩니다. 즉 시력과 청력이 좋아지고, 미각·후각·감각 등이 발달합니다.

② 기력이 회복됩니다.

③ 기억력이 좋아집니다.

④ 소화기의 기능이 강화됩니다.

⑤ 얼굴의 잡티나 잔주름이 줄어듭니다.

⑥ 혈압이 조절됩니다.

⑦ 체중이 조절됩니다(뚱뚱한 사람은 살이 빠지고 여윈 사람은 살이 조금씩 늘어납니다).

⑧ 심혈관의 기능이 개선됩니다.

⑨ 전립선비대가 해소됩니다.

⑩ 성적 기능이 활발해집니다.

⑪ 혈당이 조절됩니다.

⑫ 면역력이 증강됩니다.

⑬ 면역과민현상이 줄어듭니다.

이 모든 효과를 요약해서 표현하면 '인체의 모든 생리 기능이 원활해지고 젊어진다'는 것, 즉 한마디로 요약하면 '건강해진다'는 것입니다. 과일과 야채, 발효식품을 풍부하게 섭취했는데도 건강이 좋아지지 않은 사람은 단 한 사람도 없습니다. 약으로는 일시적으로 증상을 억누를 수밖에 없지만, 과일·야채·발효식품을 섭취하면 내 몸이 스스로 회복하고 재생하고 치유합니다.

[도움말] 인체 속의 숨은 장기(臟器), '장내세균총(腸內細菌叢)'

우리 인체에 오장육부 외에 장기가 하나 더 있다고 하면 믿을 사람이 있을까요? 그런데 엄연하게 다른 장기와 마찬가지로 기능도 가지고 있는 장기가 하나 더 존재합니다.

이 장기의 주인공은 우리의 소화관 내에 존재하는 '장내세균들'입니다. 이 세균의 크기는 1/1,000㎜ 내외밖에 되지 않지만 그 수는 대략 100~120조에 달하므로 전체 무게는 인체의 가장 큰 장기인 간의 무게에 육박하는 1~1.5㎏이나 됩니다(대변의 약 70%는 물이고 나머지 고형성분 중 50~60% 정도가 장내 세균이며, 기타 잔여 음식물 찌꺼기와 죽은 세포로 이루어져 있습니다. 대변 1g에는 약 1조 개의 장내세균이 있습니다).

우리들에게 아직까지 별반 인정받지 못하는 장내세균들의 작용이 무너지면 생리 기능이 떨어져 질병은 물론 암세포도 쉽게 자라게 됩니다. 유익균(유산균, 비피더스균 등)의 작용은 다음과 같습니다.

① 병원균이나 독소, 여러 가지 발암물질, 식품첨가물, 수돗물의 염소, 환경호르몬 등의 화학물질을 분해 · 무독화합니다.

② 소화와 흡수, 인체의 대사 작용에 관여합니다.

③ 효소, 비타민, 호르몬, 아미노산을 생산합니다.

④ 장관 면역력을 자극하여 면역력을 높입니다.

⑤ 장내를 산성으로 유지하여 유해균이나 병원균의 침입 · 증식 · 감염을 막습니다.

⑥ 장내세균총의 밸런스(유익균)유해균)를 인간에게 유익하게 하여 면역 과민 현상을 일으키지 않습니다.

⑦ 장의 연동운동을 촉진하여 변을 잘 보게 합니다.

⑧ 노화를 방지합니다.

⑨ 약 3,000종류 이상의 많은 효소를 만들어 내는 장내세균들은 체내효소를 만드는 데에도 깊은 관계를 가지고 있습니다.

장내 유익균이 많으면 인체는 건강을 유지할 수 있습니다. 하지만 육식과 인스턴트식품을 즐기고 항생제 등의 약을 상용하면 유해균이 장을 장악하게 됩니다. 유해균(클로스트리듐, 대장균, 포도상구균 등)은 다음과 같은 일을 하고 인체에 나쁜 영향을 미칩니다.

① 동물성 단백질을 부패시킵니다.

② 단백질을 특히 좋아하며, 단백질을 분해하여 여러 가지 유해물질을 만들어 증식합니다. 또 염증을 일으키거나 발암성이 있는 물질도 만듭니다. 활성산소, 유화수소, 암모니아, 히스타민, 인돌, 스카톨, 페놀, 니트로소아민, 트리메틸아민, 메틸 메르캅탄, 등의 독소를 만들어 암을 비롯한 생활습관병을

유발·악화합니다.

우리가 스테로이드를 피부에 바르면 흡수되어 인체에 대미지를 안기듯이, 마찬가지로 대장내의 독소가 대장이라는 피부를 통해 흡수되면 인체에 대미지를 안기게 됩니다.

냄새나는 방귀나 변은 장내에 유해균이 많다는 신호입니다. 장내에 유해균이 늘면 온갖 생활습관병에 시달리게 됩니다. 그래서 방귀나 변에서 지독한 냄새가 나는 사람은 어떤 병도 치료가 어렵습니다. 그런데도 암 전문의라는 의사가 항암으로 지친 환자들에게 면역력과 체력을 회복시키기 위해서는 고단백질을 그것도 육류를 통해 섭취하라고 합니다. 육류가 아니라 콩 단백질을 그것도 발효된 콩 단백질(청국장, 낫또 등)을 섭취하는 것이 가장 좋습니다.

장내 유익균의 기능을 극대화시키는 가장 좋은 방법은 지금까지 여러분에게 끊임없이 그 중요성에 대해 말씀드리고 있는 과일과 야채, 그리고 발효식품을 풍부하게 먹는 것입니다.

장내 생태계(유익균)유해균)가 무너지면 감염증, 변비, 설사, 피부거침, 과민성 장 증후군, 아토피성 피부염, 비염, 천식, 우울증, 면역력 저하 등 온갖 질환의 원인이 되어 만병을 부르게 됩니다. 장내 유익균이 감소하는 가장 큰 원인은 식품첨가물이 들어간 가공식품과 육류를 즐겨 먹고 항생제 등의 약을 상용하는 것입니다.

하루에 성인이 장에서 만들어 내는 가스의 양은 대략 400~1,500㎖ 정도입니다. 이것을 10~30회 정도로 나누어 방귀로 내보내고 있습니다. 배에서 만들어지는 가스 중 20~30%는 음식물이 분해될 때 만들어집니다(70~80%는 입이나 코를 통해 들어오는 공기가 원인입니다).

우리가 먹는 음식물 중 탄수화물 식품은 장내세균에 의해 분해될 때 이산화탄소와 메탄 같은 가스가 주로 발생하므로 냄새가 별로 나지 않습니다. 하지만 같은 탄수화물이라 하더라도 섬유질이 풍부하냐 그렇지 않느냐에 따라 다르며, 식품첨가물이 들어간 과자나 인스턴트식품은 냄새가 지독합니다.

육류 단백질과 아미노산은 미생물의 분해에 의해 탈아미노기작용, 탈탄산작용을 받으면 황화수소·인돌·스카톨 등을 발생시키고 변의 냄새를 고약하게 만듭니다. 유해균인 클로스트리듐 균들은 단백질 중에서도 사람에게 이롭지 못한 방향족 아미노산인 트립토판이나 페닐알라닌, 티록신 등을 먹고 냄새가 고약한 인돌이나 스카톨을 배설하면서 장내의 상처를 찾아 헤맵니다(지성규 박사의 『분자생명 건강학』).

지방 식품은 장내 미생물에 의해 분해될 때 휘발성 지방산으로 분해되고, 땀 냄새와 비슷한 냄새가 납니다.

세균마다 좋아하는 먹거리가 다르므로 탄수화물은 주로 비피더스와 유산균 등의 유익균이, 육류성 단백질과 지방은 웰치균과 같은 장내 유해균이 분해합니다.

결국 지독한 방귀 냄새의 주인공들은 육류성 단백질과 지방, 그리고 식품첨가물입니다. 거기에 더하여 이런 식품들은 섬유질이 거의 없으므로 장내 환경을 더욱 악화시켜 방귀 냄새를 더욱 지독하게 만듭니다. 이런 악취가 장을 통해 흡수되어 여러 가지 생활습관병을 유발하고 그 나머지가 방귀로 나가는 것입니다.

지독한 방귀 냄새로부터 나를 해방시키는 가장 좋은 방법은 "과일과 야채, 그리고 발효식품"을 풍부하게 섭취하는 것입니다. 이들 식품을 통해 방귀와 변에서 악취가 나지 않고 발효 냄새가 난다면 당신을 따라다니는 모든 불건강한 요소들이 지금 바로 해결되고 있다는 증거입니다.

----

8) 이외 다른 것은 일체 먹지도, 하지도 않기

많은 사람들이 이 책을 읽고 건강의 원리에 대해 충분히 납득하여 실천해 보려 합니다. 하지만 그래도 현대의학에 미련을 버리지 못해 양다리를 걸치고 싶어 합니다.

양다리를 걸치면 현대의학의 3대 암 치료의 피해를 줄일 수 있습니다. 하지만 현대의학적 치료로 인해 생존 환경이 열악해져 그만큼 인체의 치유 에너지가 줄어드는 것은 어쩔 수 없습니다.

가족들이 안타까운 듯 이와 같은 자연치유를 하면 안 된다고 하며 병원에 가라고 할 때, 이 책을 꼭 한 번 읽어 보고 난 후에 결정하자고 하세요.

대부분의 경우 환자만 자연치유의 원리를 이해해도 가족들의 반대에 의해 실천하기 어려워지고, 환자의 가족만 자연치유의 원리를 이해하고 있어 환자를 설득해도 환자가 이해하고 있지 않으면 계속 실천하기가 어렵습니다. 영원한 과제이기도 하지만 의사와 약이 해결해 줄 거라는 환상에서 벗어나야 암을 극복할 수 있습니다.

여기까지 책을 읽었다면 '암의 원인과 자연치유'에 대해 이제 충분히 이해가 되었으리라 생각합니다. 질병을 일으키는 열악한 생존 환경을 개선하고 치유에너지를 높이는 방법을 요약하면 다음과 같습니다.

① 칼로리는 최대한으로 제한하고 효소와 보효소, 생리활성 영양소를 충분히 공급합니다. 이는 무병장수 유전자를 활성화하는 방법이기도 합니다(p.82).

② 인체에 독이 되는 것들은 조금도 체내에 넣지 않아야 합니다.

③ 스트레스를 해소하기 위해 적당한 운동이나 웃음, 취미 활동을 합니다.

④ 적당한 운동이나 온욕으로 체온을 올려 면역력을 강화합니다.

⑤ 적절한 휴식과 숙면으로 회복과 재생 · 치유에너지를 높입니다.

⑥ 복부 찜질로 장관연관림프조직(파이어스 패치 peyer's patch)을 활발하게 하여 면역력을 높입니다.

⑦ 장내 유용미생물을 증식시켜 면역력을 높입니다.

⑧ 체력이 있는 한 42일간 〈방법Ⅰ〉(p.270)을 실천합니다.

⑨ 이 방법이 끝나면 회복식으로 〈방법Ⅲ〉(p.277)을 합니다.

이외 다른 것은 일체 먹지도 하지도 않습니다. '제8장 암, 고혈압, 당뇨, 비만을 치유 · 개선하는 식사와 운동(p.268)'을 참고하면서 실천하면 보다 건강하게 암을 극복할 수 있습니다.

[도움말] 암을 극복하는 데 도움이 되는 식품

암 억제 및 해독, 면역력 증강에 도움이 되는 식품

① 천연발효한 쑥현미식초(쑥+유기농현미로 만든 식초)

※ 해발 850m의 산에서 자생하는 산쑥

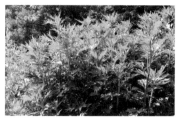

산쑥

② 해독 작용에 도움이 되는 발효효소(열매 10% + 산나물 60% + 돌미나리 20% + 쑥 10%로 만든 효소)

※ 해발 800m 이상의 산에서 자생하는 산나물과 열매, 자연에서 채취한 돌미나리

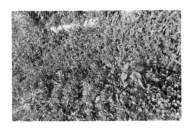

돌미나리

③ 암에 좋은 초절임 식품(건강과 면역력 증강)

초콩+초마늘+비트초절임

※ 쑥현미식초에 콩, 마늘, 비트를 넣어 만듦

이들 식품들은 암세포들이 생존하는 가운데 만들어진 대량의 젖산(p.187)과 여러 산성물질들(pp.183~185)을 분해하고 면역력을 높이는 데 많은 도움이 됩니다. 쑥과 돌미나리의 효능에 대해서는 p.305를 참고하세요.

PART 3

치유 에너지를 높이는
방법과 천연식품

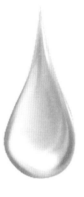

제8장

암, 고혈압, 당뇨, 비만을 치유 · 개선하는 식사와 운동

질병을 일으키는 근본적인 원인은 인체에 맞닥뜨려진 열악한 생존 환경입니다. 이 열악한 생존 환경이 인체에 영향을 미쳐 결국 생존 메커니즘에 의해 그런 환경 속에서도 생존하기 위해 인체가 필사적으로 노력하는 가운데 2차적으로 고혈압, 당뇨, 암이 발생하는 것입니다.

그러므로 질병에서 벗어나는 유일한 방법은 열악한 생존 환경을 개선하는 것뿐입니다. 아래에 제시한 방법들을 잘 활용하여 인체의 생존 환경을 개선하고 치유에너지를 높이면(방법Ⅰ~방법Ⅱ) 인체는 반드시 원래의 건강한 모습으로 되돌아가게 됩니다. 단지 각자가 가지고 있는 질병의 무게에 비례하여 치유의 기간만 다를 뿐입니다.

질병의 무게가 무거울수록 〈방법Ⅰ〉쪽을 더 많이 활용하시고, 질병의 무게가 가벼우면 〈방법Ⅱ〉를, 보다 건강한 삶을 살기 위해서는 〈방법Ⅲ〉을 선택하시면 됩니다.

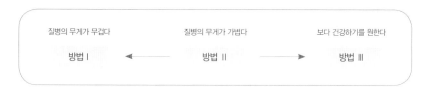

암이라는 절망에서 벗어나고 싶으신가요? 기타 만성적인 질병의 늪에서 벗어나고 싶으신가요? 보다 건강하게 장수하고 싶으신가요? 질

혈액검사, 소변검사

수진자명:	박국문	접수번호:	U02065	의료기관:	연세내과
의뢰과:	내과	차트번호:	25612	의뢰의사명:	이미덕
나이/성별:	53/M	주민등록번호:	591129-1******	검체종류:	Urine,WB(EDTA), Se
검체채취일:	20120309	검사의뢰일:	20120309	기타:	

보험코드	검사명	결과	참고치
C2200	Protein Total	6.78	6.00~8.20g/dl
C2210	Albumin	4.29	3.50~5.20 g/dl
C3720	Total Bilirubin	0.99	0.20~1.40mg/dl
B2570	AST(SGOT)	23	≤40 IU/L
B2580	ALT(SGPT)	20	≤45 IU/L
B2602	Alkaline Phosphatase	38	25~129 IU/L
B2710	r-GTP	15	≤73 IU/L
C2411	Cholesterol Total	133	130~220 mg/dl
C2443	TG(Triglyceride)	68	mg/dl
	정상 ≤ 150		
	경계치 151~200		
	High〉200mg/dl		
C3780	Uric acid	4.07	3.00~7.00mg/dl
C3730	BUN	7.4	5.0~23.0mg/dl
C3750	Creatinine	0.87	0.40~1.35mg/dl
C3711	Glucose	63	70~110 mg/dl
Note : 검체분리 지연에 의한 결과 수치의 감소가 예상됩니다.			
B1010	Hb	14.4	13.0~17.5g/dL
B1020	Hct	41.7	40.0~54.0%
B1040	RBC count	4.48	4.50~6.50*10(6)/uL
B1050	WBC count	5.01	4.00~10.00*10(3)/uL
	RBC Index		
	MCV	93.1	80.0~100.0fL
	MCH	32.1	27.0~31.0pg

병의 통증에서 벗어나고 싶으신가요? 체질을 개선하고 싶으신가요? 건강하게 10kg, 20kg을 빼고 싶으신가요?

그럼 망설이지 말고 이 프로그램을 시작하십시오. 병이 깊은 사람이든 가벼운 사람이든 또는 보다 나은 건강을 위해서든 누구라도 이 건강법을 실천하는 사람은 큰 혜택을 볼 수 있다고 확신합니다.

필자가 42일간 〈방법Ⅰ〉을 체험한 후 혈액검사와 소변검사를 한 결과를 앞 페이지에 첨부하니 참고하시기 바랍니다. 검사표 중 혈당이 정상치보다 낮은 것은 칼로리(탄수화물)를 적게 먹었기 때문입니다. 회복식으로 〈방법Ⅲ〉을 먹으면 금방 혈당은 정상이 됩니다.

인체의 생존 환경을 알 수 있는 지표인 혈액이 20대보다 더 깨끗한데 질병(암, 고혈압, 당뇨, 비만 등의 생활습관병)이 있을 리 만무하지 않은가요. 42일간 〈방법Ⅰ〉을 실천한 후 〈방법Ⅲ〉을 생활화하시면 분명히 질병에서 벗어나 활기찬 생활을 할 수 있습니다.

1. 방법Ⅰ

1) 식사

• 아침, 점심, 저녁으로 아래의 ①, ②, ③ 중 하나를 선택해 먹습니다.

① 과일 또는 과일스무디 한 잔(200~300㎖): 신선한 생과일만의 식사를 합니다(과일스무디 만들기(p.288)).

② 야채 또는 녹즙 한 잔(200~300㎖): 신선한 야채만의 식사를 합니다(녹즙 만들기(p.289)).

③ 과일과 야채를 함께 먹습니다.

※ 여기에 초절임 식품을 더하면 더 좋은 식사가 됩니다(초절임 식품(p.305)).

(1) 먹는 시간

아침 8시 전후, 점심 12~1시, 저녁 6~7시에 먹습니다. 개인의 스케줄에 따라 적절한 시간을 선택하여 일정한 시간에 먹으면 됩니다.

(2) 먹는 방법

아침 · 점심 · 저녁으로 앞에 제시한 ①만 먹거나 또는 ②나 ③만 먹어도 되지만, 아침에는 ①, 점심에는 ②, 저녁에는 ③ 등으로 돌려 가며 먹는 것이 더 좋습니다. 모든 과일과 야채는 가능한 제철에 나는 신선한 것을 위주로 선택하면 됩니다.

• 신선한 과일을 배가 고프지 않을 정도로 먹되(그러나 과식은 금해야 함) 입에서 미음이 될 때까지 씹어서 삼켜야 합니다(소화기에 사용되는 에너지를 줄이기 위해). 매 식사 때마다 과일의 종류는 한 종류~네 종류 정도를 먹으면 됩니다.

예) 바나나 1개 + 주먹 크기 정도의 사과 1개를 먹습니다. 그래도 배가 고프면 더 먹어도 됩니다. 바나나를 더 먹어도 되고, 사과를 더 먹어도 됩니다. 물론 포도를 먹어도 되고, 감이나 무화과를 먹거나 딸기를 먹어도 됩니다. 그러나 배가 거북할 정도로 먹으면 절대로 안 됩니다.

• 과일 대신 과일스무디를 만들어 먹어도 됩니다. 단 과일스무디는 밥숟가락으로 한 스푼씩 퍼서 천천히 입에서 씹어서 삼켜야 합니다. 한 번에 후루룩 마시듯 먹으면 소화가 잘 되지 않습니다. 과일스무디는 한 종류의 과일보다는 두세 종류의 과일을 섞어서 만들면 맛도 영양도 훨씬 좋습니다.

예) 바나나 1개 + 사과 1개 + 아로니아 20개 또는 블루벨리 20개로 만든 스무디(과일에 물을 조금 넣고 핸드 믹서기를 부드럽게 돌리면 됩니다. 과일스무디를 만들 때 발효효소 30㎖나 천연식초 15㎖를 넣으면 효과를 더 높일 수 있습니다)

• 신선한 야채를 그대로 씹어 먹습니다. 하지만 인체가 필로로 하는 양만큼 (600~1,000g) 씹어 먹기가 힘들기 때문에 녹즙(200~300㎖)을 짜서 먹기도 하는 것입니다. 야채는 케일이나 양배추, 적채, 비트, 당근, 미나리, 셀러리, 콜라비, 무 등 제철에 나는 야채를 위주로 적절하게 섞어 가면서 먹으면 됩니다. 야채를 생으로도 먹고 녹즙으로도 먹으면 더 좋습니다(야채나 과일이 자라는 땅이 황폐해져 그들의 영양소가 너무나 부실해졌기 때문에 인체에 필요한 비칼로리 영양소를 충분히 보충하기 위해 녹즙을 짜서 먹습니다. 1950년대에 비해 당근에 들어 있는 베타카로틴은 10분의 1도 되지 않습니다. 그래서 과일스무디나 녹즙의 효과를 높이기 위해 발효효소나 천연식초를 더 넣어 먹는 것입니다. 제9장의 '풍요 속의 빈곤(p.298)'을 참고하세요).

예) 케일이나 양배추(80%) + 비트(10%) + 미나리(10%), 또는 밀순(80~90%) + 비트(20~10%)

야채의 비율은 어느 것이 좀 많아도 상관없습니다. 단 비트는 철분이 많이 들어 있으므로 적게 먹어야 하고, 가능한 뿌리 종류와 잎 종류의 야채를 골고루 섞어 먹으면 좋습니다. 영양 가치를 높이기 위해 마늘 한쪽이나 생강 한쪽(마늘 한쪽 크기)을 넣어도 좋고 계절에 따라 민들레나 쑥 등을 한두 개 넣으면 더 훌륭한 녹즙이 됩니다.

물론 당연한 얘기지만 산에서 자생하는 산나물을 녹즙(50㎖. 산에서 자생하는 산나물 녹즙은 영양소가 풍부하므로 50㎖만으로도 충분함)으로 짜서 먹으면 더 좋겠지만 그럴 수 없기 때문에 그런 재료로 잘 발효시

킨 발효효소(설탕을 적게 넣어 잘 발효시키고 4~6℃ 정도의 저온에 숙성)
나 천연식초를 녹즙에 넣으면 영양 가치가 더 높은 녹즙이 됩니다. 편
하게 먹기 위해 사과나 배 등의 과일을 넣는 것도 괜찮습니다.

• 출근이나 여행, 출장을 갈 때는 과일을 가지고 다니고 또 그 지역에서 과일이나
필요한 야채를 구하면 됩니다.

• 아침에 먹을 과일과 야채는 전날 밤에 냉장고에서 꺼내 상온에 둡니다. 냉장고
에서 막 꺼낸 과일이나 야채로 스무디나 녹즙을 만들면 냉기에 의해 소화가 잘
되지 않고 배탈이 날 수 있기 때문입니다. 그 누구도 냉장고에서 갓 꺼낸 찬밥을
먹지 않는 것과 같은 이치이며, 특히 냉기가 있는 모든 먹거리들은 밥을 숟가락으
로 떠먹듯이 입에서 조금씩 씹어서 냉기를 없앤 후 삼켜야 합니다.

• 하루 중 1,500㎖ 내외의 물을 수시로 마셔야 합니다. 식사 중에 물을 마시면 소
화액이 묽어져 소화가 잘 되지 않으므로 식사와 식사 사이에 수시로 물을 마시도
록 합니다(식사 중에 목이 마르면 목을 축이는 정도로만 마시도록 합니다).

2) 운동

운동은 일주일에 5회, 운동을 할 때마다 50분 정도 하면 됩니다. 처
음에는 천천히 산책하듯이 걷는 것부터 시작해서 체력이 되면 좀 빨리
걷고 또 체력이 되면 걷다가 뛰다가를 반복합니다. 운동의 효과와 즐
거움을 주기 위해 자전거를 탈 수도 있고 배드민턴을 할 수도 있습니
다. 그러나 지나치면 안 됩니다.

만성질환이나 힘든 암을 극복하기 위해서는 반드시 하루에 1회 이상
땀을 흘려야 합니다. 오전에 30분~40분(등에 땀이 조금 날 정도면 됨),
오후에 30~40분 할 수 있으면 더욱 좋습니다. 운동으로 체온이 올라

가면 면역력이 몇 배로 향상되기 때문입니다(체온 1℃ 상승하면 면역력은 5~6배 올라갑니다).

한 번은 운동으로 땀을 흘리고, 한 번은 온욕(38℃ 정도의 온탕에서 반신욕으로 10~15분이면 땀이 납니다)으로 땀을 흘리는 것도 좋습니다. 그러나 운동이든 목욕이든 지칠 정도로 지나치게 오래하는 것은 오히려 마이너스로 작용합니다. 주중의 운동이나 목욕 등으로 인체가 지칠 수도 있기 때문에 일주일에 한두 번은 반드시 휴식을 취하는 것이 좋습니다.

2. 방법 Ⅱ

1) 식사

• 아침, 저녁은 〈방법 Ⅰ〉과 같이 ①, ②, ③ 중에 선택해서 먹으면 됩니다.

① 과일 또는 과일스무디 한 잔(200~300㎖) : 신선한 생과일만의 식사를 합니다.

② 야채 또는 녹즙 한 잔(200~300㎖) : 신선한 야채만의 식사를 합니다.

③ 과일과 야채를 함께 먹습니다.

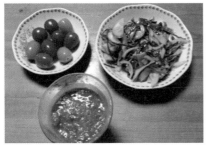

야채샐러드+과일스무디

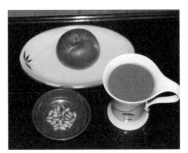

녹즙+과일+잣

• 점심은 현미잡곡밥 ½~⅔공기+반찬

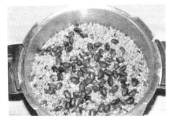

현미 잡곡밥

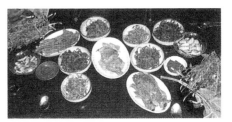

효소, 보효소, 생리활성 영양소가 풍부한 반찬

※ 현미잡곡밥 비율: 현미 2홉 + 현미찹쌀 1홉 + 콩 한주먹 + 죽염 1티스푼의 비율로 다른 잡곡을 더 넣어
   도 됩니다.

• 반찬으로는 김치류와 청국장찌개(또는 된장찌개), 야채샐러드, 야채쌈(밥은 밥
대로, 야채쌈은 야채쌈대로 따로따로 먹어야 꼭꼭 씹을 수 있습니다), 생김(양념장
에 찍어 먹습니다. 양념장은 조선간장에 발효효소를 한 스푼 넣고 달래나 파, 고
수 등을 총총 썰어 넣으면 됩니다), 무생채, 파래나 톳에 무를 넣은 생채, 양파(초
간장에 넣어서 먹거나 생된장에 찍어 먹습니다) 등을 먹으면 효소·보효소·생리
활성 영양소가 풍부한 영양식이 될 뿐만 아니라 맛도 훌륭합니다. 여기에 초절임
식품을 더하면 더 멋진 식단이 됩니다.

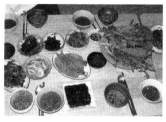
자연식

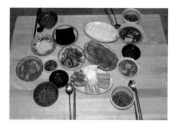
자연식

　밥은 밥대로 꼭꼭 씹어서 먹고, 반찬은 반찬대로 따로따로 먹어야 합니다. 밥과 반찬을 한꺼번에 같이 씹으면 잘 씹지 않고 삼키게 됩니다. 입에 들어온 것은 무엇이든 미음이 될 때까지 씹어야 합니다. 그리고 식사 중에는 가능한 한 물은 삼가야 위(胃) 속의 소화효소가 물에 희석되지 않아 소화가 잘됩니다(갈증이 날 때는 입만 축이는 정도로 마십니다).

• 절대 과식해서는 안 됩니다. 식후 졸리거나 속이 부대끼는 것은 과식을 하고 있다는 증거이므로 그때는 식사량을 줄여야 합니다. 아무리 좋은 것도 넘치면 독이 됩니다.

• 일체 간식을 먹지 않습니다. 간식을 하면 먼저 먹은 음식이 소장에서 영양소를 흡수할 즈음에 다시 위에 음식이 들어오게 되므로 소화기가 효율적으로 작동할 수 없습니다.

• 하루 중 1,500㎖ 내외의 물을 수시로 마셔야 합니다. 식사 중에 물을 마시면 소화액이 묽어져 소화가 잘 되지 않으므로 식사와 식사 사이에 수시로 물을 마시도록 합니다.

• 야채샐러드를 만들어 먹습니다. 야채샐러드에는 몇 종류의 야채에 천연식초와 발효효소 원액을 섞어 드레싱하면 100점 만점의 야채샐러드(1인분 한 접시

100~200g 정도)가 됩니다.

※ 야채샐러드 예: 피망이나 파프리카, 오이, 양상추, 파슬리, 토마토, 일당귀 등 좋아하는 야채를 먹기 좋게
 썹니다. 거기에 소스(발효효소+천연식초+구운 소금+올리브유를 잘 섞음. 꿀을 조금 넣어도 됩니다)를
 먹기 바로 전에 넣어 버무리면 됩니다.

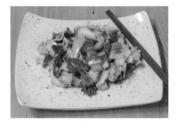

야채 샐러드

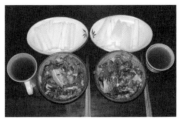

효소+야채샐러드+야콘

2) 운동

〈방법 I〉과 동일합니다(p.273).

3. 방법 Ⅲ

1) 식사

• 아침은 〈방법 I〉과 같이 ①, ②, ③ 중에 선택해서 먹으면 됩니다.

① 과일 또는 과일스무디 한 잔(200~300㎖): 신선한 생과일만의 식
사를 합니다.

② 야채 또는 녹즙 한 잔(200~300㎖): 신선한 야채만의 식사를 합
니다.

③ 과일과 야채를 함께 먹습니다.

• 점심과 저녁은 현미잡곡밥 ½~⅔공기+반찬

이렇게 먹는 이유는 '섭취하는 영양을 최적화하여 몸에 남는 독소를 최대한 줄이기 위해서'입니다. 즉, 인체의 생존 환경을 최적화시키기 위함입니다.

2) 운동
〈방법 I〉과 동일합니다(p.273).

여러분의 건강 상태에 따라 앞의 방법들(방법 I , 방법 II , 방법 III)을 선택하여 잘 실천하면 분명히 몸은 보다 좋아지게 되어 있습니다. 얼마나 빨리 회복되느냐는 현재 본인의 건강 정도와 얼마나 잘 실천하느냐에 따라 달라집니다.

다음 단원에서는 각 질병별 치유를 위한 방법을 소개하니 참고하시기 바랍니다.

4. 질병 치유를 위한 구체적인 방법

1) 건강 관리 및 유지를 위한 방법
① 건강하신 분이 건강을 관리하기 위한 식사는 〈방법 III〉을 선택하시면 됩니다. 기간은 무한대입니다. 이유는 인체가 원하는 생존 환경을 만들어 주기 위해서입니다.

② 더 건강하기를 원하면 〈방법 III〉을 하시면서 일주일에 1회는 요일을 정해 놓고 〈방법 I〉과 동일하게 하면 됩니다.

③ 건강하긴 한데 뭔가 좀 부족하다는 생각이 드시는 분은 〈방법Ⅲ〉을 하시면서 일주일에 2회 요일을 정해 놓고 〈방법Ⅰ〉과 동일하게 하면 됩니다.

2) 고혈압과 당뇨, 비만을 치유 · 개선하는 방법

① 〈방법Ⅰ〉을 하면서 혈압과 혈당(2형 당뇨)을 확인해 봅니다. 〈방법Ⅰ〉을 2~3일간 하면 생존 환경이 개선되기 때문에 혈압과 혈당은 당연히 내려갈 수밖에 없습니다. 일주일 실천한 후에 혈압과 혈당을 확인하여 수치가 별로 높지 않으면(위험하지 않을 정도) 〈방법Ⅲ〉을 하면서 약을 끊어도 됩니다.

② 〈방법Ⅰ〉을 일주일간 실천한 후 혈압과 혈당의 수치가 좀 떨어졌지만(수치에 따라서 약은 반으로 줄임) 그래도 수치가 높은 분은 〈방법Ⅰ〉을 2주일 정도 하면서 수치를 확인하고 약을 끊으면 됩니다. 물론 이후에는 건강을 관리하기 위해 〈방법Ⅲ〉을 실천하면 됩니다.

③ ①과 ②를 한 후 그래도 정상 수치보다 좀 높으면 〈방법Ⅱ〉를 하시고, 거의 정상 수치면 〈방법Ⅲ〉으로 하시면 됩니다.

〈방법Ⅰ〉을 하면 짧게는 1~2주면 약을 끊을 수 있고 길어야 2~3주면 대부분의 고혈압과 당뇨는 개선이 가능합니다(약을 끊을 때는 반드시 수치를 확인하신 후 끊으셔야 합니다).

고혈압과 당뇨를 개선하는 데 도움이 되는 초절임 식품(초절임 식품 만들기(p.305))을 먹고 천연식초를 섭취하면 보다 빨리 수치를 떨어뜨릴 수 있습니다.

• 고혈압에 좋은 초절임 식품

비트초절임 + 양파초절임(초절임 식품 만들기(p.317))

• 당뇨에 좋은 초절임 식품

비트초절임 + 돼지감자초절임 + 우엉초절임 + 마(산약)초절임(초절임 식품 만들기(p.315)

※ 꼭 4가지를 다 먹을 필요는 없습니다.

3) 암을 치유 · 개선하는 방법

(1) 체력이 있는 분

① 〈방법Ⅰ〉을 6주간 계속하면서 인체의 생존 환경을 개선합니다. 6주가 끝나면 〈방법Ⅲ〉으로 건강을 유지하시면 됩니다. 질병의 정도가 심하면 〈방법Ⅲ〉을 2~3주간 한 후에 다시 〈방법Ⅰ〉을 6주간 계속한 후 〈방법Ⅲ〉으로 건강을 관리하시면 됩니다.

※ 만일 중간에 체력이 너무 떨어지면 〈방법Ⅲ〉으로 체력을 회복한 후 다시 〈방법Ⅰ〉을 시도해야 합니다. 무엇이든지 지나친 것은 좋지 않습니다.

※ 암을 치유 · 개선하는 방법을 잘 실천하면서 암을 개선하는 데 도움이 되는 초절임 식품(초절임 식품 만들기(p.305))과 천연식초, 발효효소도 적극적으로 활용하는 것이 좋습니다. 이들을 먹는 이유는 체내 환경을 개선하여 인체의 모든 생리 기능을 회복하고 면역력을 보다 빨리 높이기 위해서입니다. 이들 식품은 암을 극복하는 데 가장 좋은 건강식품이라고 할 수 있습니다.

• 암에 좋은 초절임 식품(건강과 면역력 증강)

초콩 + 초마늘 + 비트초절임(초절임 식품 만들기(pp.307~312))

(2) 체력이 없는 분

① 〈방법Ⅲ〉을 2~3주간 한 후 체력이 어느 정도 회복되면 〈방법Ⅰ〉 일주일 → 〈방법Ⅱ〉 일주일 → 〈방법Ⅲ〉 일주일을 반복합니다. 물론 체력이 완전히 회복되면 〈방법Ⅰ〉의 기간을 더 늘려도 됩니다. 이 방법을 6주간 계속한 후 〈방법Ⅲ〉으로 건강을 관리하시면서 체력이 어느 정도 회복되면 다시 반복해서 실천합니다. 물론 체력이 완전히 회복되면 '체력이 있는 분(p.280)'의 방법을 실천하셔도 됩니다.

※ 〈방법Ⅰ〉, 〈방법Ⅱ〉, 〈방법Ⅲ〉을 본인의 체력 정도에 따라 잘 활용하는 것이 무엇보다 중요합니다. 만일 중간에 체력이 너무 떨어지면 〈방법Ⅲ〉으로 체력을 완전히 회복한 후에 이 방법을 실천해야 합니다.

(3) 항암치료로 체력이 바닥난 분

① 〈방법Ⅲ〉을 1개월 실천한 후 체력이 어느 정도 회복되면 〈방법Ⅰ〉 일주일 → 〈방법Ⅱ〉 일주일 → 〈방법Ⅲ〉 일주일을 반복합니다. 물론 체력이 완전히 회복되면 〈방법Ⅰ〉의 기간을 더 늘려도 됩니다. 그러나 체력이 회복되지 않은 상태에서 기간을 늘려서는 절대 안 됩니다. 이 방법을 6주간 계속한 후 〈방법Ⅲ〉으로 건강을 관리하시면서 체력이 어느 정도 회복되면 다시 반복해서 실천합니다. 물론 체력이 완전히 회복되면 '체력이 있는 분(p.280)'의 방법을 실천하셔도 됩니다.

※ 〈방법Ⅰ〉, 〈방법Ⅱ〉, 〈방법Ⅲ〉을 본인의 체력 정도에 따라 잘 활용하는 것이 무엇보다 중요합니다. 만일 중간에 체력이 너무 떨어지면 〈방법Ⅲ〉으로 체력을 완전히 회복한 후에 이 방법을 실천해야 합니다.

누구나 이 방법을 계속하면 할수록 질병으로부터 나을 확률은 그만큼 더 높아집니다. 당연한 것이지만 질병의 무게가 무거우면 무거울수록 치유에는 더 많은 시간과 에너지가 필요합니다.

앞의 방법을 실천하여 컨디션이 좋아져도 검사는 4개월~6개월 정도 지난 후에 하시기 바랍니다. X-ray나 CT, MRI 등과 같은 방사선 검사는 그 자체가 위험한 발암물질(p.225)이므로 가능한 한 삼가는 것이 좋으며, 꼭 검사를 받고 싶으면 혈액검사(암표지자 검사)를 참고하시기 바랍니다.

제9장
암, 고혈압, 당뇨, 비만에 도움이 되는
여러 가지 천연식품

　인체는 오로지 피를 통해서만 생명을 유지할 수 있고 피의 구성 성분은 내가 먹는 음식에 의해 대부분 결정됩니다. 과일과 야채를 충분히 먹느냐 먹지 않느냐에 따라 피의 구성 성분은 당연히 달라지고 이것이 인체의 생존 환경에 영향을 미쳐 결국 생존 메커니즘에 의해 건강하게 되느냐 질병에 걸리게 되느냐가 판가름 납니다.

　과일과 야채, 그리고 발효식품에 함유되어 있는 여러 영양소들(효소, 비타민, 미네랄, 생리활성 영양소)이 인체의 생리 기능에 없어서는 안 될 물질이지만 이들 속에 들어 있는 특정 성분을 추출한 종합비타민제로는 절대 과일과 야채가 인체에 작용하는 기능을 다 발휘하지 못합니다. 특정 성분을 추출하기 위해 에탄올이나 열 또는 화학처리 등을 하면 영양소가 변질되거나 그 기능이 상실 또는 현저하게 떨어져 원래의 기능을 기대할 수 없게 됩니다(p.300).

　쉬운 예로 사과 하나, 사과 하나로 만든 천연식초, 사과 하나에 들어 있는 성분으로 구성된 종합비타민제, 이렇게 세 종류가 있다고 가정해 보겠습니다. 어느 것이 인체의 생리 기능에 가장 도움이 될까요? 어느 것을 인체가 원할까요? 사람을 통해 임상시험을 하면 생명에 큰 장애가 될 수 있으므로 실험쥐를 통해 임상실험을 하면 그 결과를 명백하게 알 수 있을 것입니다.

파쇄한 사과 하나를 백미로 만든 흰밥에 비빕니다(A). 사과 하나로 만든 천연식초를 백미로 만든 흰밥에 비빕니다(B). 사과 하나에 들어 있는 성분으로 구성된 종합비타민제를 백미로 만든 흰밥에 비빕니다 (C). 이렇게 A, B, C로 나눈 먹이를 3군의 실험쥐에게 먹여서 3개월, 6개월, 1년, 2년(쥐의 수명은 2년 정도입니다)을 두면서 건강 정도와 수명을 비교해 보면 그 답을 쉽게 알 수 있습니다.

여러분이 임상시험에 참여한다면 어느 것을 먹고 싶은가요? 어느 것이 진짜 건강에 좋을 것 같은가요? 제가 이해를 돕기 위해 몇 가지를 더 나열해 보겠습니다.

1) 사과 하나

사과를 생으로 먹었을 때도 영양 가치는 많은 차이가 납니다.

① 농약+화학비료 재배

② 유기농 재배(무농약, 퇴비)

③ 유기농으로 재배해도 해발이 높은가 낮은가 등과 같이 사과나무의 생존 환경에 따라 영양소에 많은 영향을 미칩니다. 물론 생존 환경이 열악한 곳에서 생존한 사과의 영양 가치가 더 높습니다.

2) 사과 하나로 만든 천연식초

사과로 식초를 만들었을 때는 사과의 영양소에 발효물질이 더해집니다. 특히 여러 유기산이 풍부해집니다. 그런데 어떤 사과로 어떻게 만들었느냐에 따라 사과식초의 영양소는 엄청난 차이를 보입니다.

① 우리나라 사람들이 가장 즐겨 마시는 술인 처음처럼이나 아침이

슬의 원료인 주정(알코올 도수 95~98%)을 물에 희석하여 사과엑기스를 좀 넣어서 만들어도 사과식초가 됩니다. 이렇게 만들면 식초이기는 하지만 영양 가치에 차이가 납니다. 마트에서 팔고 있는 대부분의 양조식초는 이와 비슷하게 만들어 사과식초를 판매합니다(양조식초가 나쁘다는 것이 아니라 영양에 차이가 난다는 것임).

② 사과에 설탕을 좀 넣어서 만들기도 하고, 사과에 설탕과 물을 넣어서 만들기도 합니다. 이렇게 만들어도 사과식초이기는 하지만 영양 가치가 떨어질 수밖에 없습니다.

③ 유기농으로 재배한 사과만 가지고 사과식초를 만들면 영양 가치가 높은 사과식초가 됩니다.

④ 유기농 사과나무를 재배하는 해발고도가 700m 정도면 열악한 환경을 견디기 위해 사과의 질이 모과처럼 단단해집니다. 즉, 생리활성 영양소가 더 풍부해집니다. 이와 같이 영양소가 더 풍부한 사과를 이용하면 당연히 영양 가치가 더 높은 사과식초를 만들 수 있습니다(고랭지 야채들이 영양소가 더 풍부한 것은 열악한 환경을 견디는 물질을 더 만들기 때문입니다).

⑤ ④의 유기농 사과에 유기농 현미를 좀 넣어 사과식초를 만들면 현미의 영양소가 더해집니다. 저는 이렇게 사과식초를 만듭니다.

3) 사과 하나에 들어 있는 성분으로 구성된 종합비타민제

사과에 들어 있는 특정 성분을 추출하기 위해 에탄올이나 열 또는 화학처리 등을 하면 영양소가 변질되거나 그 기능이 상실 또는 현저하게 떨어져 원래의 기능을 다 발휘하지 못하게 됩니다. 사과에서 뽑아

낸 종합비타민제는 절대 사과를 대신할 수 없습니다(p.300).

참고로, 제가 만드는 사과식초의 원료인 '못난이 사과'에 대해 잠깐 소개해 보겠습니다.

[도움말] 제 이름은 '못난이 사과'입니다

해발 850m에서 칼바람을 맞으며 물 맑고 공기 좋은 자연환경 속에서 자라고, 20년 넘게 비료 한 알, 농약 한 방울도 주지 않아서 붙어진 이름입니다.

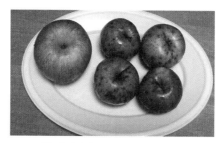

왼쪽은 일반 사과, 오른쪽은 못난이 사과

이 못난이 사과는 농약을 치지 않아서 해충들과 유익 미생물들이 공존하며 사과에 영향을 미칩니다. 그래서 겉으로는 땟자국이 넘쳐흘러 못난이 사과이지만 이들 미생물로부터 살아남기 위해 생리활성 영양소를 더 많이 만들어냅니다. 또한 해발 850m의 칼바람을 견디며 자랐으므로 질이 단단하여 모과에 비유되기도 합니다.

토양이 황폐하면 거기서 자라는 농작물의 영양 가치도 황폐해집니다. 1950년대에 비해 지금의 당근은 베타카로틴이 10분의 1도 들어 있지 않습니다. 이유는 농약과 화학비료를 남발해 토양이 황폐해졌기 때문입니다.

하농(下農)은 잡초를 키우고, 중농(中農)은 농작물을 키우고, 상농(上農)은 땅을 키운다는 원칙 아래 농사를 지으며 사과를 재배하고 있습니다. 다소 못

생겼더라도 이쁘게 봐 주시고 맛있게 드시기 바랍니다. 드실 때는 수세미로 껍질을 깨끗이 씻어 그대로 칼로 4등분하여 껍질째 드시면 됩니다.

※ 추신: 농약을 치면 땟자국도 없고, 비료를 주면 사과를 더 크게 키울 수 있지만 영양 가치는 그만큼 떨어지게 됩니다.

결론적으로 영양 가치가 높은 사과를 먹으면서 영양 가치가 높은 사과식초도 먹는 것이 건강에 가장 좋다는 것을 알 수 있습니다. 종합비타민제는 한 끼를 때울 때 먹는 인스턴트식품과 같다고 할 수 있습니다.

주식으로 라면과 같은 인스턴트식품에 종합비타민제를 먹는 것이 건강에 도움이 될까요? 아니면, 효소·보효소·생리활성 영양소가 풍부한 과일과 야채에 현미잡곡밥을 먹는 것이 건강에 도움이 될까요? 여러분은 건강을 위해 어느 것을 드시고 싶으신가요?

의약 업계 입장에서는 이들(과일과 야채)이 인체의 생리 기능에 가장 좋은 약이 될 수 있다는 것을 입증하려고 애를 쓰지 않습니다. 하지만 인체는 이들을 통해서만이 정상적인 생리 기능을 할 수 있다는 것을 절대 잊어서는 안 됩니다.

1. 과일스무디와 녹즙

아침은 누구나 신선한 생과일스무디(200~300㎖)나 신선한 과일, 또는 녹즙(200~300㎖)이나 야채로 하루를 시작합니다. 물론 생과일스무디나 녹즙 한 잔에 더하여 배가 고프면 사과 반 조각을 더 먹을 수

도 있고, 아니면 딸기를 서너 개 더 먹을 수도 있습니다. 질병의 정
도에 따라 점심과 저녁은 앞에서 말한 〈방법Ⅰ〉, 〈방법Ⅱ〉, 〈방법Ⅲ〉
(pp.270~278)을 선택하시면 됩니다.

1) 과일스무디 만들기

제철에 나는 과일을 위주로 여러 가지 과일을 골고루 드시면 됩니
다. 때로는 한 가지 또는 두세 가지 과일을 섞어서 만들면 건강에 아주
좋은 스무디가 됩니다.

영양 가치가 높은 생과일스무디를 만들 때는 몇 가지 과일에 약간의
물과 발효효소(30~40㎖)나 천연식초(15㎖)를 넣고 핸드믹서기로 갈면
됩니다. 믹서기를 사용할 때 스위치를 켰다 껐다 하면서 부드럽게 갈
아야 합니다. 세게 갈면 영양소가 일부 파괴되기 때문입니다. 한 끼
스무디의 양은 200~300㎖ 정도입니다(500㎖ 페트병의 반 정도의 양).

- 바나나 + 토마토스무디
- 바나나 + 딸기스무디
- 바나나 + 키위스무디
- 수박 + 참외스무디
- 사과 + 딸기 + 복분자스무디
- 사과 + 바나나 + 아로니아 또는 블루벨리스무디
- 사과 + 오디스무디
- 복숭아 + 자두스무디

※ 과일에 야채나 허브를 적당히 넣어도 됩니다.

※ 핸드믹서기를 이용하여 만들면 편리합니다.

2) 녹즙 만들기

녹즙은 인체를 구성하는 모든 세포의 생리 기능과 해독 작용에 반드시 필요한 비칼로리 영양소(효소·보효소·생리활성 영양소)를 보충하는 데 도움이 되는 야채를 몇 가지 섞어서 생즙을 짜서 드시면 됩니다. 계절에 따라서 쑥이나 민들레, 산씀바귀, 돌미나리 등을 조금 넣어도 되고, 마늘 한 쪽이나 생강 한 쪽(마늘 한 쪽 크기 정도)을 넣어도 좋습니다. 한 끼 녹즙의 양은 200~300㎖입니다.

- 양배추나 케일 + 미나리 + 사과 + (생강+마늘)
- 당근 + 양배추 + 미나리 + 사과 + (생강+마늘)
- 당근 + 적채 + 셀러리 + (생강+마늘)
- 비트 + 양배추 + 미나리 + (생강+마늘)
- 밀순이나 보리순 + 비트 + (생강+마늘)

※ 야채와 과일의 배합은 그날의 상황에 따라 조금씩 바꾸면 됩니다.

※ 뿌리와 잎채소를 섞어서 드시는 것이 좋습니다.

[도움말] 과일스무디와 녹즙을 만들 때 주의할 점

과일스무디는 핸드믹서기를 이용하여 한꺼번에 '왱'하면서 갈면 영양소가 많이 파괴됩니다. 전원 스위치를 켰다 껐다 하면서 회전을 약하게 하여 부드럽게 갈면 영양소의 파괴를 줄일 수 있습니다.

녹즙기(생즙기)는 압착식으로 짜는 것을 이용하는 것이 좋습니다. 카트 날을 이용한 원심분리형 녹즙기는 효소와 비타민이 일부 파괴됩니다. 필자는 그린파워 생즙기를 이용합니다(필자의 경험이므로 참고만 하세요).

야채와 과일은 가능한 한 제철에 나는 것을 이용하고, 유기농·무농약으로 재배한 것을 먹는 것이 좋습니다. 농약이 걱정되시면 소다를 한 티스푼 넣은 물에 20~30초간 두었다가 흐르는 물에 헹구면 됩니다.

　과일은 어떤 것이든 제철에 나는 것을 위주로 신선한 과일을 먹되 배가 거북하지 않을 정도로 충분히 먹으면 됩니다. 그러나 통조림에 들어 있는 죽은 과일이나 마트에서 파는 과일주스는 절대 안 됩니다.

　아침에 신선한 과일스무디나 녹즙 한 잔에 더하여 무화과나 토마토, 생대추 하나를 더 먹을 수도 있고, 그래도 배가 고프면 오전 중에 언제든 신선한 과일을 더 먹어도 됩니다. 직장인은 생과일을 가지고 다니면 됩니다.

　아침에 먹을 과일은 저녁에 미리 냉장고에서 꺼내 놓아 냉기를 없애고 먹는 것이 좋습니다. 그래야 소화가 더 편하게 잘됩니다. 그리고 과일이든 무엇이든 입에 들어오는 모든 것은 미음이 될 때까지 꼭꼭 씹어서 삼켜야 소화기의 에너지를 덜 소모합니다(위에는 이빨이 없기 때문에 잘게 부수려면 많은 에너지가 소모됩니다).

　특히 만성 질병을 가진 분들은 인체에 쌓여 있는 독소를 분해하고 생리 기능을 보다 빨리 회복하기 위해서 비칼로리 영양소(효소 · 보효소 · 생리활성 영양소)를 더 많이 필요로 합니다. 그래서 신선한 과일에 더하여 발효효소(열매 20% + 산나물 70% + 쑥 5% + 돌미나리 5%. 배합은 건강 정도에 따라 다름) 30~40㎖(소주잔 한 잔 정도)을 과일스무디나 녹즙에 넣어 드시거나 천연식초(영양 가치가 높은 천연식초) 15㎖(작은 소주잔 반 잔)를 넣어 드시면 많은 도움이 됩니다.

3) 과일과 야채가 건강을 유지·개선한다는 증거

① 위대한 자연의학자(막스 거슨, 루돌프 브루스, 니시 카츠죠)들은 '야채와 과일로 만든 녹즙만의 식사'로 암을 비롯한 난치성 질환들을 치유했습니다. 셀 수 없을 정도의 수많은 사람들이 이 세 분의 자연치유법으로 건강을 회복했으며 과학적 증거 자료도 남겼습니다. 이 세 분의 자연치유법은 자연치유의 교과서이기도 합니다.

② 신의 한 수! 네 살 때부터 사람을 보기만 하면 바로 그 사람의 질병을 아는 영적 능력을 지니게 된 앤서니 윌리엄(Anthony William)도 '과일과 야채만의 식사'로 수많은 사람들의 건강을 회복시켰습니다.

③ natural hygiene(자연 위생학)도 질병에서 벗어나 건강한 생활을 하기 위해서는 '과일과 야채를 많이 먹어야 한다'고 했습니다.

④ 전 세계에 1,200만 부 이상 팔린 건강 서적 『FIT FOR LIFE NOT FAT FOR LIFE』(다이어트 불변의 법칙, 저자 하비 다이아몬드)도 '과일과 야채만의 식사'로 건강을 회복시켰습니다(이 책의 저자는 자연 위생학에 많은 영향을 받았습니다).

⑤ 미국상원 영양문제 특별위원회 보고서(위원장의 이름을 따서 '맥거번 보고서'라고도 함)는 1975년~1977년 2년 동안 세계의 저명한 학자 270여 명(대부분이 의사)이 참가한 대규모 국가 프로젝트의 제목입니다. 이 프로젝트의 조사 범위는 구미제국의 식생활 변천과 질병과의 관계를 조사한 것으로, 보고서의 내용은 약 5,000페이지에 이릅니다. 5,000페이지의 내용을 요약하면 '잘못된 식생활이 암, 당뇨, 고혈압 등의 질병을 일으키므로 식생활을 개선해야 한다'는 것이었습니다. 식생활 개선이란 '칼로리는 줄이고 과일과 야채를 많이 먹는 것'입니다.

⑥ 미국 국립암연구소에서 암을 예방하고 건강하기 위해서는 칼로리는 줄이고 '과일과 야채를 많이 먹어야 한다'고 했습니다.

4) 생식과 화식(火食)

자연에 있는 동물 중 익힌 먹거리를 먹는 동물은 하나도 없습니다. 사자나 호랑이 등의 육식동물들에게 익힌 동물을 주고, 또 초식동물에게도 익힌 것을 주면 생명 에너지가 줄어들어 자기 수명의 반 정도밖에 살지 못합니다. 또한 현재 사람들이 겪는 암, 당뇨, 고혈압 등의 온갖 생활습관병이 다 발생하게 됩니다(옛날에는 동물원에서 사육하는 동물들에게 익힌 먹이를 주었음).

그래서 프랜시스 포티지(Francis Pottage) 박사가 다음과 같은 실험을 했습니다. 고양이를 두 그룹으로 나누어 환경 조건을 동일하게 하여 키우면서 음식만 다르게 주었습니다. 한 그룹에는 날고기와 생우유를 먹이고, 다른 그룹에는 똑같은 양의 고기와 우유를 주되 익힌 것을 먹였습니다.

어느 정도 기간이 지난 후, 생식을 한 고양이들은 건강하게 잘 자랐습니다. 그러나 익힌 음식을 먹은 고양이들에게는 암, 관절염, 당뇨 등 사람들에게 흔히 발생하는 여러 가지 생활습관병이 나타났습니다.

동물원에 사육하는 육식동물에게 돼지고기와 닭고기를 익혀서 주고 원숭이에게도 야채와 과일을 익혀서 주면 이와 똑같은 질병이 나타납니다. 가장 큰 이유는 익히면 식품에 있던 효소가 완전히 파괴되고 보효소인 비타민도 많이 파괴되어 효소와 보효소의 부족으로 인해 생리기능에 장애가 발생하기 때문입니다.

전남대 농생명과학대에서 미나리의 간 기능 개선 효과에 대한 실험으로 미나리의 생즙과 끓인 즙을 실험쥐를 통해 비교해 보았더니. 아래와 같은 결과가 나왔습니다.

① 컵에 독약인 청산가리와 미나리 생즙 ← 모두 멀쩡했다.
② 청산가리에 끓인 미나리즙 ← 20분 만에 모두 죽었다.
③ 청산가리에 맹물 ← 5분도 안 돼 모두 죽었다.

그렇다면 날것과 익힌 것에는 과연 어떤 차이가 있는 것일까요? 다음의 [도움말]을 통해 참고해 보도록 합시다.

[도움말] 생야채즙과 삶은 야채스프의 차이

왜 굳이 신선한 생과일과 생야채를 먹거나 생과일스무디나 생즙(녹즙)을 먹어야 하나요? 여러 가지 야채를 배합(무, 무잎, 당근, 우엉, 표고버섯 등)하여 삶은 야채스프를 이용할 수도 있지 않은가요? 실제로 '야채스프건강법'도 있어서 건강에 많은 도움을 주고 있지 않나요. 또한 야채와 마찬가지로 대부분 초목근피(草木根皮)로 이뤄져 있는 한약들도 달여서 약으로 사용하고 있지 않은가요.

물론 생야채즙을 먹지 않고 삶은 야채스프를 먹어도 건강에 도움이 됩니다. 하지만 삶은 야채스프가 생야채즙만큼 건강에 도움을 주지는 못합니다. 왜냐하면 이 둘의 성분을 비교해 보면 금방 그 답을 알 수 있기 때문입니다.

생야채즙	야채스프
칼로리 영양소는 별로 없다	칼로리 영양소는 별로 없다
효소가 풍부하다	효소가 전혀 없다
비타민이 풍부하다	비타민이 많이 파괴되었다
미네랄이 풍부하다	미네랄이 풍부하다
생리활성 영양소가 풍부하다	생리활성 영양소가 풍부하나 다소 변질될 수 있다

여기에 한약도 같이 한 번 비교해 보겠습니다. 물론 서로 비교할 수 있는 대상은 아닐 수 있지만, 참고삼아서 비교해 보겠습니다.

한약도 야채스프와 마찬가지로 삶았기 때문에 한약에 들어 있는 효소는 전부 파괴되었고 비타민도 많이 파괴되었습니다. 그래서 인체에 반드시 필요한 필수영양소가 일부 파괴되어 파괴된 만큼 인체의 건강에 도움이 덜 됩니다.

하지만 한약은 한약의 약성을 좌우하는 생리활성 영양소가 풍부하기 때문에 약으로 사용되어 건강을 돌볼 수 있는 것입니다. 자연에 자생하는 한약재에는 야채보다 훨씬 많은 생리활성 영양소가 들어 있습니다.

그러나 대부분의 한약재를 비료와 농약으로 재배한다면 자연에서 채취할 때처럼 생리활성 영양소를 그렇게 많이 기대하기는 어렵습니다. 그래서 오늘날의 재배 한약재로는 옛날과 같은 효과가 나지 않는 것입니다. 산에서 자생하는 산삼과 재배하는 인삼의 효과에 엄청난 차이가 나듯 한약재도 많은 차이를 보입니다.

앞의 비교에서 본 바와 같이 똑같은 야채를 섭취할 경우, 생야채가 삶은 야채에 비해 효소와 보효소인 비타민이 풍부하고 생리활성 영양소의 기능이 좋아 인체의 생리 기능에 더 많은 도움을 줍니다. 그래서 앞의 자연의학자들(막스 거슨, 루돌프 브루스, 니시 카츠죠. 현재도 이 세 분의 자연치유 건강법은 많은 사람들의 목숨을 살리고 있습니다)은 모두 생야채와 생과일을 먹게 한 것입니다.

그래서 필자는 재배한 야채나 과일보다 효소 · 보효소 · 생리활성 영양소가 훨씬 풍부한 산나물, 열매, 야생초, 약초들을 자연에서 채취하여 열을 가하지 않고 이들을 잘 발효시켜서 만든 발효효소(발효액)를 야채즙(녹즙)이나 과일 스무디 등과 함께 먹게 하는 것입니다.

2. 발효효소와 천연식초

영양소가 풍부한 발효효소와 천연식초 만드는 방법에 대해서는 책 『생로병사는 효소에 달려 있다』, 『효소에 대한 오해와 진실』, 『힐링식초』를 참고하시기 바랍니다.

1) 발효효소와 천연식초는 왜 필요하지

과일이나 야채를 먹는 이유는 칼로리 영양소는 줄이고 비칼로리 영양소(효소 · 보효소 · 생리활성 영양소 · 섬유질)를 충분히 보충하기 위해서입니다. 그런데 과일과 야채가 자라는 토양이 많이 황폐해졌기 때문에 거기서 자라는 농작물의 영양소가 심각할 정도로 부실해졌습니다. 그래서 웬만큼 과일과 야채를 먹어서는 인체가 필요로 하는 비칼로리 영양소를 충분히 보충할 수가 없게 되었습니다.

인체가 생명을 영위하기 위해서는 반드시 영양소가 필요합니다. 영양소는 크게 칼로리 영양소와 비칼로리 영양소로 나뉩니다. 인체는 칼로리 영양소(탄수화물·단백질·지방)와 비칼로리 영양소(효소·보효소·생리활성 영양소)의 밸런스를 갖춰야만 생리 기능이 원활하게 작동할 수 있습니다. 그런데 어느 한쪽의 영양소가 넘치거나 또 부족한 것이 누적되면 인체의 생존 환경이 열악해져 반드시 인체의 생리 기능에 문제가 발생하게 됩니다.

질병을 만드는 영양의 불균형은 토양에서부터 비롯됩니다. 비료와 농약이 토양의 미네랄을 상실시키고 유익미생물을 없애 미생물계를 변화시켜 버렸습니다. 이러한 변화들은 농작물을 병약하게 만들었고, 해충의 피해를 막기 위해 농약을 더 뿌려 독을 증가시켰습니다. 그래서 농작물에 있어야 할 비칼로리 영양소(미량영양소)의 부족과 없어야 할 잔류농약들은 인간에게 영향을 미치고 계속 누적되어 인체의 생존 환경을 더욱 열악하게 만들었습니다.

토양이 황폐하면 그곳에서 자라는 농작물의 영양소도 당연히 황폐해집니다. 토양이나 농작물이 인간과 먼 곳에 있는 것이 아니라, 바로 우리들 외부의 신진대사이며 그것들이 우리들의 인체 안에서 이루어지는 신진대사를 위한 기본 물질임을 알아야 합니다. 따라서 토양을 황폐화시키는 농약, 제초제, 살충제, 성장억제제, 화학비료를 과다하게 사용해서는 안 됩니다. 그래서 농자천하지대본(農者天下之大本)이라 하는 것입니다.

토양의 황폐화에 더하여 편리함이나 경제적 이유에 의해 농산물을 가공하면서 영양소는 더욱 변질·상실되었으며, 여기에 더하여 식품 첨가물이 가해지면서 인체에 필요하지 않은 물질이 더 많이 인체로 흘러들게 되었고, 또 먹는 식습관에 의해 인체의 생존 환경은 더 더욱 열악해져 결국 생존 메커니즘에 의해 열악한 생존 환경에서도 살기 위해 질병이 발생하게 된 것입니다.

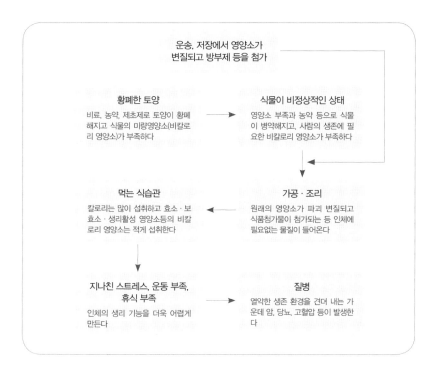

운송, 저장에서 영양소가
변질되고 방부제 등을 첨가

황폐한 토양
비료, 농약, 제초제로 토양이 황폐해지고 식물의 미량영양소(비칼로리 영양소)가 부족하다

식물이 비정상적인 상태
영양소 부족과 농약 등으로 식물이 병약해지고, 사람의 생존에 필요한 비칼로리 영양소가 부족하다

먹는 식습관
칼로리는 많이 섭취하고 효소·보효소·생리활성 영양소등의 비칼로리 영양소는 적게 섭취한다

가공·조리
원래의 영양소가 파괴 변질되고 식품첨가물이 첨가되는 등 인체에 필요없는 물질이 들어온다

지나친 스트레스, 운동 부족, 휴식 부족
인체의 생리 기능을 더욱 어렵게 만든다

질병
열악한 생존 환경을 견뎌 내는 가운데 암, 당뇨, 고혈압 등이 발생한다

잘 발효된 발효효소나 천연식초가 필요한 이유는 앞에서도 말씀드린 바와 같이 토양이 황폐해져서 거기서 나는 과일과 야채의 영양소가 예전에 비해 너무나 많이 상실되었기 때문입니다. 그래서 자연에서 채취한 산나물, 야생초, 열매, 약초 등(일반 야채에 비해 비칼로리 영양소

의 가치가 적어도 10배~수백 배 높음)에 설탕을 적게 넣어 잘 발효시킨 '발효효소'를 만들어 부족하기 쉬운 비칼로리 영양소를 보충하는 것이고, 또 유기농 곡물이나 과일에 쑥이나 산나물 등을 넣어서 만든 기능성이 있는 천연식초도 먹는 것입니다.

2) 풍요 속의 빈곤

땅이 황폐하면 그 땅에서 자라는 농작물의 영양소도 그만큼 상실됩니다. 때문에 그 땅에서 자라는 과일, 채소, 곡물을 아무리 많이 먹어도 사실 우리는 굶주리는 것과 같습니다. 특히 식품의 무기질 함량은 그 식물이 자라는 토양에 함유된 무기질의 양이 결정합니다.

1992년 6월 브라질에서 지구정상회의(Earth Summit)로도 불리는 제1차 유엔환경개발회의(UNCED)가 열렸습니다. 108개국의 정상 포함 185개국에서 약 3만 명이 참석한 이 회의에서 당시 전문가들이 조사한 농지의 영양 상태는 지구 농토 전체 영양분의 평균 80%가 사라졌다고 합니다. 이 모든 것은 비료, 살충제, 제초제, 경작, 관개시설과 같은 화학농업과 기계농업의 결과입니다. 이미 28년 전의 일이니 문명의 발달과 함께 기하급수적으로 그 심각성은 더욱 커졌습니다.

이처럼 심각한 영양실조에 걸린 토양에서 자란 영양분이 부실한 농작물을 그것도 가공 처리하고, 거기에 여러 식품첨가물을 집어넣고 가열 조리하면 인체에 무슨 득이 될까요?

그러나 대부분 여전히 농토에 화학비료와 농약을 지나칠 정도로 사용하여 농사를 지으면서 농토에 영양소를 보충해야 할 필요성을 별로 느끼지 못하고 있습니다. 이제 식품을 통해 효소 · 비타민 · 미네랄·생리활성 영양소를 충분히 보충할 수 있는 시대는 이미 지난 것입니다.

그래서 필자는 부족한 필수 미량영양소(비칼로리 영양소)를 보충하기 위해 영양소가 풍부한 자연의 식물(산나물, 열매, 야생초, 약초 등)을 발효시켜 먹는 방법을 연구하여 전국에 보급하였습니다(산나물, 열매, 야생초, 약초 등과 같은 산과 들에 자생하는 영양소가 풍부한 원료에 설탕을 적게 넣어 새콤하게 발효시킨 '발효효소'는 미량영양소가 풍부함).

발효효소와 천연식초, 녹즙(생즙) 등이 필요한 이유는 우리가 먹는 음식물의 비칼로리 영양소가 너무나 많이 상실되었기 때문입니다.

1950년대와 2000년대의 식품 성분표를 비교해 보면 그 식품이 가지고 있는 영양소의 변화가 심각합니다. 예컨대 당근의 카로틴은 10분의 1로, 셀러리의 비타민C는 4분의 1 정도로 줄었습니다. 몸에 필요한 미량영양소(효소·보효소·생리활성 영양소)를 채소에서 얻으려면 예전에 비해 4~10배의 양을 먹어야 한다는 결론이 나옵니다.

미량영양소(비칼로리 영양소)의 상실은 채소에만 한정되는 것은 결코 아닙니다. 토양이 황폐하면 그 땅에서 나는 과일의 영양소도 황폐해지고 모든 농작물의 영양소가 황폐해지게 됩니다. 그래서 우리가 웬만큼 과일과 야채를 먹어도 미량영양소는 늘 부족하기 쉽습니다.

그래서 부족한 미량영양소를 보충하기 위해서 영양 가치가 높은 발효효소와 천연식초, 녹즙(야채의 영양소를 농축한 생즙) 등이 필요한 것입니다. 발효효소는 자연에서 채취한 원료(산나물+열매+야생초+약초)로 설탕을 적게 넣어서 만들면 식초처럼 새콤해집니다. 천연식초도 당연히 여러 유기산이 풍부한 영양 가치가 높은 식초를 드셔야 합니다.

영양소가 풍부한 발효효소와 천연식초를 만드는 방법에 대해서는 책『생로병사는 효소에 달려 있다』1권,『효소에 대한 오해와 진실』,『힐링식초』를 참고하시면 혼자서도 얼마든지 잘 만들 수 있습니다.

야채나 과일 등의 영양 상실은 토양의 황폐화가 주원인이고(下農은 잡초를 키우고, 中農은 작물을 키우고, 上農은 땅을 키웁니다), 인체의 미량영양소의 부족은 음식물의 영양 부족과 잘못된 식생활에 기인합니다.

그러면 사람들은 인체에 필요한 미량영양소(비칼로리 영양소)를 보충하기 위해 종합비타민제 등으로 대신하면 되지 않을까 하고 생각할 수 있습니다만 절대 그렇지 않습니다. 특정 성분을 에탄올이니 열 또는 화학처리해서 별도로 추출해 판매하는 종합비타민제는 의약품과 동일하게 독으로 작용할 수 있습니다(종합비타민제는 절대 과일과 야채에 들어 있는 성분을 대신할 수 없습니다. 비유하자면 현미잡곡밥이 건강에 좋지만 먹을 게 없으면 라면이라도 먹는 것과 같다고 할 수 있습니다).

연골 재생에 도움이 된다는 글루코사민은 조개류나 갑각류로부터 추출해 낸 물질을 화학 처리해서 분자구조를 비슷하게 만든 일종의 당이기 때문에 약과 같이 부작용이 있는 합성 화학물질입니다.

또한 녹황색 채소에 많은 베타카로틴은 폐암 등 암을 예방하고 개선하는 데 중요한 생리활성 영양소(phytochemical)입니다. 그런데 흡연자 그룹에게 합성된 베타카로틴을 준 후에 비교해 보니 오히려 폐암에 더 많이 걸렸습니다. 당근과 녹황색 채소를 먹으면 폐암은 예방·개선되지만 그 안의 베타카로틴만을 먹는 사람은 합성물질이 오히려 폐암 발생을 증가시키는 것으로 나타났습니다.

자연의 버드나무 껍질에서 추출해 낸 아스피린은 위궤양 등의 부작용을 일으키지 않지만 제약회사에서 대량 생산하는 아스피린은 합성 화학물질이어서 위궤양을 비롯하여 유산, 신장질환, 뇌졸중, 간질환, 알레르기 등을 유발하는 부작용을 일으킵니다.

인체의 생리 작용에 반드시 필요한 미량영양소(비칼로리 영양소)는 반드시 신선한 과일과 야채를 통해서 섭취하거나 이들을 원료로 잘 발효시킨 발효식품을 통해서 섭취해야만 인체의 생리 기능에 도움이 된다는 것을 반드시 기억하시기 바랍니다.

3) 효소(발효효소)에 대한 오해와 진실

산과 들에 자생하는 산나물과 야생초, 열매, 약초들을 이용하여 발효식품인 발효효소(발효액이라고도 함)를 만들어 드시면 부족하기 쉬운 비칼로리 영양소를 보충할 수 있습니다.

그런데 이런 영양소가 풍부한 발효식품을 영양 분석 한번 제대로 해 보지 않은 채 2015년 모 방송국의 PD가 아주 나쁜 식품으로 몰아붙여 발효효소의 가치를 짓밟았습니다. 발효효소 중 비위생적이며 설탕을 잔뜩 집어넣은 것(청 또는 엑기스)만 골라 모두 나쁜 식품으로 몰아붙이는 편파 방송을 한 것입니다.

그의 의도는 마치 필요 이상으로 소금을 잔뜩 집어넣었거나 기생충이 들어 있는 김치와 된장이 짜고 비위생적이기 때문에 전통 발효식품인 김치와 된장이 건강에 나쁘다고 하는 것이나 다를 바 없었습니다(대부분의 전통 발효식품은 절대 그렇지 않습니다).

시청률만 높이기 위해 거짓 방송한 PD는 오래지 않아 그 방송에서 잘렸으며, 그 방송에서조차 1년 후 2016년 4월 30일 특별기획으로 '생명연장의 비밀 효소'라는 타이틀로 1시간이나 효소(발효효소)의 중요성에 대해 방송하였습니다('효소에 대한 오해와 진실'을 참고하시면 더 많은 진실을 볼 수 있습니다). 하지만 애써 특별기획으로 한 방송으로도 앞의 편파 방송의 여파로 인해 효소의 떨어진 명예를 회복하기에는 역부족이었습니다.

편파 방송의 여파로 전국에서 효소를 먹는 사람들이 확 줄었고 그로 인해 효소를 만들어 판매하는 업체는 물론 전통 항아리 만드는 곳, 유기농 설탕 수입상, 전국에서 효소의 재료를 공급하는 농가들(오미자, 매실, 개똥쑥, 산나물 등)이 연쇄반응으로 죽어 나가는 큰 파동을 일으키게 되었습니다. 그렇지만 시답잖은 재료에 설탕을 잔뜩 넣어 만든 엑기스를 무슨 대단한 약인 것처럼 판매하던 업체들을 정리하는 계기가 되기도 했습니다.

발효효소를 만드는 원료가 산에서 자생하는 것이고(산나물, 야생초, 열매, 약초 등을 잘 배합), 원료 대비 설탕양은 ½~⅓(원료의 수분량이 많고 적음에 따라 설탕양을 조절함) 정도 넣고 상온에서 1년 정도 발효·숙성시키면 반식초가 되어 새콤한 발효효소가 됩니다. 이렇게 잘 발효된 발효효소는 상온에서 상하기 쉬우므로 김치냉장고와 같은 저온저장고에 저온 숙성하면서 드시면 분명히 건강에 도움이 되는 멋진 발효식품이 됩니다.

산에서 자생하는 산나물, 야생초, 열매, 약초를 주 원료로 설탕을 적게 넣어 발효한 '발효효소'는 잘 익은 김치와 같이 시큼합니다. 이 발효효소는 발효하는 가운데 식초가 일부 만들어져 반효소+반식초의 형태가 됩니다(달기만 한 엑기스는 설탕을 지나치게 많이 넣어 발효가 잘 이뤄지지 않은 것입니다).

발효효소도 적당한 종류의 재료를 잘 배합하는 것이 중요합니다.

산나물(20~25종류) 70% + 열매나 과일(4~5종류) 20% + 돌미나리 5% + 쑥 5%

산나물은 미량영양소(비칼로리 영양소)의 보고이기 때문에 산에서 자생하는 산나물이 배합에 있어서 주가 됩니다. 그다음에 양질의 당과 미량영양소가 풍부하게 들어 있는 열매나 과일, 그리고 인체에 쌓여 있는 노폐물을 분해하여 배설하는 데 도움이 되는 돌미나리, 거기에 혈액순환(또는 림프순환)과 항암에도 많은 도움을 주는 쑥을 넣으면 궁합이 잘 맞는 멋진 발효효소가 됩니다. 발효효소는 제철에 나는 재료들을 각각 따로 만들어 저온저장고에서 저온 숙성하면서 나중에 배합하면 됩니다.

발효효소의 재료는 가능한 산에서 자생하는 것을 사용해야 영양 가치가 높습니다.

• 열매
① 머루, 오디, 오미자, 매실, 산딸기, 다래 등
② 열매에 함유되어 있는 레스베라트롤, 안토시아닌 등을 비롯하여 여러 가지 생리활성 영양소들은 암이 진행되는 전 과정에 작용하여 암을 억제합니다.

• 산나물

① 곰취, 어수리, 눈개승마, 취나물, 참나물, 누룩치, 뚝깔, 단풍취, 당개지치, 더덕취, 산마늘(명이), 돌나물, 개두릅, 곤드레(고려엉경퀴), 삽주 싹, 잔대 싹, 둥굴레 싹, 우산나물, 다래 순, 당귀 순, 수리취, 풀솜대, 쥐오줌풀(길초근), 오가피 순 등.

② 야생 산나물에는 식물 생리활성 영양소가 다량 함유되어 있습니다. 이들 영양소들은 식물이 자외선이나 해충으로부터 자신을 보호하기 위해 만들어진 물질로, 식물에 함유된 색소나 향기 등의 기능성 성분을 말합니다. 이를 '제7 영양소'라고도 합니다. 이런 영양소들이 사람에게는 기능성 물질, 생리활성 물질로 작용하는 것입니다.

• 식물 생리활성 영양소의 건강 효과

① 항산화 작용으로 활성산소를 제거합니다.

② 손상된 세포를 복구하는 데 도움을 줍니다.

③ 암세포 증식을 억제합니다.

④ 감염증에 대한 저항력을 강화합니다.

⑤ 면역력을 향상합니다.

⑥ 기억력과 집중력을 강화하고, 알츠하이머(치매)를 예방합니다.

⑦ 노화를 지연시킵니다.

⑧ 심혈관계 질환을 예방하고 개선합니다.

⑨ 생활습관성 질환(생활습관병)을 예방하고 개선하는 효과가 큽니다.

⑩ 체질을 개선합니다.

그 외 돌미나리는 간 기능 개선에 좋은 '콜린산'과 숙취 해소와 암 성장인자를 차단하는 '시리마린'성분이 다량 함유되어 있고, 쑥은 몸을 따뜻하게 할 뿐 아니라 암세포의 성장에 필요한 신호 전달 체계를 차단하여 암세포의 성장을 멈추게 하는 데도 도움을 줍니다. 그리고 쑥의 요모긴 성분은 암세포의 자살을 유도하고, 쑥의 독특한 향인 시네올은 소화액 분비를 촉진하여 위장을 보호하며 유파틸린은 위벽을 보호하는 역할을 합니다(발효효소의 효능에 대해 더 많은 자료가 필요하신 분은 『생로병사는 효소에 달려 있다』 1권 275쪽부터 참고하여 읽어 주세요).

3. 암, 고혈압, 당뇨에 도움이 되는 초절임 식품

초절임 식품은 원래 식품이 가지고 있는 장점에 천연식초의 장점을 더한 것입니다. 1+1=2가 아니라 몇 배의 효과를 발휘할 수 있으므로 잘 활용하시기 바랍니다.

초절임 식품을 만들 때 반드시 유의하셔야 할 것은 천연식초 외에 일체 다른 것(설탕이나 간장 등)을 넣지 않아야 한다는 것입니다. 어떤 초절임 식품이라도 맛은 당연히 엄청 시므로 식사와 함께 드시는 것이 가장 좋습니다.

- 암에 좋은 초절임 식품(건강과 면역력 증강)

  초콩 + 초마늘 + 비트초절임
- 고혈압에 좋은 초절임 식품

비트초절임 + 양파초절임

• 당뇨에 좋은 초절임 식품

비트초절임 + 돼지감자초절임 + 우엉초절임 + 마(산약)초절임

• 골다공증에 좋은 초절임 식품

칼슘식초(초란)

• 눈에 좋은 초절임 식품

아로니아 초절임

• 피로 회복에 좋은 천연식초 주스

당근 + 사과(또는 키위나 레몬) + 천연식초 + 꿀

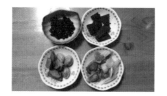 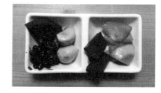

암, 당뇨, 고혈압에 좋은 초절임 식품

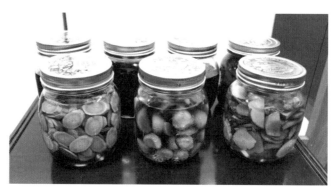

여러가지 초절임 식품

1) 초콩 만들기

① 반 되(1ℓ)짜리 유리꿀병을 깨끗이 씻어 물기를 제거합니다.

※ 페트병을 사용하면 식초에 의해 페트병의 성분이 빠져나올 수 있습니다.

② 유리병의 3분의 1 정도의 콩을 깨끗이 씻습니다.

※ 콩이 두세 배로 부풀기 때문에 용기의 3분의 1만 준비합니다.

※ 검정콩은 흐르는 물에 빨리 씻어야 색소가 빠지지 않습니다.

③ 물기를 제거하기 위해 콩을 말리거나 먹기에 편하도록 살짝 볶습
니다.

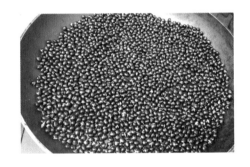

※ 물기가 있으면 식초의 산도가 떨어져 부패의 우려가 있습니다.

※ 약간 노릿하게 볶으면 생콩의 비릿한 맛이 없어집니다.

④ 유리병에 콩을 넣고 콩의 두 배가량의 천연식초를 붓습니다.

※ 천연식초 외에 일체 다른 것(설탕이나 간장 등)을 넣지 않습니다.

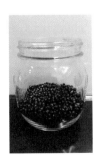
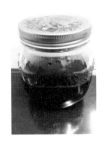

⑤ 천연식초를 붓고 한나절(6시간 정도)이 지난 후 콩이 붙어서 식초 위로 올라오면 콩이 잠길 정도로 천연식초를 더 붓습니다. 쥐눈이콩처럼 작은 콩들은 반나절이면 거의 다 붇게 됩니다.

※ 식초 위로 올라온 콩을 그대로 방치하면 곰팡이가 필 수 있습니다.

⑥ 다음 날에도 만일 콩이 식초보다 위로 올라오면 콩이 잠길 정도로 천연식초를 더 붓습니다.

⑦ 더 이상 콩이 부풀어 오르지 않으면 그대로 먹어도 되지만 2~3일 숙성시켰다가 냉장고에 두고 먹으면 됩니다.

※ 생콩을 초절임한 경우에는 비릿한 맛 때문에 먹기에 거북할 수도 있으므로 일주일 정도 숙성하는 것이 좋고, 볶은 콩 초절임은 바로 드셔도 되며 맛도 좋습니다.

(1) 먹는 방법

매 식사 때마다 20~30알씩 먹습니다. 처음에는 10알을 먹다가 몸의 반응을 보면서 좀 더 먹으면 됩니다. 초콩에 사용한 천연식초는 물에 10~20배 희석해서 물 대신에 드시면 되고, 하루 섭취량은 15~30㎖(작은 소주잔 반 잔~한 잔) 정도입니다.

(2) 보관법

뚜껑을 닫고 냉장고에 보관합니다. 상온에 보관해도 되지만 안전을 위해 냉장고에 보관하는 것이 좋습니다.

(3) 효능 및 적용증

혈압, 당뇨, 고지혈증, 암(특히 암 환자에게 양질의 단백질을 공급하면서 독소를 분해하는 데 도움을 줌), 변비, 다이어트, 장 기능 개선, 피부 트러블, 해독, 양질의 단백질 보충 등에 도움을 줍니다.

(4) 주의할 점

위염이나 위궤양 등이 있을 경우, 공복에 드시면 위가 쓰릴 수 있으므로 식사와 함께 혹은 식후에 섭취합니다.

2) 초마늘 만들기

① 반 되(1ℓ)짜리 유리꿀병을 깨끗이 씻어 물기를 제거합니다.

※ 페트병을 사용하면 식초에 의해 페트병의 성분이 빠져나올 수 있습니다.

② 껍질을 벗긴 마늘을 깨끗이 씻어 물기를 말립니다.

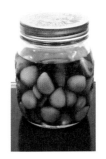

※ 물기가 있으면 식초의 산도가 떨어져 부패의 우려가 있습니다.

③ 깨끗이 씻은 마늘을 꿀병의 4분의 3 정도 넣고 마늘이 잠길 정도로 천연식초를 붓고 뚜껑을 닫습니다.

※ 천연식초 외에 일체 다른 것(설탕이나 간장 등)을 넣지 않습니다.

④ 서늘하고 빛이 없는 곳(냉암소)에서 2~3주 숙성하고 드시면 됩니다. 작은 마늘쪽은 2주면 되고, 큰 마늘쪽은 3주 정도가 지나야 숙성됩니다.

※ 초마늘을 만들 때 식초 속의 마늘이 푸른색을 띠는 것은 자연스런 녹변현상이므로 안심하고 드셔도 됩니다. 갓 나온 햇마늘로 초마늘을 만들면 변색되지 않습니다.

⑤ 절임식초는 절대 버리면 안 됩니다. 식초에 마늘 성분이 빠져나

와 마늘 향이 깃든 천연식초이기 때문입니다.

(1) 먹는 방법

매 식사 때마다 2~3알씩 먹습니다(한꺼번에 많이 먹는 것이 좋은 것이 아니라 필요한 만큼 먹는 것이 중요합니다). 초마늘에 사용한 천연식초는 물에 10~20배 희석해서 물 대신에 드시면 되고, 하루 섭취양은 15~30㎖(작은 소주잔 반 잔~한 잔) 정도입니다.

(2) 보관법

뚜껑을 닫고 냉장고에 보관합니다. 상온에 보관해도 되지만 안전을 위해 냉장고에 보관하는 것이 좋습니다.

※ 천연식초와 마늘의 항균작용에 의해 서늘한 곳에 두어도 변질되지 않지만 안전을 위해 냉장고에 보관하는 것이 좋습니다.

(3) 효능 및 적용증

면역력 증강과 자양강장에 으뜸인 마늘은 2002년 미국 타임지가 선정한 세계 10대 건강식품일 뿐 아니라 미국 국립암연구소가 인정한 최고의 항암식품이기도 합니다.

마늘의 대표적인 생리활성 영양소인 알리신과 다양한 유황화합물질, 그리고 메틸시스테인(methylcysteine)과 셀레늄 등이 최고의 항암식품으로 인정하게 한 이유입니다. 여기에 천연식초의 효능이 더해지면 항암식품으로서의 가치는 더욱 높아집니다.

(4) 주의할 점

위염이나 위궤양 등이 있을 경우, 공복에 드시면 위가 쓰릴 수 있으므로 식사와 함께 드시는 것이 좋습니다.

3) 비트초절임 만들기

① 반 되짜리(1ℓ) 유리꿀병을 깨끗이 씻어 물기를 제거합니다.

※ 페트병을 사용하면 식초에 의해 페트병의 성분이 빠져나올 수 있습니다.

② 비트를 깨끗이 씻고 껍질을 손질합니다.

③ 비트를 먹기 편하게 적당히 썹니다. 대략적으로 떡국 떡 크기 정도로 썰면 됩니다.

④ 잘게 썬 비트를 유리꿀병에 4분의 3 정도 넣고 비트가 잠길 정도로 천연식초를 붓습니다.

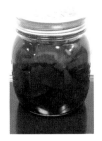

※ 천연식초 외에 일체 다른 것(설탕이나 간장 등)을 넣지 않습니다.

⑤ 뚜껑을 꼭 닫고 서늘하고 빛이 없는 곳(냉암소)에 3~4일 두었다가
   드시면 됩니다.

⑤ 절임식초는 절대 버리면 안 됩니다. 절임식초에 비트의 성분이 많
   이 함유되어 있는 천연식초이기 때문입니다.

(1) 먹는 방법

매 식사 때마다 5~6조각을 먹으면 됩니다. 초절임에 사용한 자줏빛의 천연식초는 야채샐러드의 소스로 사용하거나 물에 10~20배로 희석해서 드시면 됩니다. 하루 섭취양은 15~30㎖(작은 소주잔 반 잔~한잔) 정도입니다.

(2) 보관법

뚜껑을 닫고 냉장고에 보관합니다. 상온에 보관해도 되지만 안전을 위해 냉장고에 보관하는 것이 좋습니다.

(3) 효능 및 적용증

혈액처럼 붉은 색깔인 비트에는 철분과 베타인이 많이 들어 있어 적혈구의 산소공급 능력을 지원하고, 혈액 내 독성물질(단백질 찌꺼기인 호모시스테인)을 분해하여 심혈관질환을 예방·개선하는 데 도움을 줍니다.

(4) 주의할 점

비트는 철분이 많아 소화가 잘 되지 않습니다. 많이 드시면 복통과 설사로 고생할 수 있습니다.

※ 항암에 도움이 되는 식품(콩+마늘+비트)을 각 3등분하여 초절임 식품을 만들어도 됩니다.

4) 칼슘식초 만들기

① 1되짜리(2ℓ) 또는 반 되(1ℓ)짜리 유리꿀병을 깨끗이 씻어 물기를

제거합니다.

② 날계란을 깨끗이 씻은 후 물기를 제거합니다.

※ 물기가 있으면 식초의 산도가 떨어져 부패의 우려가 있습니다.

③ 유리병에 날계란 10~15(1되짜리 꿀병)개 넣고 계란이 잠길 정도
로 천연식초를 붓습니다.

※ 토종란은 작아서 15개 정도 넣어도 됩니다.

④ 뚜껑을 꼭 닫고 서늘하고 빛이 없는 곳(냉암소)에 둡니다.

⑤ 7~10일 정도면 계란 껍데기에 있는 칼슘이 녹습니다.

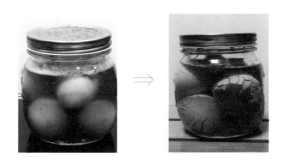

※ 초란을 만들 때, 마트에서 판매하는 양조식초를 사용하면 천연식초에 비해 계란 껍데기를 빨리 녹일 수
있습니다. 이유는 양조식초는 초산 성분이 많고, 천연식초는 건강에 도움이 되는 여러 유기산 성분이 많
기 때문입니다. 10일 정도 지난 후 손으로 계란 껍데기를 문지르면 전부 떨어져 나옵니다.

⑥ 껍데기가 녹은 몰랑몰랑한 계란은 먹기에 거북하므로 건져서 버
립니다.

※ 계란을 드신 후 껍데기만 10~15개 유리병에 넣고 칼슘식초를 만들어도 됩니다. 하지만 표면적이 줄어들
어 잘 녹지 않으므로 하루에도 여러 번 저어 주어야 하고 기간도 더 걸립니다. 껍데기가 녹으면서 생긴
찌꺼기와 껍데기 안에 있는 하얀 막은 거른 후 드시면 됩니다.

⑦ 껍데기가 녹으면서 생긴 찌꺼기도 제거해야 하므로 삼베(면보자

기 등)나 거름망을 통해 한 번 거른 후 드시면 됩니다.

(1) 먹는 방법

하루에 두 번 15㎖(작은 소주잔 반 잔 정도의 양)씩 드시면 됩니다. 식사 중에 섭취해도 되고 물에 희석(10~20배 희석)해서 식사와 식사 사이에 드셔도 됩니다. 칼슘식초는 약국에서 판매하는 칼슘제보다 흡수율이 두 배 이상 높습니다. 이유는 천연식초가 흡수율을 높이기 때문입니다.

(2) 보관법

뚜껑을 닫고 냉장고에 보관합니다. 상온에 보관해도 되지만 안전을 위해 냉장고에 보관하는 것이 좋습니다.

(3) 효능 및 적용증

나이가 들수록 몸속의 칼슘은 부족해지기 쉬운 체질이 되므로 흡수율이 높은 칼슘식초로 칼슘을 보충하는 것이 좋습니다.

혈액이 산성인지, 알칼리성인지는 혈액 속에 함유된 칼슘의 양으로 거의 결정됩니다. 혈액의 산성화는 칼로리 식품과 인스턴트식품의 과다 섭취, 스트레스, 과음, 흡연, 탄산음료, 커피, 대기 오염, 약물과잉 등이 칼슘을 체외로 배설시키기 때문입니다.

혈액 중에 칼슘 농도가 옅어지면 부갑상선에서 분비되는 파라트로몬(칼슘조절 호르몬)이 뼈를 녹여 칼슘을 혈액 속에 포함되게 합니다. 이렇게 되면 뼈가 약해지는 것은 당연하며 골다공증이나 관절염이 발생하기 때문에 칼슘식초로 칼슘부족증을 예방 · 개선하도록 합시다.

(4) 주의할 점

위염이나 위궤양 등이 있을 경우, 공복에 드시면 위가 쓰릴 수 있으므로 식사와 함께 드시는 것이 좋습니다.

5) 돼지감자(우엉, 마)초절임 만들기

① 반 되짜리(1ℓ) 유리꿀병을 깨끗이 씻어 물기를 제거합니다.

※ 페트병을 사용하면 식초에 의해 페트병의 성분이 빠져나올 수 있습니다.

② 돼지감자(우엉, 마)를 깨끗이 씻고 껍질의 이물질을 제거합니다. 이때 생강도 조금 손질합니다.

③ 돼지감자(우엉, 마)를 먹기 편하게 적당히 썹니다. 생강도 몇 조각 같이 썹니다.

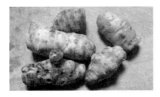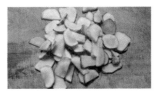

돼지감자

※ 돼지감자만의 초절임을 만들어도 되지만 한 종류보다는 두세 종류(돼지감자+우엉+마)를 각 등분하여 만드는 것이 효과를 더 높일 수 있습니다.

④ 잘게 썬 돼지감자(우엉, 마)와 생강 조각을 유리꿀병에 4분의 3 정도 넣고 돼지감자(우엉, 마)가 잠길 정도로 천연식초를 붓고 뚜껑을 닫습니다.

※ 천연식초 외에 일체 다른 것(설탕이나 간장 등)을 넣지 않습니다.

⑤ 뚜껑을 꼭 닫고 서늘하고 빛이 없는 곳(냉암소)에 3~4일 두었다가 드시면 됩니다.

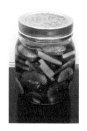
돼지감자

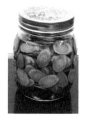
우엉

⑤ 절임식초는 절대 버리면 안 됩니다. 절임식초에 돼지감자(우엉, 마)의 성분이 많이 함유되어 있기 때문입니다. 야채샐러드의 소스로 사용하거나 물에 희석해서 드시면 됩니다.

(1) 먹는 방법

매 식사 때마다 종류별로 2~3조각 먹도록 합니다. 초절임에 사용한 천연식초는 야채샐러드의 소스로 사용하거나 물에 10~20배로 희석해서 드시면 됩니다. 하루 섭취양은 15~30㎖(작은 소주잔 반 잔~한 잔) 정도입니다. 식사 중에 천연식초를 섭취하는 것이 당뇨에는 더 도움이 됩니다.

(2) 보관법

뚜껑을 닫고 냉장고에 보관합니다. 상온에 보관해도 되지만 안전을 위해 냉장고에 보관하는 것이 좋습니다.

(3) 효능 및 적용증

돼지감자와 우엉에 많이 들어 있는 이눌린과 마(산약)에 많이 들어 있는 뮤신(끈적한 성분) 등이 다른 성분들과 어우러져 특히 당뇨에 많은 도움을 줍니다.

(4) 주의할 점

위염이나 위궤양 등이 있을 경우, 공복에 드시면 위가 쓰릴 수 있으므로 식사와 함께 드시는 것이 좋습니다.

6) 양파초절임 만들기

① 반 되짜리(1ℓ) 유리꿀병 또는 그보다 적은 600㎖ 피클용 유리병을 깨끗이 씻어 물기를 제거합니다.

※ 페트병을 사용하면 식초에 의해 페트병의 성분이 빠져나올 수 있습니다.

② 양파의 뿌리와 꼭지만 제거하고 껍질째 깨끗이 씻어 물기를 제거합니다.

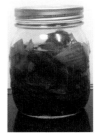

※ 껍질에 퀘르세틴 성분이 많으므로 껍질째 사용합니다. 껍질은 천연식초를 물에 희석해서 드실 때 물에 희석한 후 버리면 됩니다.

③ 양파를 먹기 편하게 적당히 썹니다.
④ 잘게 썬 양파를 유리꿀병에 4분의 3 정도 넣고 양파가 잠길 정도로 천연식초를 붓고 뚜껑을 닫습니다.

※ 천연식초 외에 일체 다른 것(설탕이나 간장 등)을 넣지 않습니다.

⑤ 냉장고에 두고 2~3시간 후부터 드시면 됩니다.

※ 양파는 재질이 물러 조금씩 만들어 드시는 것이 식감이 좋습니다.

(1) 먹는 방법

매 식사 때마다 5~6조각을 먹습니다. 물론 좀 더 먹어도 됩니다. 절임식초는 야채샐러드의 소스로 사용하거나 물에 10~20배로 희석해서 드시면 됩니다. 하루 섭취양은 15~30㎖(작은 소주잔 반 잔~한 잔) 정도입니다.

(2) 보관법

뚜껑을 닫고 냉장고에 보관합니다. 상온에 보관해도 되지만 안전을 위해 냉장고에 보관하는 것이 좋습니다.

(3) 효능 및 적용증

양파에 많이 들어 있는 퀘르세틴과 알리신, 유화아릴 등이 특히 혈압을 조절하는 데 도움을 줍니다.

(4) 주의할 점

위염이나 위궤양 등이 있을 경우, 공복에 드시면 위가 쓰릴 수 있으므로 식사와 함께 드시도록 합니다.

7) 아로니아초절임 만들기

① 반 되짜리(1ℓ) 유리꿀병 또는 그보다 적은 600㎖ 피클용 유리병

을 깨끗이 씻어 물기를 제거합니다.

※ 페트병을 사용하면 식초에 의해 페트병의 성분이 빠져나올 수 있습니다.

② 아로니아를 깨끗이 씻어 물기를 말립니다.

※ 생아로니아나 냉동한 아로니아가 없으면 건조한 아로니아를 사용해도 됩니다.

③ 아로니아를 유리꿀병에 4분의 3 정도 넣고 잠길 정도로 천연식초를 붓고 뚜껑을 닫습니다.

※ 천연식초 외에 일체 다른 것(설탕이나 간장 등)을 넣지 않습니다.

④ 뚜껑을 꼭 닫고 서늘하고 빛이 없는 곳(냉암소)에 둡니다.

⑤ 냉장고에 두고 다음 날부터 드시면 됩니다.

(1) 먹는 방법

매 식사 때마다 10~20알 정도 먹습니다. 검붉은색의 절임식초는 절대 버려서는 안 됩니다. 절임식초에 아로니아 성분이 많이 함유되어 있기 때문입니다. 야채샐러드의 소스로 사용하거나 물에 10~20배로 희석해서 드시면 됩니다. 하루 섭취양은 15~30㎖(작은 소주잔 반 잔~한 잔) 정도입니다.

(2) 보관법

뚜껑을 닫고 냉장고에 보관합니다. 상온에 보관해도 되지만 안전을 위해 냉장고에 보관하는 것이 좋습니다.

(3) 효능 및 적용증

여러 가지 베리류 중에서 안토시아닌이 가장 많은 아로니아(블랙 초코베리)는 눈의 건강뿐만 아니라 인체를 구성하는 모든 세포들의 생리 기능을 원활하게 하는 데도 도움을 줍니다.

특히 아로니아에 많이 함유되어 있는 검붉은 자줏빛의 안토시아닌 성분이 눈의 기능에 관계하는 로돕신(자줏빛에 민감한 시각 색소)의 재합성을 촉진하여 눈의 피로 완화와 시력 개선에 도움을 줍니다.

또한 아로니아의 카로틴 성분은 눈의 산화 스트레스를 줄여 시력 감퇴를 막아 주는 역할을 합니다.

(4) 주의할 점

위염이나 위궤양 등이 있을 경우, 공복에 드시면 위가 쓰릴 수 있으므로 식사와 함께 올리브피클처럼 드시거나 식후에 드시면 됩니다.

8) 피로회복 주스 만들기

- 당근 + 사과(또는 키위나 레몬) + 천연식초 + 꿀

(1) 재료 준비

당근 ¼, 사과 ¼, 천연식초 1큰술, 물 ½컵, 꿀 ½큰술

(2) 만드는 방법

① 당근과 사과를 깨끗이 씻습니다(껍질에 영양소가 많으므로 껍질을 벗기지 않습니다).

② 당근과 사과를 4등분 합니다.

③ 믹서기에 모든 재료를 넣고 부드럽게 갑니다.

(3) 효능 및 적용증

피로 회복 및 활력 증진의 효능이 있습니다.

(4) 주의할 점

믹서기에 갈 때 영양소의 파손을 줄이기 위해 믹서기를 켰다 껐다 하면서 부드럽게 갑니다. 재료를 잘게 썰어 핸드믹서기를 사용하면 조절이 더 용이합니다.

인체를 구성하는 모든 세포가 생존하는 데 어떤 어려움이 닥치면 세포는 그러한 생존 환경 속에서도 생존하기 위해 온갖 노력을 다합니다. 앞에서 본 바와 같이 산소가 부족해도, 물이 부족해도, 칼로리 영양소가 많아도, 비칼로리 영양소가 부족해도, 스트레스가 넘쳐도 살기 위해 발버둥을 치면서 최선의 노력을 다합니다.

인체가 이와 같은 열악한 생존 환경 속에서도 생존을 위해 발버둥치는 과정에서 2차적으로 고혈압이나 당뇨가 생기고, 때로는 생존 방식을 바꾼 세포(변이세포)가 되면서도 생존하려고 합니다. 즉, 열악한 생존 환경 속에서도 살기 위해 암세포(세포의 유전자에 내재해 있는 위기극복능력에 의해 열악한 환경을 극복하는 가운데 암세포가 됩니다)가 되기도 합니다.

또한 열악한 생존 환경을 극복하며 생존한 변이세포(암세포)에게 항암제와 방사선 등의 공격적인 암 치료로 생존의 위협을 가하면 의도하는 바와는 달리 암세포는 살기 위해 더 강한 악성의 암세포가 됩니다.

고혈압, 당뇨, 암 등의 생활습관병에서 해방되기 위해서는 오직 인체를 구성하는 모든 세포에게 닥친 '열악한 생존 환경(질병의 원인)을 개선'하는 길밖에 없습니다. 반대로 말하면 약으로는 절대 이들 질병을 고칠 수 없다는 겁니다.

'질병에는 반드시 원인(열악한 생존 환경)이 있으며 어떤 질병이든 원인을 제거(열악한 생존 환경 개선)하면 질병은 저절로 사라진다'는 만고의 진리가 있습니다. 필자는 이 만고의 진리를 자연의 섭리를 바탕으로 한 과학적인 근거를 가지고 여러분에게 충분히 알려 드렸습니다.

이제 여러분이 할 일만 남았습니다.

- 『힐링식초』, 박국문, 태웅출판사, 2016
- 『효소에 대한 오해와 진실』, 박국문, 태웅출판사, 2014
- 『암, 효소로 풀다』, 박국문, 헬스레터, 2013
- 『생로병사는 효소에 달려 있다』 ① · ②권, 박국문, 태웅출판사, 2010
- 『효소음료 건강법』, 박국문, 태웅출판사, 2007
- 『암, 생과 사의 수수께끼에 도전하다』, 다치바나 다카시, 청아람미디어, 2012
- 『다이어트 불변의 법칙』, 하비 다이아몬드, 사이몬북스, 2007
- 『나는 질병 없이 살기로 했다』, 하비 다이아몬드, 사이몬북스, 2017
- 『사랑받는 세포는 암을 이긴다』, 김영준, 두레시대, 1997
- 『난치병 치유의 길』, 앤서니 윌리엄, 진성북서, 2017
- 『암은 병이 아니다』, 안드레아스 모리츠, 에디터, 2014
- 『암과 싸우지 마라』, 곤도 마코토, 한송, 1996
- 『암치료의 모든 것』, 곤도 마코토, 창해, 2006
- 『병원 가지 않고 고치는 암 치료법』, 후나세 슌스케, 중앙생활사, 2011
- 『항암제로 살해당하다』 ① · ② · ③권, 후나세 슌스케, 중앙생활사, 2011

- 『암과 싸우지 말고 친구가 돼라』, 한만청, 2012
- 『新면역혁명』, 아보 도오루 외, 중앙생활사, 2011
- 『암 식사요법』, 막스 거슨, 지식산업사, 2009
- 『미국 의학계가 감춘 진실』, S.J. 호트, 건강신문사, 2009
- 『The Breuss Cancer Cure』, Rudolf Breuss, Alive, 2007
- 『NEWSTART 건강』, 송숙자 외, 시조사, 1995
- 『잘못된 식생활이 성인병을 만든다』, 미국상원영양문제특별위원회, 형성사, 1995
- 『난치병 자연치유 단식요법』, 고오다 미츠오, 태웅출판사, 1992
- 『기적의 니시 건강법』, 와타나베 쇼, 태웅출판사, 2007
- 『斷食療法の科學』, 甲田光雄, 春秋社, 2001
- 『驚異の超少食療法』, 甲田光雄, 春秋社, 2000
- 『기적의 암 치료제 환상에서 벗어나야 암은 다스려진다』, 최옥병, 건강신문사, 2010
- 『내 몸의 유익균』, 김석진, 하서출판사, 2011
- 『면역력을 높이는 장 건강법』, 마쓰다 야스히데, 조선일보사, 2006
- 『장을 클린하라』, 오쿠무라 코우, 스토리유, 2011
- 『CLEAN』, 알레한드로 융거, 쌤앤파커스, 2010
- 『창조주 다이어트』, 조던S. 루빈, 해피니어, 2007
- 『자연치유 혁명』, 김동석, 상상출판, 2011
- 『酢の機能と科學』, 酢酸菌研究会, 朝倉書店, 2012
- 『酢の科學』, 飴山 實 外 5人, 朝倉書店, 1990

- 『黑酢健康法』, 小笠原 公 監修, 評言社, 2002
- 『これが天然健康酢だ』, 中山貞男, 光書房, 1986
- 『黑酢のすべてがわかる本』, 齊木祥行 編輯, メディアパル, 2011
- 『お酢健康法』, 食品健康活用研究會, 高橋書店, 2003
- 『醱酵食品の魔法の力』, 小泉武夫 外 1人, PHP新書, 2010
- 『美國의 民俗健康法』, D.C.자이비스, 探求堂, 1976
- 『자연이 준 기적의 물 식초』, 칼 오레이, 2006

부록

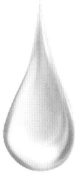

7박 8일 힐링캠프
(열악한 생존 환경을 개선하는 건강 캠프)

'7박 8일 힐링캠프'는 암을 비롯한 여러 가지 생활습관병(암, 고혈압, 심혈관계질환, 당뇨, 통풍, 비만, 자가면역질환, 알레르기질환, 만성피로, 반건강인 등)으로 몸이 불편하신 분, 제대로 된 자연치유를 알고자 하는 분, 체질을 개선하고 싶은 분, 건강하게 살을 빼고 싶은 분, 여러 가지 발효식품(효소, 천연식초) 만들기에 관심 있는 분들을 위한 캠프입니다.

7박 8일 캠프는 매회 선착순 15명까지만 가능하며, 4월 말~5월 초, 9월 말~10월 초에 있으며 상황에 따라 조금 변경될 수 있습니다.

캠프 동안에는 '자연 섭생법'을 실천하면서 건강에 관한 전반적인 강의와 여러 가지 효소와 천연식초 만들기, 산나물과 약초 배우기, 산책, 온욕 등을 합니다.

문의: ☎ 033)334-5479, 010-5334-3158

캠프 이론 교육과 실습 내용

1. 건강의 기본 원리와 질병

　　1) 건강의 기본 원리

　　2) 생존 메커니즘과 질병

　　3) 인체의 에너지 예산과 질병

　　4) 하루 24시간을 3주기로 나눈 '자연 섭생법'

　　5) 질병(고혈압, 당뇨, 암 등의 생활습관병)의 원인과 치유

2. 건강에 좋은 여러 가지 발효식품 만들기

　　1) 액체 발효효소 만들기

　　2) 과일 요거트 만들기

　　3) 분말 효소 만들기

　　4) 천연식초 만들기

　　5) 여러 가지 초절임 식품 만들기

3. 산책과 온욕

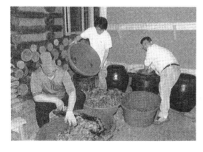 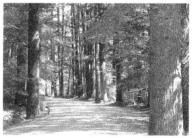

천연식초와 여러 가지 효소 만들기

천연식초와 여러 가지 효소 만들기에 관심 있는 분들은 먼저 책(『생로병사는 효소에 달려 있다』, 『힐링식초』)을 통해 스스로 만들어 보시기 바랍니다. 그런 후 보다 심도 있게 배우기를 원하면 교육에 참여하시면 됩니다.

문의: ☎ 010-5334-3158 ☎ 033)334-5479

▲ 천연식초 만들기

교육 내용: 만들기에 필요한 이론과 실습

1. 식초 만들기에 있어서 꼭 알아야 할 기초 지식(이론 및 실습)

　　1) 식초가 되는 원리

　　2) 초막의 모양과 유사 균막의 구분법

　　3) 정치발효와 교반발효

　　4) 종초 배양액 만들기

　　5) 식초용 술 알코올 도수 측정하기

　　6) 천연식초 산도 측정하기

2. 여러 가지 자연발효식초 만들기(이론 및 실습)

1) 현미식초 만들기, 포도식초 만들기, 사과식초 만들기

2) 발사믹식초 만들기, 여러 가지 응용식초 만들기

3) 초산발효의 방해균

4) 보관 · 숙성하는 방법

5) 여러 가지 초절임 식품 만들기

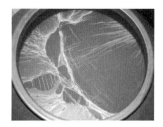 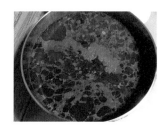

▲ 발효효소 만들기

교육 내용: 만들기에 필요한 이론과 실습

1. 제철에 나는 재료를 이용하여 여러 가지 발효효소 만들기

1) 재료의 배합 비율

2) 재료와 설탕의 배합 비율

3) 발효 과정과 숙성 및 보관

2. 발효효소를 이용한 힐링주스(과일 요구르트) 만들기와 분말효소 만들기

- 시간: 1회에 4시간

- 기간: 효소 만들기는 주 1회 교육으로 기본 2~4회 과정이 필요하며 천연식

초 만들기는 주 1회 교육으로 기본 4회~10회(발효 기간이 있으므로)가 필요합니다.

- 교육생: 1인, 3인 이상, 단체 ※ 전화로 협의 후 결정
- 교육 장소: 강원도 평창군 용평면 골안이길 167
- 교통: 기차(청량리역~ 평창역 또는 진부역. 1시간 10분 소요)

  버스(동서울터미널에서 1시간 50분 소요)

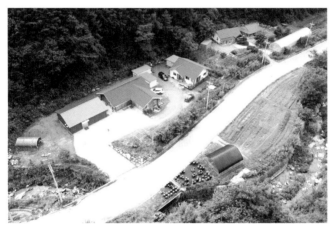

천연식초와 효소 제조공장 및 교육 장소